Hefte zur Zeitschrift „Der Unfallchirurg"

Herausgegeben von:
L. Schweiberer und H. Tscherne

252

W0262814

Herausgegeben von:
L. Schweiberer und H. Tscherne

Springer
Berlin
Heidelberg
New York
Barcelona
Budapest
Hongkong
London
Mailand
Paris
Santa Clara
Singapur
Tokio

W. Strecker · L. Kinzl (Hrsg.)

Tropenchirurgie II
Tropical Surgery II

2. Tropenchirurgisches Symposium,
12. und 13. März 1993, Ulm

Mit 97 Abbildungen in 130 Einzeldarstellungen und 17 Tabellen

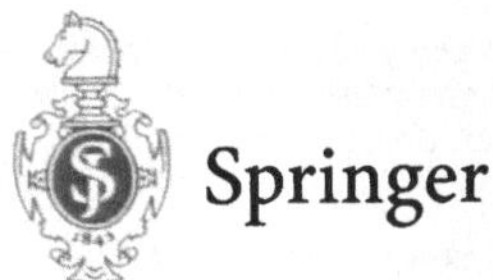

Springer

Reihenherausgeber

Professor Dr. Leonhard Schweiberer
Direktor der Chirurgischen Universitätsklinik München-Innenstadt
Nußbaumstraße 20, D-80336 München

Professor Dr. Harald Tscherne
Medizinische Hochschule, Unfallchirurgische Klinik
Konstanty-Gutschow-Straße 8, D-30625 Hannover

Bandherausgeber

Dr. W. Strecker
Professor Dr. L. Kinzl
Universität Ulm, Chirurgische Universitätsklinik und Poliklinik
Abt. für Unfallchirurgie, Hand-, Plastische und Wiederherstellungschirurgie
Steinhövelstraße 9, D-89075 Ulm

ISBN-13: 978-3-540-60974-2   e-ISBN-13: 978-3-642-85251-0
DOI: 10.1007/978-3-642-85251-0

Die Deutsche Bibliothek – CIP-Einheitsaufnahme
[Der **Unfallchirurg / Hefte**] Hefte zur Zeitschrift „Der Unfallchirurg". – Berlin ; Heidelberg ;
New York ; Barcelona ; Budapest ; Hongkong ; London ; Mailand ; Paris ; Santa Clara ; Singapur ;
Tokio : Springer.
Früher Schriftenreihe
Bis 226 (1992) u. d. T.: Hefte zur Unfallheilkunde
Reihe Hefte zu: Der Unfallchirurg
NE: HST
Tropenchirurgie II : mit 17 Tabellen = Tropical surgery II / 2. Tropenchirurgisches Symposium,
12. und 13. März 1993, Ulm. W. Strecker ; L. Kinzl (Hrsg.) – Berlin ; Heidelberg ; New York ;
Barcelona ; Budapest ; Hongkong ; London ; Mailand ; Paris ; Santa Clara ; Singapur ; Tokio :
Springer, 1996
(Hefte zur Zeitschrift „Der Unfallchirurg" ; 252)

NE: Strecker, W. [Hrsg.]; Tropenchirurgisches Symposium <2, 1993, Ulm>; Tropical surgery II
252. Tropenchirurgie II. – 1996

Dieses Werk ist urheberrechtlich geschützt. Die dadurch begründeten Rechte, insbesondere die der
Übersetzung, des Nachdrucks, des Vortrags, der Entnahme von Abbildungen und Tabellen, der Funk-
sendung, der Mikroverfilmung oder der Vervielfältigung auf anderen Wegen und der Speicherung in
Datenverarbeitungsanlagen, bleiben, auch bei nur auszugsweiser Verwertung, vorbehalten. Eine Vervielfältigung dieses Werkes oder von Teilen dieses Werkes ist auch im Einzelfall nur in den Grenzen
der gesetzlichen Bestimmungen des Urheberrechtsgesetzes der Bundesrepublik Deutschland vom
9. September 1965 in der jeweils geltenden Fassung zulässig. Sie ist grundsätzlich vergütungspflichtig.
Zuwiderhandlungen unterliegen den Strafbestimmungen des Urheberrechtsgesetzes.

© Springer-Verlag Berlin Heidelberg 1996
Softcover reprint of the hardcover 1st edition 1996

Die Wiedergabe von Gebrauchsnamen, Handelsnamen, Warenbezeichnungen usw. in diesem Werk
berechtigt auch ohne besondere Kennzeichnung nicht zu der Annahme, daß solche Namen im Sinne
der Warenzeichen- und Markenschutz-Gesetzgebung als frei zu betrachten wären und daher von jeder-
mann benutzt werden dürften.
Produkthaftung: Für Angaben über Dosierungsanweisungen und Applikationsformen kann vom Ver-
lag keine Gewähr übernommen werden. Derartige Angaben müssen vom jeweiligen Anwender im Einzelfall anhand anderer Literaturstellen auf ihre Richtigkeit überprüft werden.

Satz: FotoSatz Pfeifer GmbH, 82166 Gräfelfing
SPIN: 10529519   24/3135-5 4 3 2 1 0 – Gedruckt auf säurefreiem Papier

Vorwort

Die Gründungsversammlung der „Deutschen Gesellschaft für Tropenchirurgie e.V. (DTC)", die am 25.9.1992 in Homburg/Saar aus der „Vereinigung zur Förderung der Chirurgie in Entwicklungsländern e.V." hervorging, verlief nicht ohne Geburtswehen. Allein die lebhafte Diskussion um die Anerkennung des Begriffs „Tropenchirurgie" wird noch allen Beteiligten gegenwärtig sein.

Mittlerweile ist die Existenz der DTC ebenso selbstverständlich und vertraut geworden wie der Begriff Tropenchirurgie. Die DTC hat sich zum Forum der operativ tätigen und praxisorientierten Tropenmediziner entwickelt. Die wachsende Beliebtheit der tropenchirurgischen Workshops in Homburg/Saar sowie der tropenchirurgischen Symposien zeugen von einem lebhaften Bedürfnis nach praktischer Weiterbildung und fachlichem Austausch.

Auch das II. Tropenchirurgische Symposium in Ulm beschränkt sich wiederum thematisch auf zwei Schwerpunkte: „Sonographie in der Tropenchirurgie" und „Neurologie/Neurotraumatologie". Auch wenn die tropenchirurgische Realität von materiellen Engpässen gekennzeichnet ist, die häufig nur die Anwendung einfacher und kostengünstiger Mittel erlaubt, so ist damit in keiner Weise ein Verzicht auf moderne Technologien verbunden. Nicht zuletzt unter dem Gesichtspunkt der Kosten-Nutzen-Relation verdient die Sonographie gebührende Aufmerksamkeit. Durch eine rechtzeitige und präzisere Diagnostik lassen sich nicht selten operative Eingriffe besser planen, risikoärmer gestalten oder gar vermeiden. Teure Verlegungen in oft weit entfernte medizinische Zentren werden mitunter überflüssig, Verlaufskontrollen unter konservativer Therapie zuverlässiger. Die Frage nach der Wertigkeit der Sonographie für Tropenmedizin und Tropenchirurgie wird von P. Langenscheidt und Mitarbeitern sowie von H. Diefenthal positiv beantwortet.

Technische Voraussetzung für den Einsatz der Sonographie ist neben einem vernünftig dimensionierten, soliden Ultraschallgerät eine stabile Stromversorgung. Bei starken Frequenz- und Spannungsschwankungen ist, wie bei allen empfindlichen Stromverbrauchern, die Zwischenschaltung einer sogenannten „unterbrechungsfreien Stromversorgung" dringend zu empfehlen. Einzelheiten können von Herrn Dipl.-Ing. J. Clauss, FAKT, Gänsheidestr. 43, D-70184 Stuttgart, in Erfahrung gebracht werden. Die Anforderungen an ein Standardultraschallgerät ("Specification of the Scanner") sind mit Erlaubnis der World Health Organization (WHO), dem Manual *Maintenance and Repair of Laboratory, Diagnostic Imaging, and Hospital Equipment* entnommen.

Wir danken ebenfalls den Drs. V. Volodin und G. Hanson von der WHO in Genf für die Druckerlaubnis ihres Übersichtsartikels "Ultrasound within the WHO programme for diagnostic imaging in developing countries."

Die "Kilimanjaro School of Radiology" unter der Leitung von H. Diefenthal ist berühmt durch eine konsequente und fundierte Ausbildung in der bildgebenden Diagnostik in Tanzania. Es wird über die klinischen Erfahrungen nach über 25 000 Ultraschalluntersuchungen unter besonderer Charakterisierung tropenspezifischer Krankheitsbilder berichtet. Die Tropenpathologie ist gekennzeichnet durch das Überwiegen entzündlicher Erkrankungen, sei es in der Urologie, Geburtshilfe/Gynäkologie oder der Chirurgie. Gerade hier zeigen sich die Vorzüge der Sonographie. Typische Krankheitsbilder werden mit ihrer Sonomorphologie ausführlich beschrieben. Das kürzliche Erscheinen des *Manual of Diagnostic Ultrasound*, herausgegeben von P.E.S. Palmer, WHO, Genf, wird der Sonographie in den Tropen weitere Impulse geben.

Auch in der Tropenneurologie dominieren Infektionskrankheiten. Die Gegenüberstellung von neurologischen Manifestationen in den Tropen und in Mitteleuropa sowie die Aufzählung tropenneurologischer Erkrankungen unterstreichen die wichtige Sonderstellung der Tropenneurologie. Die Probleme „Spina bifida" und „Hydrocephalus internus" werden sowohl unter diagnostischen und neurochirurgischen als auch unter humanitären Gesichtspunkten beleuchtet. Von großer praktischer Bedeutung sind die Empfehlungen zum Vorgehen bei Lepraneuritis und bei Spondylodiscitis tuberculosa.

J.W. Hiadzi beschreibt die neurotraumatologische Realität in Ghana und nennt Verbesserungsvorschläge bezüglich Diagnostik und Versorgung für Patienten mit Schädel-Hirn- und Wirbelsäulenverletzungen. Diesem therapeutischen Niemandsland in der üblichen tropenchirurgischen Praxis nehmen sich E.P. Mues und M. Richter-Turtur an. Beide Autoren sind bekannte Experten auf diesem Gebiet. Sie liefern praktikable diagnostische und therapeutische Vorgaben.

Die Tropenchirurgie darf ihr Blickfeld nicht nur auf Aspekte der europäischen Schulmedizin einengen. Die Kenntnis traditioneller chirurgischer Techniken und Heilverfahren ist ebenso wichtig wie das Respektieren des sozialen Umfeldes der Patienten. Hierfür liefert der international renommierte Ethnomediziner Armin Prinz aus langjähriger eigener Anschauung einen hervorragenden Einstieg.

Auch der zweite Band der Reihe „Tropenchirurgie" dient wiederum der Entwicklung bedarfsorientierter Behandlungskonzepte für die tropenchirurgische Praxis. Wir wünschen, daß diese Beiträge hierfür von Nutzen sein werden.

Ulm, im September 1995   *W. Strecker*
                                                                        L. Kinzl

Inhaltsverzeichnis

Teil III. Neurologie / Neurotraumatologie

Mitarbeiterverzeichnis

Adase, J.K., Dr., Chirurgische Universitätsklinik Innenstadt, Nußbaumstraße 20,
D-80336 München

Banza, K., Dr., Hôpital Sendwe (Gécamines), Lubumbashi, Zaïre

Clarke, J., Dr., Catholic Mission Hospital, Battor/Ghana

Diefenthal, H., Dr., Kilimanjaro Christian Medical Centre, Department of Radiology
P.O. Box 3010, Moshi, Tanzania

Elanga, M., Dr., Service de chirurgie orthopédique et traumatologique Hôpital univ.
Brugman, Bruxelles, Belgien

Fassnacht, F., Dr., Nyakahanga Hospital, P.O. Box 110, Karagwe, Tanzania

Fleischmann, W., PD Dr., Abt. für Unfallchirurgie, Chirurgische Universitätsklinik
Ulm, Steinhövelstr. 9, D-89075 Ulm

Foda, B.J., M.D. Prof., Department of Urology, Al Azhar University, Cairo, Egypt

Hanson, G., Dr., World Health Organization, CH-1211 Geneva 27

Hiadzi, J.W., Prof. Dr., Department of Surgery, Komfu Anokye Teaching Hospital,
School of Medical Sciences, University of Science and Technology, Kumasi, Ghana

Hoffmann, W.D., Dr., SAGAM, Kaiser-Wilhelm-Platz 1–2, D-10827 Berlin

Kinzl, L., Prof. Dr., Abt. für Unfallchirurgie, Chirurgische Universitätsklinik Ulm,
Steinhövelstr. 9, D-89075 Ulm

Kühlein, B., Dr., Chirurgische Universitätsklinik Innenstadt,
Nußbaumstr. 20, D-80336 München

Langenscheidt, P., Dr., Chirurgische Klinik, Abt. für Allgemeine Chirurgie,
Abdominal- und Gefäßchirurgie, Universität des Saarlandes, Oscar-Orth-Str.,
D-66421 Homburg/Saar

Mues, E.-P., Dr., Chirurgische Klinik, Abt. für Allgemeine Chirurgie, Abdominal- und
Gefäßchirurgie, Universität des Saarlandes, Oscar-Orth-Str., D-66421 Homburg/Saar

Ngemba, A., Prof. Dr., Département de Chirurgie, Clinique Universitaire,
Kinshasa, Zaïre

Pfausler, B., Dr., Universitätsklinik für Neurologie, Anichstr. 35, A-6020 Innsbruck

Prinz A., PD Dr. Dr., Abteilung für Ethnomedizin, Institut für Geschichte der Medizin der Universität, Währingerstr. 25, A-1090 Wien

Al Qubati, Y., Dr., Medinat an nur (City of Light-)Krankenhaus, Ta'iz, Republik Jemen

Rath, S.A., Dr., Neurochirurgische Abt. der Universität Ulm, Bezirkskrankenhaus, L.-Heilmeyer-Str. 2, D-89312 Günzburg

Richter, H.-P., Prof. Dr., Neurochirurgische Abt. der Universität Ulm, Bezirkskrankenhaus, L.-Heilmeyer-Str. 2, D-89312 Günzburg

Richter-Turtur, M., PD Dr., Chirurgische Abt., Kreiskrankenhaus, Moosbauerweg 5–7, D-82515 Wolfratshausen

Schmidt-Ramsin, E., Dr., Thoraxchirurgie, Zentralkrankenhaus, Unterbrunner Str. 85, D-82131 Gauting

Schmutzhard, E., Prof. Dr., Universitätsklinik für Neurologie, Anichstraße 35, A-6020 Innsbruck

Schulte, M., Dr., Abt. für Unfallchirurgie, Chirurgische Universitätsklinik Ulm, Steinhövelstr. 9, D-89075 Ulm

Stockhammer, G., Dr., Universitätsklinik für Neurologie, Anichstr. 35, A-6020 Innsbruck

Strecker, W., Dr., Abt. für Unfallchirurgie, Chirurgische Universitätsklinik Ulm, Steinhövelstr. 9, D-89075 Ulm

Strowitzki, M., Dr., Neurochirurgische Klinik, Abt. für Allgemeine Neurochirurgie, Universität des Saarlandes, Oscar-Orth-Str., D-66421 Homburg/Saar

Volodin, V., Dr., World Health Organization, CH-1211 Geneva 27

Wilbrand, T., Dr., Abt. für Allgemeine Chirurgie, Chirurgische Klinik der Universität des Saarlandes, Oscar-Orth-Str., D-66421 Homburg/Saar

Wirbel, R.J., Dr., Chirurgische Klinik, Abt. für Unfallchirurgie, Universität des Saarlandes, Oscar-Orth-Str., D-66421 Homburg/Saar

Teil I. Einführung

Die Chirurgie in der Ethnomedizin

Surgery in Traditional Medicines

A. Prinz

Abteilung Ethnomedizin, Institut für Geschichte der Medizin der Universität
Währingerstraße 25, A-1090 Wien

Einleitung

Das Bedürfnis des Menschen, mit seiner Hand direkt Eingriffe am und in seinem Körper vorzunehmen. ist ein archetypisches Verhalten, das zu allen Zeiten in allen Kulturen vorhanden war und ist. Diese Tätigkeit der Hand, oder χειρουργια, wie dieses Handanlegen von den Alten genannt wurde, ist Zeichen unseres ausgeprägten Sozialverhaltens schlechthin. Die Intensität des „Eingriffs" spielt bei dieser Zuordnung keine Rolle: Wenn eine Mutter den schmerzenden Bauch ihres Kindes massiert, wenn in spirituellen Operationen scheinbar Gegenstände aus dem Körper gezogen werden, ist dies ebenso χειρουργια, wie wenn ein Neurochirurg einen Tumor des Gehirns entfernt. Es können demnach in allen Gesellschaften chirurgische Tätigkeiten beobachtet und beschrieben werden, auch wenn sie eben auf den ersten Blick jedem Beobachter nicht als solche erkennbar sind.

Zu erklären sind alle therapeutischen Maßnahmen nur aus einem Verständnis der Konzeptionen von solidaren und humoralen Ursachen von Krankheit. Beide Vorstellungen sind bei allen Menschen in allen Kulturen vorhanden. Je nach Art und erlebter Sensation der Gesundheitsstörung wird sie der einen oder der anderen Konzeption zugeordnet. Ohne auf die diesbezüglichen, ausgefeilten Theorien der graeco-arabischen Medizin näher einzugehen, soll es hier genügen, die diesen Erfahrungen zugrunde liegenden, heilkundlichen Archetypen in einfachen Worten zu illustrieren.

Solidarpathologisch ist die Vorstellung, daß feststoffliche Materie des Körpers erkrankt, die dann strahlenförmig den übrigen Körper ins pathologische Geschehen mitreißt. Dies entspricht der persönlichen Erfahrung jedes Einzelnen, die etwa lauten könnte: „Hier, gerade an dieser Stelle in meinem Körper, tut es mir weh, dieses Störende gehört herausgelöst, herausgerissen, dann ist alles wieder in Ordnung."

Im Gegensatz hierzu besteht die humoralpathologische Konzeption in dem Gefühl, im Körper befinden sich Säfte, die in einem ausgewogenen Mischungsverhältnis zueinander stehen müssen. Ist dieses Gleichgewicht gestört, ist der Körper krank. Jeder von uns kann auch diese Vorstellung selbst nachvollziehen: Insbesondere bei fieberhaften Krankheiten glaubt man, ein Fließen im Körper zu spüren. Man hat das Bedürfnis, dieses belastende Fluidum auszuschwitzen, abzuleiten oder sonstwie auszuscheiden.

Es erscheint folgerichtig, daß besonders Krankheiten, die sich im solidarpathologischen Sinn manifestieren, also das Gefühl eines lokalisierbaren „Fremdkörpers" vermitteln, sich für das chirurgische Vorgehen anbieten sollten. Doch auch bei humoralpathologisch gedeuteten Krankheiten werden bei vielen Völkern Maßnah-

Hefte zu „Der Unfallchirurg", Heft 252
Strecker/Kinzl (Hrsg.), Tropenchirurgie II /
Tropical Surgery II
© Springer-Verlag Berlin Heidelberg 1996

men wie Schröpfen, Skarifizieren oder Aderlassen eingesetzt, die eindeutig der Chirurgie zuzuordnen sind.

Das Wesentliche an der χειρουργια ist, den Leidenden durch die Hand eines mitfühlenden Berufenen direkte Hilfe zu leisten, nicht wie bei der Heilkunst, der *medicina,* wo mit indirekten Mitteln, die von Beschwörungen über magische Praktiken bis zu der *„lege artis"* Anwendung von Arzneien reichen, das harmonische Gleichgewicht des Kranken mit seinem Körper und seiner Umwelt wiederhergestellt werden soll.

Gerade die Ethnomedizin kann bei der Untersuchung der Heilkunden fremder Völker diesen Unterschied zwischen Chirurgie und Medizin verdeutlichen, der immer vorhanden ist, wenn auch mit fließenden Grenzen. Diese Ergebnisse der ethnomedizinischen Forschung sind nicht nur als interessante Details ohne praktischen Wert zu verstehen, sondern können auch uns Ärzte in der technisierten, modernen Medizin die humanen Wurzeln unseres Handelns klar vor Augen führen. Es soll daher in den folgenden Ausführungen auf eine Wertung im modernmedizinischen Sinn weitgehend verzichtet werden, um den Leser unvoreingenommen seine eigenen Gedanken und sein eigenes Fühlen auf diese allgemein heilkundlichen Phänomene zu lenken.

Trotz des vielfältigen Materials zu diesem Thema können die folgenden Ausführungen aus Platzgründen nur sehr kurz gehalten und nur mit ausgewählten Einzelbeispielen abgehandelt werden. Näher Interessierte werden auf die zitierte Fachliteratur hingewiesen.

Die Hand des Arztes

Die einfachste Form der χειρουργια ist das Abtasten des Körpers des Kranken, teils mit der Absicht des Heilers, sich ein Bild über den Zustand im Inneren des Körpers zu machen, teils in der Vorstellung, eine heilende Kraft in den Körper des Kranken fließen zu lassen. Unser Ausdruck Be**hand**eln zeugt von der therapeutischen Wichtigkeit dieser Tätigkeit.

Auf den Kontakt zwischen der Hand des Arztes und dem Körper des Kranken kann keine Heilkunde dieser Welt verzichten. Diese Techniken der Palpation gleichen sich weltweit. Würde man Bewegungsanalysen vom Muskelspiel in Hand und Arm durchführen, könnte man dabei keine Unterschiede zwischen dem eines afrikanischen Medizinmannes, eines indianischen Schamanen oder eines westlichen Arztes feststellen.

Um die Intensität des Kontaktes zu erhöhen, verwendet man gerne Öle, mit denen die Hände eingefettet und die auf der Haut des Patienten aufgetragen werden. Häufig wird diesem Öl eine direkte Heilwirkung zugeschrieben. Es sind niemals profane Öle des täglichen Gebrauchs, die hierzu verwendet werden, sondern sie sind extra zu diesem Zweck nach bestimmten Methoden hergestellt worden.

Bei den Azande Zentralafrikas etwa werden magische Zwiebelpflanzen in Erdnußbutter so lange verkocht, bis sich Öl an der Oberfläche der Masse scheidet. Dieses wird abgeschöpft und vom Heiler auf dem Körper des Kranken verrieben, um ihn damit vor dem Eindringen von Hexenkraft oder magischer Substanzen zu schützen [18].

Die Massage

Der nächste Schritt der chirurgischen Behandlung ist die Massage. Es besteht hierbei der Wunsch, daß krankmachende Stoffe im Körper durch die massierende Hand des Heilers direkt zerstört oder aus dem Gewebe gelöst werden sollen, damit sie dann ausgeschieden werden können. Der Weg der Ausscheidung ist vielfältig: von einem Abdampfen durch die Haut, über Ausschwitzen, bis zur Exkretion dieser schlechten Substanzen in Harn und Stuhl reichen die Vorstellungen hierzu. Diese Ausscheidung kann forciert werden, durch Schwitzkuren, durch Aderlässe, durch diuresefördernde Mittel oder durch Klistiere (Abb. 1).

Belege über die Massage in traditionellen Heilkunden finden sich in der ethnomedizinischen Literatur häufig, auch wenn ihre Durchführung manchmal sehr drastisch geschildert wird, etwa wenn Bartels schreibt, „daß die indianischen Medizinmänner nicht gerade zart dabei vorgehen,... manchmal wird das Reiben mit heißer Asche so gewaltsam vorgenommen, als wenn der Schlächter ein Stück Fleisch einsalzen würde" [2].

Mit Massagen wird traditionsgemäß auch versucht, direkte Veränderungen an Organen zu bewirken. In Java kennen die Frauen eine sehr schmerzhafte Praktik, *ankatproet* genannt, bei der Manipulationen am Uterus, durch die Bauchdecke hindurch, eine Retroflexion bewirken sollen, in der Absicht, eine Konzeption zu verhindern. Mit entgegengesetzten Manipulationen soll die Gebärmutter auch wieder in die richtige Lage gebracht werden können [9].

Eine besondere Form der Massage stellt auch das Massieren von Knochenbrüchen durch traditionelle Heiler dar. Eine Maßnahme, die auf den ersten Blick auf den Fixationen gewohnten Europäer befremdend wirkt, doch wird durch die Massage das Bruchhämatom vergrößert und bildet durch die folgende Organisierung eine „innere Schienung".

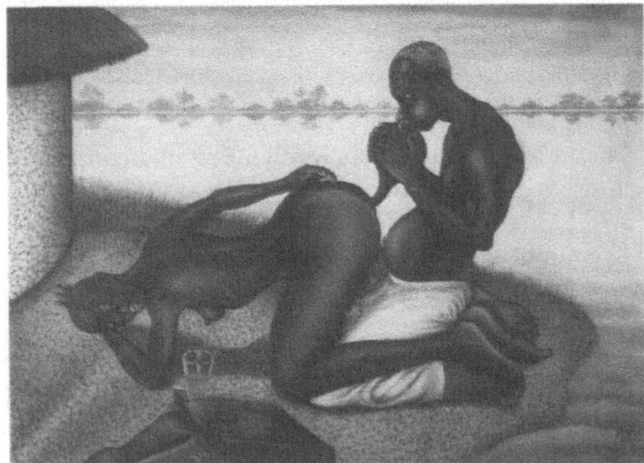

Abb. 1. Traditionelle Behandlung mit dem Klistier. Karikatur von dem naiven Maler Chéri Samba aus Kinshasa/Zaire

Knochenrichten

Neben dem Massieren von Knochenbrüchen werden natürlich auch äußere Fixationen durchgeführt. Mit Hölzern, Rinden oder sogar mit Schalen aus Ton werden die frakturierten Extremitäten stabilisiert.

Bei Splitterbrüchen ist auch die komplette Freilegung des Bruchgebietes und das Entfernen von Knochenfragmenten üblich. Anschaulich schilderte der deutsche Kolonialoffizier Merker dieses Verfahren bei den Massai:

Stellt der Wundarzt durch Betasten fest, daß ein Knochen des Unterarmes oder Unterschenkels stark zerschmettert ist, so schneidet er das Glied an der Außenseite in der Länge so weit auf, wie es zur Entfernung der einzelnen Knochensplitter nötig ist. Sind diese herausgenommen, so wird der Arm mit der umbundenen Naht wieder zugenäht [13].

Diese Naht wird folgendermaßen ausgeführt:

Die aneinandergepaßten Wundränder werden mit zwei Fingern der linken Hand, wie eine Falte, etwas emporgehoben, worauf man die spitze Ale (sic!) in einem Tempo durch beide Wundränder derart stößt, daß Ein- und Ausstichöffnung gleichen Abstand zum Wundrand haben. Dann wird die Ale (sic!) wieder herausgezogen und an ihrer Stelle ein nadelförmiger Dorn ... eingeführt. Unter den hervorstehenden Dornenenden wird kreisförmig in mehreren Windungen ein Faden, aus Rindersehne gedreht, herumgeführt; dann werden die Fadenenden zusammengeknüpft und kurz über dem Knoten abgeschnitten. Die einzelnen Nadeln werden nicht näher als vier Zentimeter voneinander gelegt, damit zwischen ihnen der Eiter ungehindert abfließen kann [13].

Das Einrichten von Verrenkungen, insbesondere von Schulterluxationen, gehört zum ständigen Repertoire der sog. *„bone setters"*, wie traditionelle Unfallchirurgen gerne herablassend bezeichnet werden. Dabei entwickeln sie eine erstaunliche Fertigkeit. Nach eigenen Beobachtungen bei einem Unfallbehandler der Azande Zentralafrikas, *Muzungu* genannt, wird die luxierte Schulter genauso wie in der modernen Unfallchirurgie reponiert. Der Heiler drückt mit einer Hand in der Achselhöhle nach oben, während er mit der anderen Hand den Oberarm nach unten zieht. Dieses Verfahren bedeutet einen nicht unerheblichen körperlichen Kraftaufwand des Behandlers, der jedoch, wie in der Abb. 2 zu sehen, die ihn bei einer Nachbehandlung einer Schulterluxation zeigt, mit einer dementsprechenden Muskulatur gesegnet ist.

Auch Heilgymnastik wird traditionellerweise durchgeführt. Aufenanger beobachtete auf Neu-Guinea

einen Mann, dessen Kniesehnen sich so zusammengezogen haben, daß er nicht mehr gehen konnte. Er setzte sich täglich auf einen Felsen an einem rasch fließenden Fluß. An seine Füße hatte er mit einer Liane einen Holzklotz gebunden, den er immer wieder oberhalb seines Sitzes in das Wasser warf. Der durch die starke Strömung rasch hinuntergetriebene Klotz gab den Beinen immer wieder einen kräftigen Ruck. Nach einiger Zeit konnte der Mann wieder gehen [1].

Für die Wundbehandlung werden Einreibungen mit Pflanzenextrakten, Aschen, pulverisierten Holzkohlen, Speichel, Urin und Pflaster aus Blättern, Baumbast, Leder und Rinden verwendet. Insbesondere in Gegenden, die durch die arabische Medizin beeinflußt sind, etwa in Ostafrika, werden auch durchlöcherte Messingbleche angewendet, die mit Schnüren um die Wunde an den Extremitäten gebunden werden [10, Bd. 2].

Eine besondere Form der Wundnaht wird im tropischen Waldland Afrikas praktiziert, die sogenannte Ameisennaht. Die Wundränder werden zusammengedrückt, Soldaten der roten Wanderameise am Kopf hinter den großen Scheren gefaßt und an die Wundränder angehalten. Durch das Abzwicken des Rumpfes des Insektes schlie-

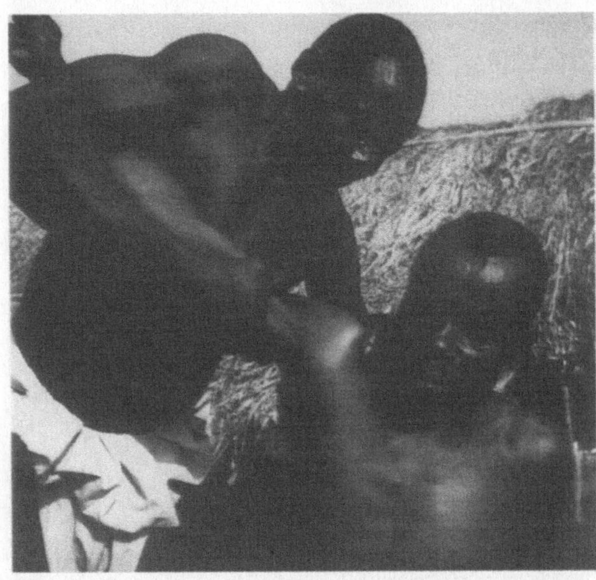

Abb. 2. Knochenbruchbehandler der Azande Zentralafrikas bei der Nachbehandlung einer Schulterluxation

ßen sich die kräftigen Scheren und halten wie Klammern die Wundränder zusammen. Die dabei freiwerdende Ameisensäure wirkt zusätzlich antibakteriell und koagulierend.

Wundbehandlungen waren auch bei kriegerischen Auseinandersetzungen von höchster Notwendigkeit. So begleiteten die Heere der Inka immer unfallchirurgische Spezialisten, die sich auf die Entfernung von Projektilen und die Behandlung von Verletzungen durch Axt- und Machetenhiebe verstanden. Ihre diesbezüglichen, gegenüber den Spaniern weit besseren Ergebnisse werden von dem Chronisten Pater Cobo neidlos anerkannt. Ihnen wurden auch spezielle Ausbildungsmöglichkeiten geboten. Zum Tode Verurteilte wurden mit Hiebwaffen schwer verletzt, oder es wurden ihnen schwere Steine auf die Brust geworfen, um dann verschiedene Behandlungsmethoden auszuprobieren. Überlebten sie, wurden sie begnadigt [3].

Spirituelle Operationen

Auch die, aus rationaler Sicht nicht als Eingriff im Körper anzuerkennende, scheinbare Extraktion von Krankheitssubstanz, ist χειρουργια und daher Teil unserer Betrachtungen über die chirurgischen Bedürfnisse des Menschen.

Wer kennt sie nicht, die vehement geführten Diskussionen um die spirituellen Operationen der philippinischen Geistheiler, die immer wieder zwischen den an diese Verfahren Glaubenden und deren abgeklärten Gegnern aufflackern? Ist der Bauch offen oder nicht – einzig darum dreht sich diese unwürdige Diskussion, unfähig, die tiefere Bedeutung dieser Handlungen zu verstehen [17].

Hier kommen wir wieder auf die eingangs erwähnte Hand des Arztes zurück. Auch bei den spirituellen Operationen versucht der Arzt, mit seiner Hand „Krankheit" im

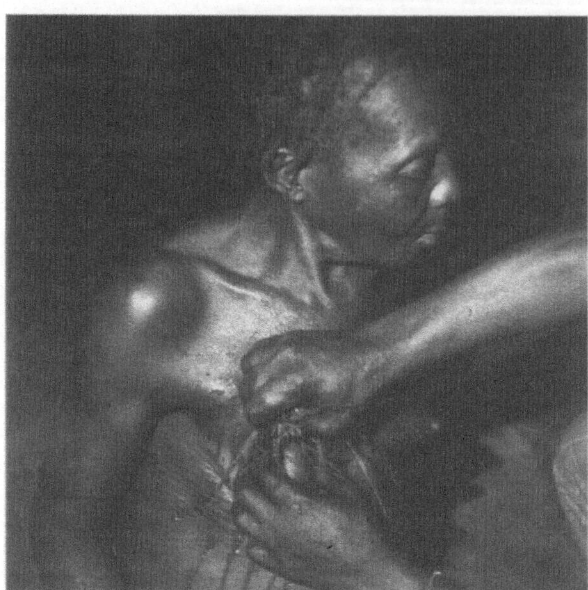

Abb. 3. Magische Extraktion von Krankheitssubstanz aus der Brust einer alten Azande-Frau

Körper zu lösen, nicht jedoch indirekt, wie bei der Massage, sondern direkt, durch eine scheinbare Entfernung des verursachenden Keimes.

Diese Extraktionen von Krankheitssubstanzen sind nicht nur von den Philippinen bekannt, sondern auf der ganzen Welt verbreitete Rituale, die besonders eng mit schamanistischen Vorstellungen verbunden sind. Auf den Nikobaren werden durch den Medizinmann die magischen Gegenstände extrahiert, die die Krankheit hervorgerufen haben, etwa ein Stück Kohle, ein Steinchen oder eine Eidechse [4]. In der Volksmedizin Venezuelas oder Brasiliens werden ebenfalls solche Operationen durchgeführt, wobei sich der Operateur meist auf den heilenden Geist eines berühmten, verstorbenen Arztes als helfendes, transzendentales Wesen beruft [16]. Im alten Peru sollen Heiler mit den Dämonen gesprochen haben und dann Gegenstände wie Silberklumpen, Steine, Hölzchen, Würmer oder Frösche aus dem Bauch gesaugt haben [3]. Bei den Azande können solche Substanzen im Rahmen von Massagen aus dem Körper geholt werden (Abb. 3) oder während spektakulärer, öffentlicher Tanzseancen der Heiler [5].

Die Frage, ob nun tatsächlich etwas in Substanz aus dem Körper entfernt wurde, ist eine typisch westliche und stellt sich traditionellen Gesellschaften gar nicht. Die Leute wissen zumeist, daß die hervorgezauberten Gegenstände vom Heiler vorher gesammelt worden sind, aber das ist nicht von Bedeutung. Es geht um das Ritual und die gestörte soziale Beziehung, die dahinter steht. Der Gemeinschaft soll mit den extrahierten Gegenständen gezeigt werden, daß der Patient von außen, bedingt durch eigene Sündhaftigkeit oder durch Verfehlungen seiner Mitmenschen ihm gegenüber mit Krankheit geschlagen wurde und es daher gemeinsamer Anstrengungen bedarf, den Kranken wieder gesund zu machen.

Schröpfen

Schon eine eingreifendere Methode des Entzuges von Krankheitsstoff aus dem Körper
stellt das Schröpfen dar. Ein zumeist gasförmig gedachter „Saft" soll mit Hilfe von
Unterdruck durch die Haut hindurch aus dem Körper gesaugt werden. Hierzu verwendet man halbkugelförmige Schröpfköpfe aus Glas oder Metall, bei den Römern *Cucur-*
bitula genannt, die erwärmt aufgesetzt werden und beim Erkalten die Haut pilzförmig
in sich hineinziehen. Noch zu Beginn unseres Jahrhunderts war das Schröpfen auch in
Europa Routinetätigkeit jedes Arztes. Noch heute wird es in Portugal oder Rußland
angewendet, etwa am Rücken im Bereich der Lungenbasen, gemeinsam mit Antibiotika, bei der Behandlung von Pneumonien. Bei uns beginnen jetzt wieder zunehmend
Heilpraktiker und Alternativmediziner, Schröpfbehandlungen durchzuführen.

Die einfachste Form des Schröpfens, in den traditionellen Heilkunden weitverbreitet, ist das Aussaugen von Krankheitsstoffen mit dem Mund. Insbesondere bei
der Behandlung von Schlangenbissen ist diese Methode weitverbreitet, aber auch
Gegenstände von magischer Bedeutung können, wie bei den spirituellen Operationen, auf diese Weise aus dem Körper entfernt werden (Abb. 4).

Schröpfköpfe aus Glas, bei denen der Unterdruck durch Absaugen der Luft mit
dem Mund mittels eines in den Körper des Schröpfkopfes eingesetzten Rohres
erzeugt wird, sind vor allem im islamischen Raum weit verbreitet. Nachdem der
Unterdruck so erzeugt wurde, verschließt der Therapeut das Ansaugrohr mit einem
Wachspfropfen. Diese Methode hat den Vorteil, daß keine Hitze angewandt werden
muß und Verbrennungen der Haut, wie sie bei den bei uns üblichen Schröpfköpfen
eintreten können, vermieden werden. Hier muß jedoch angemerkt werden, daß
leichte Verbrennungen gelegentlich durchaus erwünscht sind und als Mittel zur Verbesserung des therapeutischen Effektes angesehen werden.

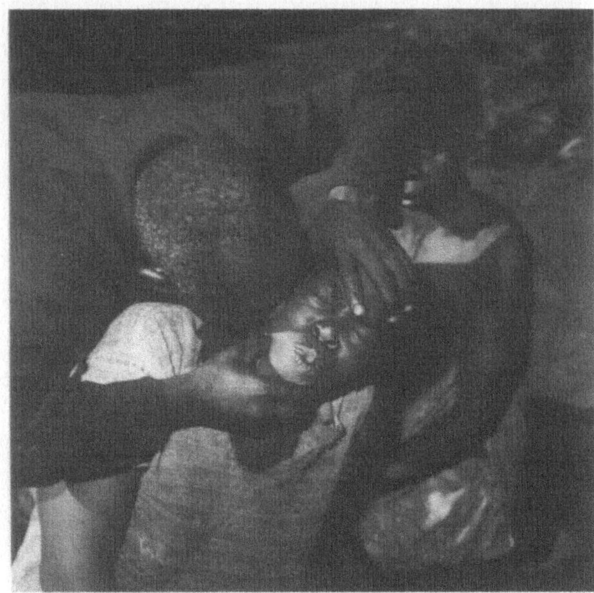

Abb. 4. Schröpfen mit dem
Mund bei einer Akzande-Frau
mit Mittelohrentzündung

Ähnlich funktioniert das Schröpfen mit Tierhörnern im islamischen Raum. Diesen werden die Spitzen abgeschnitten, und durch diese Öffnungen wird dann die Luft abgesaugt. Danach werden diese schnell mit Wachs verschlossen.

Skarifizieren

Der nächste Schritt in der Intensität des chirurgischen Eingriffes, der bereits die Körperoberfläche durchdringt, ist das Skarifizieren. In der Absicht, Krankheitsstoffe aus der Haut abzuleiten oder Medikamente einzubringen, wird mit Schneidewerkzeugen eine Vielzahl von kleinen Schnitten gesetzt (Abb. 4).

Wie das Schröpfen wurde auch das Skarifizieren bei uns bis in unser Jahrhundert durchgeführt, häufig als feuchtes Schröpfen in Kombination mit dem Aufsetzen der Schröpfköpfe auf die Skarifikationswunden. Hiermit wurde der Entzug krankmachender Körpersäfte verstärkt. Skarifikationen werden heute noch in der Tiermedizin, etwa bei lahmenden Pferden, durchgeführt.

In der europäischen Komplementärmedizin wird derzeit wieder verstärkt ein Verfahren angewandt, das auf den Rheinländer Karl Baunscheidt (1809–1873) zurückgeführt wird. Bei diesem Baunscheidtismus werden mit einem Schnäpper, dem sogenannten Lebenswecker oder Dermatobiotikon, der viele kleine Nadeln an der Spitze aufweist, hunderte Stiche in die Haut gestanzt, „um der feinen, gasförmigen, krankmachenden Substanz einen Abzug zu gewähren" [15]. In diese Stiche wurde dann ein Gemisch aus ätherischen Ölen, das Oleum Baunscheidtii, gerieben [19]. Beliebt ist diese Behandlung bei Erkrankungen des rheumatischen Formenkreises.

Skarifiziert wird praktisch in allen Heilkunden der Welt (Abb. 5 und 6). Es ist neben dem Schröpfen ein universelles und zutiefst humanes Konzept des chirurgi-

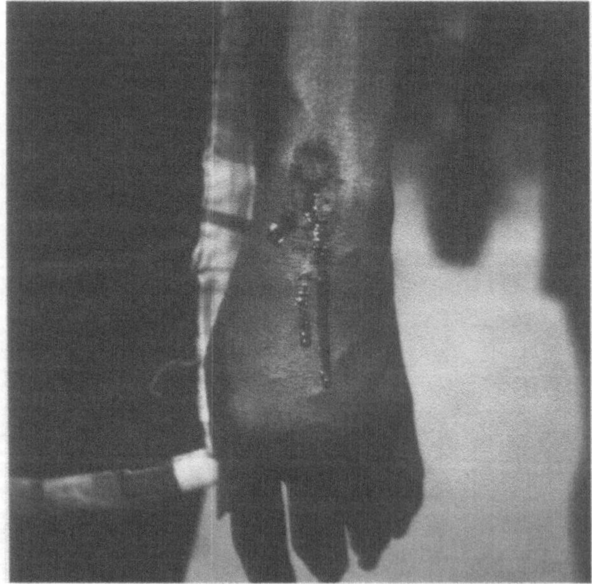

Abb. 5. Skarifikation bei Polyarthritis mit Medikamenten, die in die Wunden eingerieben wurden

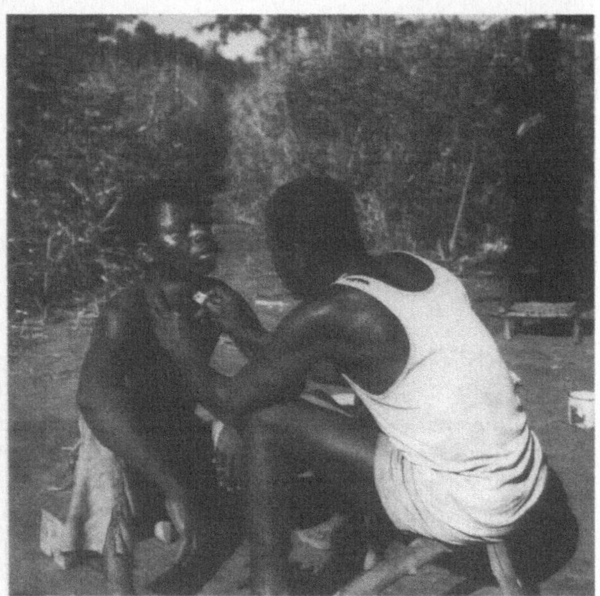

Abb. 6. Skarifikation eines
Kropfes bei den Azande

schen Eingreifens des Menschen. Letztendlich gehört auch die chinesische Akupunktur zu diesen Verfahren, insbesondere wenn die dicken Akupunkturlanzetten verwendet werden, mit denen blutende Stichwunden an den entsprechenden Meridianpunkten gesetzt werden.

Aderlassen

Das Schröpfen und das Aderlassen gehörten bei uns früher zu den sog. Frühlingskuren. Nach dem Winter sollten mit dem „stöckigen" Blut auch die Gifte und Schlacken abgeleitet werden, die sich gemäß der Humoralpathologie in der kalten Jahreszeit im Organismus abgelagert haben. Vorgegangen wurde bei den einzelnen Krankheitszuständen nach sog. Aderlaß-Männern; Zeichnungen eines Menschen als Mikrokosmos und seine Verbindung zum Makrokosmos, bestehend aus den Gestirnen, den Sternzeichen und den Himmelsrichtungen, in denen die oberflächlichen Venen dargestellt und Anleitungen gegeben wurden, welche von ihnen bei welcher Krankheit geöffnet werden sollte.

Diese früher häufige Behandlungsmethode wird in der modernen Medizin nur noch in 2 Fällen angewendet: erstens als letztes Mittel beim akuten, kardial bedingten Lungenödem und zweitens bei der Polyzythämie. Im komplementärmedizinischen Bereich ist, ebenso wie für Schröpfen und Skarifizieren, auch für den Aderlaß eine Renaissance festzustellen.

Außerhalb Europas und des islamischen Raumes sind häufig Aderlaßbögen in Gebrauch, etwa in Südamerika oder Neu-Guinea. Mit einem kleinen Bogen wird ein Pfeil mit einer Steinspitze auf die zu öffnende Vene geschossen [10, Bd. 2]. Von den

Tupi-Indianern ist schon im 17. Jahrhundert von Reisenden vom Aderlaß mit einem Steinmesser berichtet worden [14], und aus Peru berichten Chronisten, daß die Inkaheiler den Aderlaß

an Armen und Beinen anwandten, ohne zu wissen, wie man ihn kunstgerecht durchzuführen hätte (im Sinne der spanischen Humoralpathologie der damaligen Zeit, m.E.) gegen diese und diese Krankheit, sondern sie öffneten die Vene, die nächst des Schmerzes war, an dem der Kranke litt [3].

Eine besondere Form des Blutentzuges und ebenfalls weitverbreitet ist die Behandlung mit Blutegeln, deren therapeutischer Sinn durch die Einwirkung des Hiroduids verstärkt wird.

Oberflächliche Operationen

Das Eröffnen von Abszessen oder das Entfernen von Tumoren der Haut werden wie das Skarifizieren mit kleinen Messern oder Lanzetten durchgeführt. In offene Abszeßhöhlen werden in Zentralafrika wässrige Pflanzenauszüge getropft und dann mit einer Mischung aus Ölen mit Pflanzenaschen verschmiert.

Obwohl oft von einschneidender Bedeutung, zählen zu diesen oberflächlichen Operationen auch die in Afrika weitverbreiteten Uvulaexzisionen. Sie werden bei Kindern häufig aus der Vorstellung heraus durchgeführt, damit Infektionskrankheiten des Rachenraumes verhindern zu können. Aus Sicht der modernen Medizin wird dieses Verfahren jedoch nicht nur als nutzlos, sondern auch als gefährlich eingestuft [8]. Auch Zahnabrasionen werden aus ähnlichen Vorstellungen einer Prophylaxe in vielen Teilen der Welt durchgeführt.

Eine einmalige Form einer oberflächlichen Operation und Zeichen einer erstaunlichen praktischen Erfahrung stellt die gestielte Plastik in der indischen Medizin dar.

Wenn die Nase eines Menschen (als Strafe) abgeschnitten oder (durch Krankheit) zerstört ist, nimmt der Arzt das Blatt einer Pflanze, das die Größe der zerstörten Teile besitzt. Er legt es auf die Wange des Kranken und schneidet aus dieser Wange ein Stück Haut von der gleichen Größe heraus (aber so, daß die Haut an einem Ende mit der Wange verbunden bleibt). Sodann frischt er die Ränder des Stumpfes der zerstörten Nase mit dem Messer auf, klappt das Stück Wangenhaut überall, aber vorsichtig darüber und näht es ringsum an... Sobald die Haut angewachsen ist, durchtrennt er die Verbindung mit der Wange [21] (Abb. 7).

Körpermutilitationen

Nur schwer können gewisse chirurgische Maßnahmen mit dem eingangs zitierten Helfen durch die heilende Hand in Verbindung gebracht werden. Hierzu zählen vor allem Amputationen als Bestrafung und die verschiedenen Formen der Beschneidung bei Frauen und Männern. Letztere werden, weit verbreitet, im Rahmen von Initiationsritualen mit unterschiedlicher Radikalität durchgeführt [20]. Das Spektrum reicht von der Entfernung des Präputiums bei Mann und Frau als einfachste Art dieser Operation bis hin zur pharaonischen Beschneidung mit Infibulation und der Amputation des Penis bei den Skopzen Rußlands.

Von zweifelhafter Seriosität sind die Ende des vorigen Jahrhunderts auftauchenden Berichte von Kastrationsoperationen durch Entfernung der Eierstöcke bei

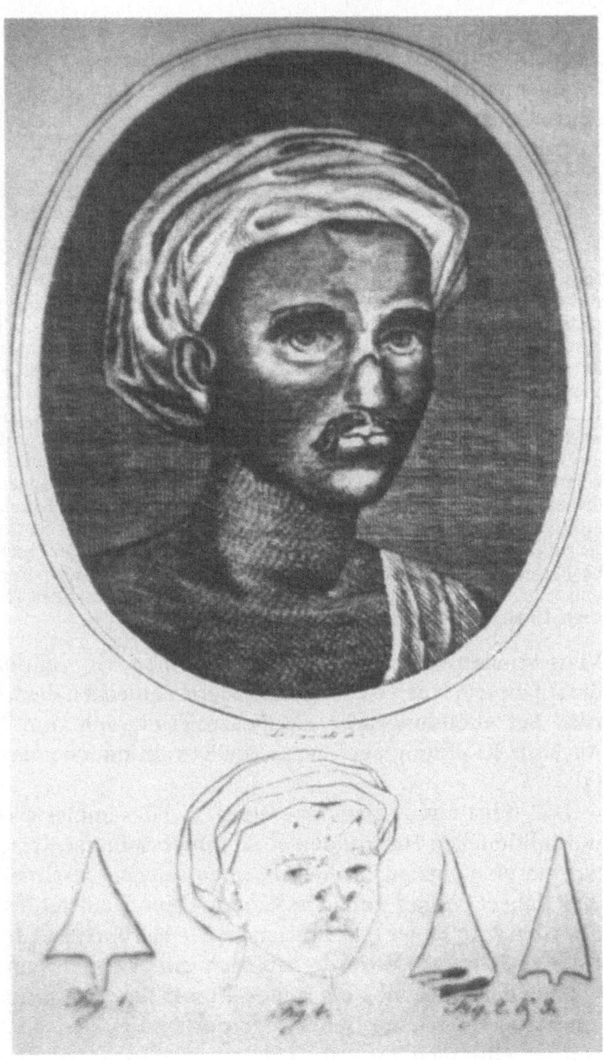

Abb. 7. Deckung eines Hautdefektes durch eine gestielte Plastik in der indischen Medizin (Aus [21]; Quelle: The Gentleman's Magazine, October 1794. Photo: Thames & Hudson Archive)

Frauen in Indien und Australien, angeblich, um unverheirateten Männern sterile Konkubinen zur Verfügung zu stellen [2]. Außerdem würden solche Operationen bereits mit der Eröffnung des Abdomens einhergehen.

Eröffnungen von Körperhöhlen und Schädel

Eine tatsächliche Eröffnung der großen Körperhöhlen ist in traditionellen Heilkunden sehr selten. Dagegen werden Obduktionen von Verstorbenen oder Hingerichteten, in der Absicht, im Körper Ursachen des Todes zu finden, immer wieder durchgeführt.

So ist oder war es in Zentralafrika weit verbreitet, Leichen zu öffnen, um ein „Hexenkraftorgan" zu suchen [5]. Bei den Bamiléké im Kamerun etwa verlangen die Familienmitglieder des Verstorbenen eine Autopsie, wenn der Grund des Todes nicht eindeutig ist. Hierdurch soll versucht werden nachzuweisen, ob Hexenkraft in den Körper gedrungen ist und den Tod verursacht hat.

Der Leichnam wird auf einer Decke in die Mitte des Gehöftplatzes gebracht. Die Frauen sind auf der einen Gehöftseite versammelt, die Männer auf der anderen; die Frauen tanzen und jammern. Mit einem Messer öffnet der jüngere Bruder des Verstorbenen gekonnt das Abdomen; er zerschneidet die Knorpel der Rippen-Knorpelgrenze und löst Brust- und Bauchfell ab. Er teilt die Eingeweide und legt die Harnblase frei. An der großen Kurvatur des Magens befindet sich kein Fett. Die Milz wird angehoben, aber sie ist verwachsen und sie zerreißt. Die Leber wird sorgfältig zurückgeschlagen, um die Gallenblase darzustellen. Die linke Niere wird geschickt freigelegt. Der Daumen des Operateurs deutet auf eine kleine Zyste am oberen Nierenpol. Nach dem Entfalten des rechten Kolons und seines Mesenteriums wird die untere Mesenterialvene gezeigt, die prall blutgefüllt ist. Sie ähnelt einer Schlange. Die Vena cava ist ebenso gefüllt und abnorm gewölbt. Die rechte Niere ist normal. Die linke Lunge ist gefleckt und übersät mit Emphysemblasen; die Basis ist schwer mit Blut gefüllt. Die rechte Lunge zeigt nur eine Pleuraverwachsung. Das Herz kommt zum Schluß: die Assistenten sind über den Leichnam gebeugt und geben ihre Anweisungen über die beste Art, das Herz zu öffnen. Der Operateur schneidet es in der intraventrikulären Linie bis zur Aorta ein. Blut schwappt heraus und ein langer weißer Thrombus wird aus dem linken Ventrikel und der Aorta herausgezogen. Der Thrombus haftet an den Papillarmuskeln der Mitralklappe. Er zerreißt in drei Stücke, die neben dem Körper auf die Decke geworfen werden. Die Autopsie hat etwas mehr als 20 Minuten gedauert. Der jüngere Bruder beschwört die Assistenten, alles gut zu beobachten, damit das Ergebnis nicht angefochten werden kann. Er ruft die Ehefrau des Verstorbenen und zeigt ihr die Milz, die großen Venen, die linke Lunge und den Thrombus aus dem Herzen, als Zeichen der Hexenkraft ([11] übersetzt vom Autor).

Vivisektionen von Hinzurichtenden kennen wir von den alexandrinischen Ärzten, die auf diese Art den Blutkreislauf zuerst entdeckt haben, und aus dem alten Südamerika. Auf Abbildungen ist die Eviszerierung von zum Tode Verurteilten zu sehen. Auch die Eröffnung des Uterus zur Extraktion lebender Feten wurde durchgeführt [3].

Dies führt uns zu einer Operation, von der immer wieder behauptet wird, daß sie in traditionellen Heilkunden vorkommen soll: der Kaiserschnitt. Tatsächlich haben wir nur eine einzige Quelle, die einen solchen beschreibt: 1879 soll der schottische Arzt Robert William Felkin in Kahura/Uganda einen Kaiserschnitt beobachtet haben, über den er in seiner Dissertation an der Marburger Universität ausführlich berichtet [6]. Die Schwangere wurde demnach mit Bananenwein betäubt und ihr Abdomen entlang der Linea alba bis in den Uterus hinein eröffnet. Blutende Gefäße wurden kauterisiert. Nach der Geburt und der Reinigung des Uterus von Plazenta und Blut soll das Abdomen mit Eisennadeln verschlossen worden sein. Die Patientin und ihr Kind überlebten diesen Eingriff ohne Schaden. Dieser Bericht fand rasch Eingang in die entsprechende Literatur und wurde zuletzt 1983 noch als Beweis für die Existenz einer traditionellen Sectio zitiert [22].

Diese Einmaligkeit des Berichtes von Felkin berechtigt zu einer gewissen Skepsis; dem steht die Genauigkeit der Schilderung, die mit Zeichnungen belegt wurde (Abb. 8 und 9), gegenüber und die erwiesene wissenschaftliche Qualifikation des Autors, der nicht nur anerkannte tropenmedizinische Publikationen verfaßte, sondern sich auch als Übersetzer des Malarialehrbuches von Julius Mannaberg, dem wichtigsten österreichischen Malariaforscher, ins Englische hervortat [12].

Aus Afrika wird vereinzelt von Leistenbruchoperationen berichtet. Hierbei wird der Bruchinhalt von außen in das Abdomen zurückgedrängt und die Bruchpforte transkutan mit frisch geschnittenen Rindenstreifen verschlossen. Die Fäden hinter-

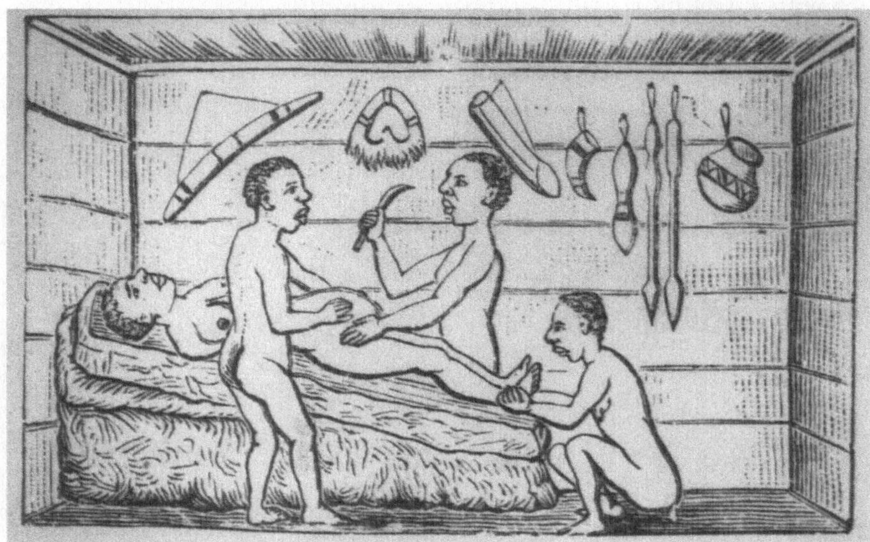

Abb. 8. Darstellung eines Kaiserschnittes in Uganda (Aus [6])

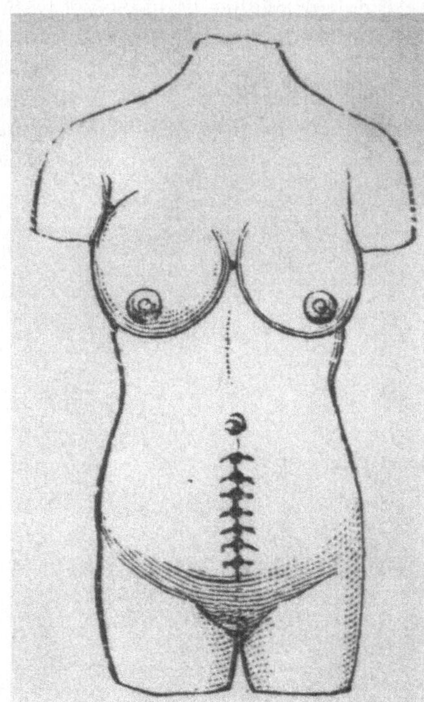

Abb. 9. Die Naht bei der Frau von Abb. 8
(Aus [6])

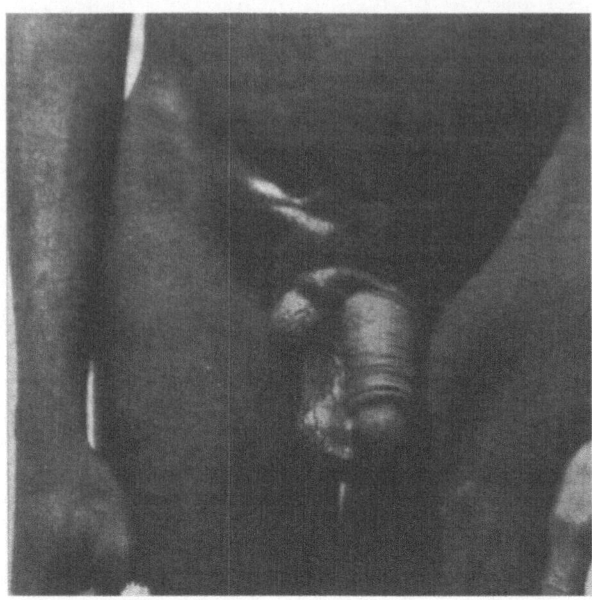

Abb. 10. Zustand nach traditioneller Leistenbruchoperation in Zentralafrika (Aus: [8a]; L. Pales/Coll. IMTSSA)

ließen Fisteln, aus denen seröse Flüssigkeit abtropfte, aber die Bruchpforte blieb verschlossen (Abb. 10).

Eine sehr häufige und weltweit verbreitete Operation ist die Schädeltrepanation. Sie wurde und wird entweder ausgeschabt, ausgebohrt oder mit einem Trepanationshobel ausgeschnitten (Abb. 11). Obwohl sie sicher auch als unfallchirurgische Maßnahme bei Impressionsfrakturen durchgeführt wird, ist es wahrscheinlich, daß sie auch aus magisch religiösen Gründen vorgenommen wurde. Es wäre ansonsten unerklärlich, wieso in manchen Gebieten, vor allem in Südamerika, eine solche

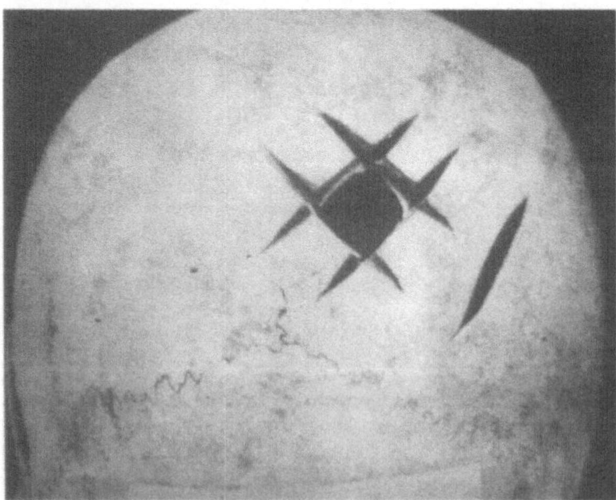

Abb. 11. Schädeltrepanation mit dem Trepanationshobel (Aus [3])

Menge trepanierter Schädel gefunden wurde. Auch Albert Schweitzer berichtet aus Afrika, daß Schädeltrepanationen durchgeführt wurden, um Material für Schutzamulette zu erhalten [20]. Knochen aus dem Schädel eines Lebenden wurden hierbei als wirkungsvoller eingeschätzt als solche von Leichen.

Chirurgie in der medizinischen Entwicklungshilfe

In der medizinischen Entwicklungshilfe nimmt die Chirurgie eine prominente Stelle ein. Sie ist nicht so materialabhängig wie interne Therapien: Sterile Lösungen, Alkohol und Verbandstoffe können auf einfachste Art lokal hergestellt werden, konzentrierte Lokalanästhetika und Nahtmaterial lassen sich leicht transportieren und sind lange haltbar. Aseptische Maßnahmen können und werden, oft ohne dramatische Folgen, auf ein Mindestmaß reduziert. Zur Wundbehandlung braucht man nicht unbedingt Antibiotika, und zur Nekrolyse stehen Zucker, Salz und Honig zur Verfügung [7].

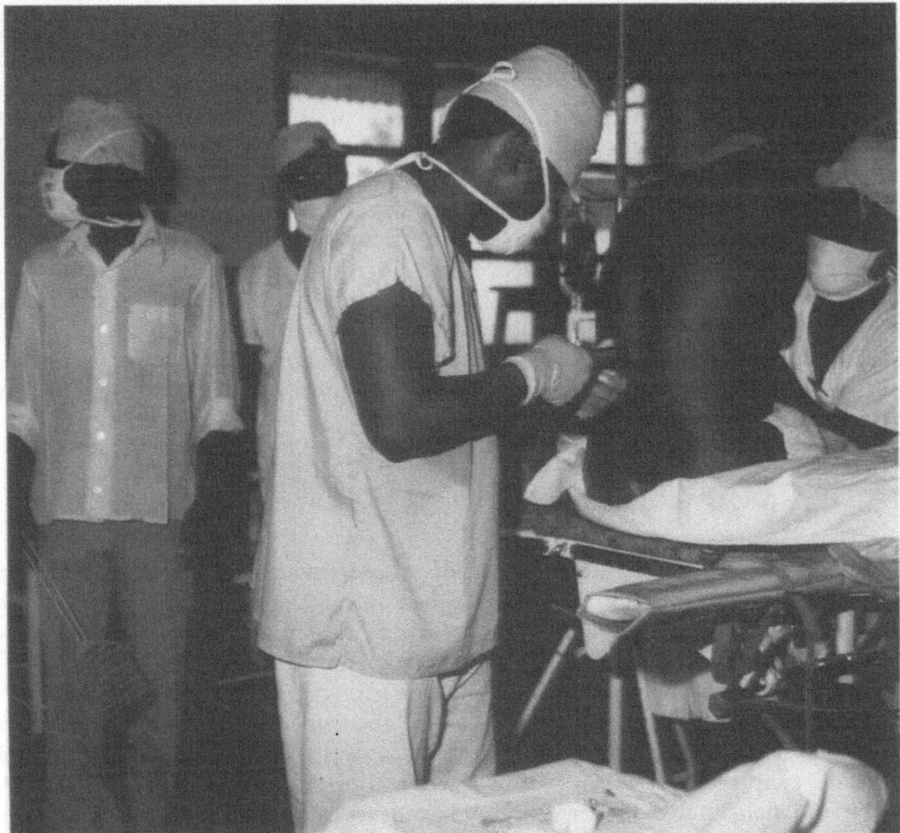

Abb. 12. Operationsvorbereitung in einem Provinzspital in Zaire; der Krankenpfleger links vertreibt die Insekten mit einer Fliegenklatsche

Wenn kein ausgebildetes Personal zur Verfügung steht, genügen zur Assistenz auch angelernte Operationshilfen. Es müssen ja nicht gerade Sträflinge sein, wie Albert Schweitzer berichtet, wo einer „auf gut Glück Chloroform gab und ein anderer die Instrumente reichte" und bei jeder Bewegung die Ketten an den Füßen seiner Assistenten klirrten [20]. Wichtige notfallchirurgische Eingriffe können nach verhältnismäßig kurzer Einschulung von Krankenpflegern übernommen werden.

Dem Erfolg der modernen Chirurgie ist es wahrscheinlich zuzuschreiben, daß in der Ethnomedizin heute anscheinend weniger größere Eingriffe durchgeführt werden. Während die traditionellen „medizinischen" Praktiken, wegen der Kostenexplosion im modernen Gesundheitswesen, die besonders die Entwicklungsländer trifft, einen enormen Aufschwung erleben, hat die angepaßte, moderne Chirurgie ihren Platz in der Versorgung der einheimischen Bevölkerung gefestigt. Trotzdem müssen weitere Anstrengungen unternommen werden, diese Hilfe zu verbessern, damit solche Szenen, wie in Abb. 12 dargestellt, wo ein Operationsgehilfe dafür abgestellt ist, mit einer Fliegenklatsche zu verhindern, daß Insekten ins Operationsfeld gelangen, nicht mehr vorkommen.

Zusammenfassung

Das Bedürfnis des Menschen, direkt mit seiner Hand Eingriffe im und am Körper vorzunehmen, ist ein archetypisches Verhalten, das in allen Kulturen und allen Heilkunden nachweisbar ist. Nicht nur, daß diese Manipulationen im Verständnis des Menschen einen therapeutischen Effekt ausüben sollen, sind sie als zutiefst soziale Haltung für den Zusammenhalt der Gemeinschaft von unschätzbarem Wert. Chirurgische Tätigkeit, also das „Handanlegen", besteht jedoch nicht nur aus großen, operativen Eingriffen, sondern dazu gehören auch Massagen, Schröpfen, Skarifizieren oder das Aderlassen. Auch die spirituellen Operationen, etwa die der philippinischen Geistheiler, müssen wir ebenso als chirurgische Maßnahme sehen wie die Schädeltrepanationen, Kaiserschnitte oder Leistenbruchoperationen, die alle in traditionellen Heilkunden vorkommen.

Summary

The term for surgery in Greek is χειρουργια, which means "working with the hands". This implies that surgery is more than only opening the body and removing a tumor, but every manipulation by the hand of the healer like massage, cupping, scarifications or bloodletting. The distinction between medicine as the "lege artis" application of medicaments on the one side, and surgery on the other is evident in all cultures and medical systems. Apart from the above mentioned manipulations also spiritual surgery known from the Philippines, as well as corporal mutilations and great operations like cesarean section or trepanation of the skull, are part of surgery in traditional cultures. Modern surgery has thrust aside traditional practices more effectively than modern medicine. The reason for that seems to be the great ability of surgery to be adapted to primitive conditions without great loss of effectivenes in comparison with the treatment by modern medicines, which becomes extremely expensive and unaffordable by developing countries.

Literatur

1. Aufenanger H (1973) Krankheiten und Heilmittel im Bismarck-Gebirge und am Wahgi-Fluß im Hochland von Neu-Guinea. Ethnomedizin II, 3/4: 329–360
2. Bartels M (1893) Die Medicin der Naturvölker. Ethnologische Beiträge zur Urgeschichte der Medicin. Grieben, Leipzig
3. Cabieses F (1974) Dioses y Enfermedades. La Medicina en el Antiguo Peru (Gods and Disease. Medicine in Ancient Peru). Artegraf, Lima
4. Eliade M (1954) Schamanismus und archaische Ekstasetechnik. Rascher, Zürich
5. Evans-Pritchard EE (1976) Witchcraft, Oracles and Magic among the Azande. Abriged with an introduction by E. Gillies. Clarendon, Oxford
6. Felkin RW (1885) Über Lage und Stellung der Frau bei der Geburt auf Grund eigener Beobachtungen bei den Neger-Völkern der oberen Nil-Gegenden. Dissertation, Universität Marburg
7. Finger R (1980) Operative Medizin in Entwicklungsländern – Exotik oder Lernbeispiel. CURARE 3: 153–158
8. Fleischer K (1980) Uvula-Exzision in Afrika. Ein traditioneller Brauch – auch heute noch lebendig. CURARE 3: 19–22
8a. Gras M (1941) Chirurgie indigène. Deux cas de traitement de hernie étranglée par un guérisseur du Congo. Med Trop 1: 289–293
9. Himes NE (1936) Medical History of Contraception. Williams & Wilkins, Baltimore
10. Hovorka O, Kronfeld A (1909) Vergleichende Volksmedizin. Eine Darstellung volksmedizinischer Sitten und Gebräuche, Anschauungen und Heilfaktoren, des Aberglaubens und der Zaubermedizin, 2 Bde. Strecker & Schröder, Stuttgart
11. Klefstad-Sillonville F (1974) Les mythes du corps humaine chez les Bamiléké du Cameroun. Afr Med 13 (118): 233–236
12. Mannaberg J (1894) The Malaria Parasites. Sydenham, London (Transl by Felkin RW)
13. Merker M (1904) Die Masai. Ethnographische Monographie eines ostafrikanischen Semitenvolkes. Reimer, Berlin
14. Piso W [Pisonis G] (1658) De Indiæ Utriusque Re Naturali et Medica, libri quatuordecim. Quorum contenta pagina sequens exhibet. Elsevier, Amsterdam
15. Platen M (1896) Die neue Heilmethode. Bong, Berlin
16. Pollak-Eltz A (1981) Volksmedizin in Venezuela. Dr Med 3: 38–41
17. Prinz A (1982) Das Phänomen spiritueller Operationen auf den Philippinen. CURARE 5: 81–84
18. Prinz A (1984) Die traditionelle Heilkunde der Azande Nordost-Zaires. Ethnomedizinische Forschungsergebnisse aus Zentralafrika. Mitt Österr Ges Tropenmed Parasitol 6: 143–155
19. Prinz A (1986) Initialerlebnis und Heilberufung. CURARE 5: 373–386 (Sonderband)
20. Schweitzer A (1926) Zwischen Wasser und Urwald. Beck, München
21. Thorwald J (1962) Macht und Geheimnis der frühen Ärzte. Droemer & Knaur, München Zürich
22. Zglinicki F (1983) Geburt. Eine Kulturgeschichte in Bildern. Westermann, Braunschweig

Teil II. Sonographie in der Tropenchirurgie

Use of Ultrasound in the WHO Programme for Diagnostic Imaging in Developing Countries

V. VOLODIN and G. HANSON

World Health Organization, Geneva, Switzerland

The World Health Organization (WHO) programmes in diagnostic imaging in developing countries have been developed over a period of approximately four decades and take into consideration the realities facing the health authorities, ranging from the challenge of providing basic imaging services (X-ray and ultrasound) to the dilemma of choosing the optimum mixture of imaging methods under the severe constraints of insufficient resources and an inadequate infrastructure.

In the developing countries, the situation concerning radiodiagnostic services, including ultrasound, varies from country to country, and reliable data is often lacking. However, the following can be stated as approximately true, with regard to radiodiagnostic services in many parts of the developing world [1, 2]:

1. About 80–90 % of the X-ray machines and other imaging modalities and the corresponding radiologists and radiographers are located in a few large cities.
2. In most rural and marginal-urban areas, people do not have access to any diagnostic imaging services.
3. Of the X-ray equipment that is installed, at any one time about 30–60 % is not in working order.
4. The demand for diagnostic radiological services in most hospitals in large cities cannot be adequately met, and patient waiting times for X-ray examinations are long.
5. Many simple X-ray examinations are performed in university or referral-level hospitals because there is no other alternative.
6. Diagnostic imaging procedures are often conducted without due regard for their proper indication, expected diagnostic yield, and adequate performance.
7. In most countries, medical students have little or no experience with radiological and other imaging services before beginning their professional careers.
8. Quality is variable, ranging from very good to excellent in some large hospitals to poor in many other hospitals.

The WHO Radiation Medicine Programme deals with several of the health aspects of radiation and is composed of the following elements:

1. Diagnostic imaging, including the use of X-rays, nuclear medicine, ultrasound and magnetic resonance
2. Radiotherapy
3. Protection against radiation used in medical diagnosis and therapy

Hefte zu „Der Unfallchirurg", Heft 252
Strecker/Kinzl (Hrsg.), Tropenchirurgie II /
Tropical Surgery II
© Springer-Verlag Berlin Heidelberg 1996

To assist its member states in developing a rational policy concerning imaging services, WHO provides guidance through publications, a network of Collaborating Centres and expert advisers. Examples of key WHO publications on diagnostic imaging are given in the reference list [3–7].

The method used in the WHO Radiation Medicine Programme to collaborate with the member states consists of concentrating primarily on the essential (basic) radiology services. Thus in the overall context of extending coverage to underserved populations, WHO has collaborated in the development of a basic radiological system (BRS) and a general-purpose ultrasound scanner (GPUS), both of which are rugged and capable of performing well under adverse conditions regarding power supply, climate and usage. For a small hospital, the X-ray machine should remain the first choice among imaging techniques. Ultrasound is limited clinically because it cannot image the lungs, fractures and other skeletal abnormalities. This type of imaging can account for over 90 % of the needs of the primary referral centre. Only if the small hospital serves mainly maternity patients, with few other patients, would it be justified as the unit of first choice, even though it may be less expensive and less complicated in utilization, supervision and maintenance. In addition, attention is being given to intermediate-level or general-purpose radiology for referral hospitals beyond the level of basic radiology.

On request, guidance is provided for the selection of appropriate equipment, training of staff, implementation of quality assurance programmes and radiological protection.

As specific requests from governments are received, technical cooperation is provided for specialized radiology services in large urban or university hospitals, covering such areas as special radiological procedures, computer-assisted radiology, nuclear medicine, ultrasound and magnetic resonance imaging studies.

Ultrasound units have now become smaller, less expensive and easier to use, and diagnostic ultrasound has become increasingly popular at different levels of the health care system. This diagnostic technique has replaced a large number of X-ray and nuclear medical procedures such as obstetric radiology, liver scanning and cholecystography. In many developing countries, diagnostic sonography may find an important application in a number of parasitic diseases such as amoebiasis, schistosomiasis, tumours and other lesions located in the abdomen.

Considering the above-mentioned factors, and within the context of financial constraints, the following activities are currently being initiated by the WHO Radiation Medicine Programme in the field of diagnostic ultrasound:

- Promotion of the use and manufacturing of basic ultrasound equipment according to WHO specifications for the basic level of health care
- Development and implementation of quality assurance programmes with a view to improving the quality of diagnosis
- Development of requirements for training programmes for medical and technical personnel involved in the use of diagnostic ultrasound at different levels of the health care system
- Preparation of a manual of diagnostic ultrasound and other teaching materials
- Programme activities to do with the planning of ultrasound diagnostic services at various levels of national health care systems in developing countries.

Taking into account the potential usefulness of this diagnostic technique for solving many health problems, and its applicability in aiding primary health care, a meeting of the WHO Scientific Group on the "Future Use of New Imaging Technologies in Developing Countries" in 1984 proposed minimum specifications for the general-purpose ultrasound scanner. The specifications are based on the principles that this instrument should be inexpensive, portable, solidly constructed and with simple controls. It now appears that equipment meeting these WHO specifications is commercially available, manufactured by Aloka, Schimadzu, Dynamic Imaging, Hitachi, Toshiba and Pie Medical.

The usefulness of ultrasound imaging largely depends on the skill and experience of the operator.

With the introduction into medical practice of endovaginal, endorectal, transoesophageal, intraoperative, and pulse and colour Doppler techniques, the difficulties of performing and interpreting results of ultrasound examinations have significantly increased. Education and training in the utilization of diagnostic ultrasound is a problem in both industrialized and developing countries. According to Professor B. Goldberg, the problems that the provision of adequate training in diagnostic ultrasound pose are aggravated by the fact that due to the diversity of its utilization no one medical field has a monopoly on its use [7].

At present, diagnostic ultrasound is widely used in diagnostic radiology, obstetrics and gynaecology, cardiology, urology, gastroenterology and by general practitioners, who often have not received adequate training. According to the WHO Scientific Group report *Future Use of New Imaging Technologies in Developing Countries*, general practitioners should perform a minimum of 200 obstetric and abdominal examinations with a general-purpose machine before they can be considered to be able to interpret the studies with any reliability. For a physician to become a competent sonologist, the Scientific Group recommends at least 6 months of full-time training in a recognized centre, and even then further experience would be advisable.

In its report, the Scientific Group stated that "the difficulties in making an accurate diagnosis from ultrasound images are such that the purchase of ultrasound equipment without making provision for the training of an operator is contrary to good health care practice and is unlikely to be cost effective." The Scientific Group also recommended that "wherever possible, ultrasound examinations should be carried out by trained physicians" and went on to add that if people who are not physicians are to perform examinations, they need to have had at least 1 year's full-time training in ultrasound and preferably a background in radiography or nursing; they should always work under the supervision of an experienced sonologist.

For radiology *residents*, training in diagnostic ultrasound is well established in some countries, e.g. in the United States, training in ultrasound is provided for a minimum of 3 months during the radiology residence programme. Ultrasound residents may take a 1-year fellowship for more advanced training. In other specialist fields, the training period is limited [7]. In Sweden, there is no formal education in ultrasound during residence in diagnostic radiology. The resident will only have approximately 20 hours of formal lecturing. Well-established, but short-term courses are provided in cardiology (2- to 3-day and 1-week courses) and obstetrics and gynaecology (1 week for a basic course and 3 days individual instruction for advanced training) [8].

For *technologists*, formal and well-established training in ultrasound is provided in Australia, Canada, Japan and the United States by the WHO Collaborating Centre for the Training of Medical Radiological Technologists and the Japan Association of Radiological Technologists, respectively.

Although there are recommended training programmes approved by professional bodies in various countries, realistically we must take into account the situation in which ultrasound units are being purchased and used by physicians with inadequate training. Recognizing this, a WHO group of experts in collaboration with the World Federation for Ultrasound in Medicine and Biology prepared a basic *Manual of Diagnostic Ultrasound* [9]. This book is not intended to be a textbook on ultrasound, nor will it in any way replace proper training. It is an attempt to help both primary-care patients and their physicians so that both may benefit from this very important and useful technique.

It is also hoped that the use of this manual will not be limited to general practitioners and that it will provide a simple starting point for medical students who want to specialize in this area of diagnostic imaging.

The WHO and the World Federation for Ultrasound in Medicine and Biology are at present collaborating to provide recommendations for training criteria in diagnostic ultrasound for medical doctors and technologists in various areas of medical practice. This will also include the development of modular training programmes and recommended accompanying educational material.

The first stage of this project is to collect and analyse information regarding training programmes and regulations in various countries. A request for such information has been sent to all national ultrasound societies in the African, European and Eastern Mediterranean regions. We very much hope that the Mediterranean and African Society of Ultrasound (MASU) will cooperate with us in this endeavour.

In addition to these activities and in collaboration with the World Federation for Ultrasound in Medicine and Biology, the Mediterranean and African Society of Ultrasound and the Government of Cyprus, the WHO organized an Intercountry Seminar in Diagnostic Ultrasound in Nicosia, Cyprus, on 25–29 October 1993. Participants from Cyprus, Egypt, Jordan, Libya, Saudi Arabia, Sudan, Syria, Tunisia and Yemen attended this seminar. The programme was largely based on the subject-matter covered by the above-mentioned *Manual of Diagnostic Ultrasound*. It is hoped that it will be possible to initiate similar training seminars in other WHO regions.

In 1976, a training programme in ultrasound was established at the Ultrasonic Institute (a WHO Collaborating Centre) in Zagreb, former Yugoslavia. Before civil war broke out in the country, it was thus possible to contribute to the training in diagnostic ultrasound of several hundred doctors and technicians from developing countries. The majority of the participants engage in teaching when they return to their own country. This approach facilitates the rapid integration of diagnostic ultrasound into national health care and public health programmes. Similar training activities in diagnostic ultrasound have also been started in Malaysia.

In 1993, the Jefferson Ultrasound Research and Educational Institute in Philadelphia, under the leadership of Professor B. Goldberg, President-Elect of the World Federation for Ultrasound in Medicine and Biology, was designated as a WHO Collaborating Centre for Continuing and General Education in Diagnostic Ultrasound. This designation allowed the institute and its director to expand training activities for physicians and technologists from developing countries. The institution is attempting to train teachers in diagnostic ultrasound for these countries and to support their training activities when they return to their own country.

Since 1979, training in diagnostic radiology, including ultrasound, for medical doctors and technologists from English-speaking countries in Africa was provided at the WHO Collaborating Centre for the Regional Training of Radiological Personnel, Department of Diagnostic Radiology, at the Kenyatta National Hospital, Faculty of Medicine, University of Nairobi, Kenya. The Director of this centre is Professor K. Wachira.

In conclusion, the WHO objective for the near future in ultrasound training is to expand and strengthen this activity at regional and national levels, thus increasing the competence of physicians and technologists in using this important imaging technique in clinical practice and improving the quality of health care, particularly in provincial and rural areas.

References

1. Gomez Crespo G, Hanson G, Palmer PES (1984) Planning data for essential radiology services in rural and marginal-urban areas, book of papers. Fourth International Symposium on the Planning of Radiological Departments, 29 April – 2 May 1984, San Juan, Puerto Rico
2. Racoveanu N (1980) The situation of diagnostic radiology in the developing world. RAD 80.1 (offset document). Geneva, WHO
3. WHO (1983) A rational approach to radiodiagnostic investigations. Technical Report Series 689. WHO, Geneva
4. WHO (1987) Rational use of diagnostic imaging in paediatrics. Technical Report Series 757. WHO, Geneva
5. WHO (1985) Future use of new imaging technologies in developing countries. Technical Report Series 723. WHO, Geneva
6. WHO (1990) Effective choices for diagnostic imaging in clinical practice. Technical Report Series 795. WHO, Geneva
7. Goldberg BB (1994) Human resources, planning and development for the imaging infrastructure in ultrasound diagnosis. Proceedings of the 18th International Congress of Radiology, 23–28 January 1994, Singapore
8. Sjöberg N-O, Marsal K (1992) Postgraduate education in ultrasound diagnosis in obstetrics and gynaecology in Sweden. Early Hum Dev 29: 117–120
9. Palmer PES (ed) (1995) Manual of diagnostic ultrasound. WHO, Geneva

WHO Specifications for a General-Purpose Ultrasound Scanner

A wide variety of scanners is available on the market. Therefore, before ordering, a specification must be agreed upon for an instrument that will allow the physician or sonographer to obtain useful and appropriate clinical data. The criteria must include price and quality. It is better to have no scanner than to have a scanner that does not provide useful data, since poor quality scans will lead to misdiagnosis.

Sector scanners are used for the upper abdomen, as well as in gynaecological and cardiological examinations. Linear scanners are used in obstetrics, and for scanning the breast and thyroid. A combined linear and sector scanner can cover all areas; convex scanners are also useful in the majority of body areas. A good generally applicable compromise frequency is 3.5 MHz, while 5 MHz is useful for scanning children and superficial organs. The original specifications for a general purpose ultrasound scanner were defined in 1984 by a WHO Scientific Group [1]. These have since been reviewed and updated [2]. Units of this type are now commercially available. Careful thought should be given before accepting any unit that does not meet these specifications even if it is less expensive.

The specifications for a general purpose ultrasound scanner are listed below.
1. The transducer design should be curvilinear (convex), or a combination of linear and sector.
2. The standard transducer should have a central frequency of 3.5 MHz, with accurate focusing. An optional transducer of 5 MHz is desirable if it can be afforded. The 3.5 MHz probe is a fair compromise between penetration and resolution, but the 5 MHz is very helpful in scanning children, thin adults and superficial organs. It is a worthwhile addition but should not replace the 3.5 MHz transducer.
3. The sector angle should be 40° or more and the linear array should be 5–8 cm long.
4. The controls should be simple and easy to use. Overall sensitivity (gain or transmitter power) and time-gain-compensation must be an integral part of the circuit. It should be possible to vary the time-gain-compensation from a preset level. However, this is not essential because if the time-gain-compensation is at the correct level for obstetrics, with a preset alternative for the upper abdomen, more than 80% of patients can be satisfactorily examined by varying the overall gain only.
5. The frame rate should be 15–30 Hz for the linear array and at least 5–10 Hz for the sector array.

Hefte zu „Der Unfallchirurg", Heft 252
Strecker/Kinzl (Hrsg.), Tropenchirurgie II /
Tropical Surgery II
© Springer-Verlag Berlin Heidelberg 1996

6. The frame freeze should have a density of 512 × 512 × 4 bits (to provide 16 grey levels).

7. At least one pair of electronic omnidirectional calipers with quantitative readout is required.

8. It must be possible to add patient identification data (hospital number, date of the examination, etc.) to the screen and the final record.

9. It should be possible to obtain a permanent record (hard copy) of the scan. The hard copy unit must work satisfactorily in the same environment as the scanner.

10. There should be 2 or 3 imaging dynamics ranges available for post-processing. It is unnecessary to have a wider range of options.

11. The screen of the video monitor should measure at least 10 cm × 10 cm, preferably larger.

12. The equipment must be portable, so that an average adult can move it over at least 100 metres; if on wheels, these must be suitable for rough irregular surfaces, but a unit that can be moved without wheels is preferable.

13. The equipment must be suitable for the local climate, and be protected against dust, damp, extremes of temperature, tropical environments, etc. It should be possible to use the scanner continuously within a temperature range of 10 – 40 °C and 90 % relative humidity.

14. It must be possible to transport and store the unit safely under adverse conditions. It should not be affected by air transport or being moved across rough country in any vehicle. A specially designed case for transport may be necessary.

15. It is essential that the scanner can operate from the local power supply and is compatible with the voltage, frequency and stability of the local current. The equipment should be able to stabilize a voltage variation of ±10 %. If there is greater fluctuation in the local supply (and this should be tested before the unit is purchased), an additional voltage stabilizer should be obtained. These tests must be carried out before the scanner is accepted.

16. Many ultrasound scanners incorporate biometric tables in the microprocessor memory. These are useful, but care should be taken to ensure that measurements are made in exactly the same way as was used to provide the tables. Biometrics tables may not be universally applicable and should be adjusted for local conditions.

17. It is essential to ensure that servicing is available locally. No ultrasound unit should be purchased unless there are trained service engineers available in the vicinity. When in doubt, ask other local users of ultrasound equipment about the quality of the service and maintenance provides. This may well be the deciding factor when choosing between different scanners.

18. Service manuals and operating instructions should be provided at the time of purchase, especially if local servicing is not readily available.

19. Accessories for ultrasound-guided puncture or biopsy must be easy to sterilize.

Acknowledgement

These specifications are reproduced with the permission of WHO from *Maintenance and repair of laboratory, diagnostic imaging, and hospital equipment* (1994), WHO, Geneva, pp. 119–120.

References

1. WHO Scientific Group (1985) Future use of new imaging technologies in developing countries. Technical Report Series 723. WHO, Geneva
2. Palmer PES (ed) (1995) Manual of diagnostic ultrasound. WHO, Geneva

Ultrasound Imaging in Tanzania*

H. Diefenthal
Kilimanjaro Christian Medical Centre, Department of Radiology, P.O. Box 3010, Moshi, Tanzania

Introduction

This report describes the use of diagnostic ultrasound (US) at the Kilimanjaro Christian Medical Centre (KCMC) in Moshi, Tanzania, from 1988 to 1993, illustrating the role of this modality in a 420-bed referral hospital. Because of the moderate initial investment required and the low operating costs, sonography is and will be increasingly used in district and regional hospitals throughout the developing world.

In 1995, roentgenology is 100 years old, but ultrasound was only developed during the last 25 years. It started with simple measurement of the mid line of the brain and progressed rapidly. Sonography is now one of the five branches of diagnostic radiology. Apart from roentgenology, it is the only method of diagnostic imaging in Tanzania at the present time. Early images were of poor quality and often confusing. Modern ultrasound equipment has a resolution of about 1 mm or even better, depending on the frequency used. If a machine has the capability to use the Doppler effect to measure the velocity of blood flow, information about the patency of vessels, function of organs and some of the more complex diseases of the heart can be obtained. Such machines are very expensive, costing up to US $ 350 000. Most hospitals in Tanzania have simpler equipment in the price range of US $ 8000 to 25 000. We will discuss the diagnostic capabilities of one of these machines, the ATL 4000, which we use at the KCMC.

Sonography has certain advantages over X-ray examinations, including computer tomography (CT scanning):

1. Sonography does not use ionizing radiation with the hazards this has for the organs of reproduction, the risk to the developing embryo and the small, but not negligible risk of cancer. Extensive animal experiments and large-scale follow-up studies of subjects who have been examined by sonography in utero have not shown negative effects of ultrasound exposures at doses used in diagnostic sonography.
2. No drugs with the toxicity and allergenic risks of intravenous contrast agents are used during ultrasound examinations. Glucose or saline are employed during echocardiography, but these substances are non-toxic and non-allergenic.
3. Ultrasound examinations do not cause significant discomfort to the patient.

---

* This article is a slightly modified version of an address given by the author in November 1993 at a conference at the Ministry of Health of Tanzania on diagnostic imaging requirements.

Hefte zu „Der Unfallchirurg", Heft 252
Strecker/Kinzl (Hrsg.), Tropenchirurgie II /
Tropical Surgery II
© Springer-Verlag Berlin Heidelberg 1996

4. The cost of ultrasound in a country such as Tanzania is reasonable. True, in the West the amount charges for a single ultrasound examination is several hundred dollars, but this price includes the use of expensive equipment, the salary of the sonographer, material for ten to 30 pictures made on expensive X-ray films, the doctor's fee, liability insurance and office expenses. We need much less in Tanzania. We use a factory-reconditioned machine that has linear and sector transducers and with which it is possible to perform echocardiography, a machine which is available for US $ 9000. The examination is performed by one of the radiologists, and the diagnosis is made directly from the television screen. Important features are documented with a simple thermoprinter for a few Tanzania shillings (TSH) per picture. The total cost per examination, including amortization and repair of equipment, the pictures and the contact gel is about TSH 500 or about US $ 1.

Ultrasound is not going to take over from X-ray techniques, far from it. Some areas of the body are unsuitable for sonography: the lungs, the stomach and intestine, the brain (except in infants) and, for the most part, the bones.

For other diagnostic problems, for instance in the urinary tract, both X-rays and ultrasound have a role to play, sometimes complementing each other, sometimes in competition. An example of the latter is the diagnostic work-up for a patient suspected of having a kidney or ureteral stone. Recently published articles show that there is controversy: while some authors advocate the intravenous pyelogram as the initial test, others prefer to use sonography and a single film of the abdomen. At the KCMC and other hospitals in Africa, the choice is easy: sonography plus a single abdominal film cost about US $ 3, but an intravenous pyelogram costs between US $ 35 and 50, depending on the current price of the contrast material and the number of films used. Another example is cardiology, the diagnosis of heart diseases. Again, there is a role for X-ray as well as ultrasound. Twenty years ago, the only way of imaging the heart was by using the chest film and angiocardiography, the latter requiring a machine costing about US $ 1 000 000, the use of cinefilm worth hundreds of dollars for every patient and large amounts of contrast material, which is expensive and hazardous. Since then, echocardiography has been developed. This method is capable of diagnosing most congenital heart diseases, acquired abnormalities of the heart valves, diseases of the heart muscle and other functional abnormalities. It is only the reasonable way of diagnosing pericardial effusion, even yielding information about the nature of the fluid. On the other hand, diseases of the coronary arteries which cause angina pectoris and heart attacks require angiography. Fortunately, not many Tanzanians suffer from diseases of the blood vessels. Some diagnostic problems can only be solved with ultrasound. For example, the pregnant uterus must not be exposed to X-rays, but ultrasound has been proven to be harmless.

We shall now survey what we have done during the 5 years since sonography was introduced at the KCMC. We have 420 beds with an average occupancy of 475, and 450 outpatients per day. The total number of ultrasound examinations now stands at over 25 000. The work load has increase steadily; we now perform 6000 examinations per year or between 25 and 30 per working day. All requests for X-ray and ultrasound come from clinicians; we do not write them ourselves. This indicates that our clinical colleagues have experienced the value of sonography in the diagnostic work-up of their patients and make use of this modality. Among the non-obstetric examinations, well over half show abnormalities, a figure similar to that of our X-ray examinations.

The KCMC is one of Tanzania's four referral hospitals. Therefore, we have some sophisticated machinery not available in regional or district hospitals. However, our sonographic equipment is quite simple and inexpensive, which emphasizes the fact that, for a moderate cost, the same work could be done in regional and other selected hospitals.

Obstetrics

There is a great debate about the use of sonography in normal pregnancies. Does every woman really need this examination? In the West, the answer probably will be "no." The cost of US $ 100 – 200 is, in most cases, not justified by the potential benefits and puts a heavy burden on health care system. It is certainly not necessary to know the sex of the baby in advance. This will become evident soon enough, and nobody can do anything about it anyway. It is not even absolutely necessary to know about a placenta previa in advance. In most Western countries, there are few places that are more than 30 min away from a hospital. In Africa, especially in rural areas, the situation is different. If a woman living on the slopes of Mount Kilimanjaro or in a village only 10 km from a hospital starts bleeding due to a placenta previa, she may not be able to obtain transportation in time for a life-saving operation. Cost should not be a factor here, being about TSH 500 per test. Therefore, we accept all women for prenatal ultrasound. If we find any reason for hospital delivery being necessary, and placenta previa is only one of them, the woman concerned is advised to stay close to the hospital when the time for delivery approaches. Prenatal care, including sonography, is part of preventive medicine.

Gynaecological Examinations Not Related to Normal Pregnancy

Gynaecological examinations not related to normal pregnancy are frequently requested, either because of undiagnosed lower abdominal pain or masses detected by the clinician on physical examination. A variety of inflammatory or neoplastic diseases of the uterus, the ovaries and the fallopian tubes can be evaluated by sonography. We recently added a transducer for transvaginal examinations, which is a great help in patients who cannot be satisfactorily examined through the abdominal wall. Two diagnostic problems in which sonography is often a life-saving technique should be mentioned. One is the ovarian cyst, a very common occurrence. The question is whether it is a simple cyst that may be left alone unless it causes discomfort, or whether it is a cystadenocarcinoma requiring surgery without delay. We have detected solid tumours weighing no more than 1 g within a large cyst. Considering the high grade of malignancy of ovarian carcinomas, early detection is of utmost importance. The other very common condition is ectopic pregnancy. In some cases, the diagnosis is obvious from the clinical appearance. The woman is in shock and is anaemic. She has missed one or two periods and has abdominal pain of sudden onset. These patients do not really need ultrasound but a blood transfusion and surgery as soon as possible. However, there are other patients with far less obvious clinical findings, e.g. if the menstrual history is either not known or vague; if pain started slowly over a period of days or even weeks; if anaemia is slight or moderate, and the woman is not very ill, or at least, she is not in shock. If a woman presenting with these nonspecific symptoms has an ectopic pregnancy, she is in just as much danger as those with obvious symptoms. Sonography is the method of choice, especially as we do not have a quantitative test for the beta fraction of human chorionic gonadotropin. If we can see the gestational sac outside the uterus, the diagnosis is made. However, this is only possible in a minority of patients. The findings of blood in the pelvis or even in the upper abdomen together with a complex adnexal mass and changes in the uterus are also diagnostic. The diagnosis is not as easy and reliable when a complex adnexal mass is the only finding. In such cases, inflammatory or neoplastic disease must als be considered. If the clinician decides that it is safe to keep the patient under close supervision without immediate surgery, a second ultrasound examination after a few days is usually decisive.

Urinary System

As indicated above, sonography has many indications in the diagnosis of disorders of the urinary system. We can observe the size and shape of the kidneys, renal cysts and masses, dilatation of the collecting system, larger stones and the sonographic density of the renal cortices. Normal ureters are not visible, but dilatation of the upper and lower ureters can be seen. Bladder stones, tumours and plaques as well as the prostate are easy demonstrated by ultrasound. We thus can provide the urologist with a great deal of information without the patient being exposed to radiation, without the use of five or more X-ray films and without the injection of contrast materials.

In children, we can diagnose congenital abnormalities such as malpositions, polycystic kidney and urethral valves. Unfortunately, we also find a significant number of children with malignant nephroblastoma, also known as Wilms tumour.

In the adult, we are interested in detecting obstruction of the upper collecting systems, but also tumours, cysts and a variety of other abnormalities. In our geographical area, urinary schistosomiasis is common. The sonographic findings are quite characteristic, i.e. plaques in the bladder that may be calcified. Hydronephrosis may follow. Damage to the renal tissue by nephritis, nephrosis or cardiac failure manifests itself in increased echodensity of the cortical tissue. We have now started a research project to investigate the sensitivity and specificity of this finding. If this sign proves to be reliable, it may be of great help in smaller hospitals that lack sophisticated laboratory facilities. In our hospital, the incidental finding of dense renal cortices was sometimes the first indication of renal disease.

Liver and Biliary System

The liver is not very suitable for examinatio by X-rays, but a great deal of information can be obtained by sonography. Liver abscesses are very common. Ultrasound demonstrates precisely the location, size and stage of development. Large abscesses may be aspirated under ultrasound guidance, giving the patient instant relief and preventing the absorption of large amounts of dead tissue into the general circulation. Another locally prevalent disease is infestation by *Echinococcus*. Large and often loculated cysts may be present. Ultrasound is the method of choice to show their number, size and locations. The surgeon needs this information in order to plan his or her operation. Schistosoma mansoni infection is very common in many parts of East Africa. One frequent complication of this disease is fibrosis of the portal vein system. This may lead to bleeding from varices of the oesophagus or stomach. Sonography is the best method to diagnose this complication. Laennec's liver cirrhosis is characterized by the nodular appearance of the liver, dilatation of the portal vein and ascites. The majority of metastases to the liver are detectable by ultrasound. Unfortunately, we cannot help many of these patients, but the detection of liver metastases prevents unnecessary surgery to remove a primary tumour of another organ. A total of 30 % liver metastases have the same sonographic density as the surrounding healthy liver tissue and remain undetected by ultrasound. CT and magnetic resonance imaging (MRI) have higher yields.

The biliary system, consisting of the gallbladder and the bile ducts, is well demonstrated by ultrasound. The differentiation between jaundice due to hepatitis and that caused by obstruction is almost always possible. Dilated bile ducts stand out clearly. The exact site of the obstruction is sometimes seen, whether it is a stone or a tumour of the bile ducts, the duodenum or the pancreas. Gallstones are also well seen, whether they cause obstruction or not. Sonography has completely replaced the previous X-ray examinations requiring contrast material.

Pancreas

Demonstration of the pancreas by ultrasound is not always possible because of overlying gas. However, with some variations in positioning and the use of water in the stomach, we succeed in the majority of cases. Tumours, cysts and chronic pancreatitis can often be demonstrated by ultrasound.

Other Abdominal Abnormalities

Ultrasound is very sensitive in demonstrating small amounts of intra-abdominal fluid. It is often possible to differentiate between clear fluid, blood and pus. Large amount of ascites can be found by clinical examination, but smaller accumulations can only be detected sonographically. They still have important diagnostic implications. They occur with ruptured ectopic pregnancies, blunt injuries to the abdomen, in patients with malignant tumours, as evidence of congestive heart failure and renal disease or with peritonitis. Fluid in the abdomen is never normal and must initiate the search for its cause.

Enlarged lymph nodes in the para-aortic area or in the mesentery have a sonographically characteristic appearance. They are round or oval, more than 1 cm in diameter, homogeneous and of medium density. They occur in lymphomas, especially the locally common Burkitt's lymphoma, as metastases from other tumours or are inflammatory in nature. The latter ones are often liquefied.

Vascular lesions are less common in our patients than in the West. Nevertheless, they do occur. Ultrasound shows dilatation of arteries and veins, aneurysms and thrombosis. It is the preferred primary examination because it does not need catheterization or injection of contrast material.

Echocardiography

Why do we need echocardiography (sonography of the heart) in any medical facility below the level of a referral hospital? Obviously, the analysis of congenital heart diseases and of some complex valve abnormalities require special training. However, heart diseases of all kinds are quite common in Tanzania. It is not difficult to detect pericardial effusion, cardiomyopathy or mitral stenosis with a relatively simple and inexpensive unit such as ours.

At the KCMC, we have performed over 3000 echocardiograms, each with a multi-factorial analysis. A total of 1140 had definitely abnormal findings. Without going into detailed statistics, the most common findings are briefly reported below:

1. *Pericardial effusion* ($n = 101$). This may be a life-threatening condition requiring immediate action or may be a haemodynamically insignificant finding, but pericardial effusion always has important diagnostic implications. We have found many patients with clinically unsuspected pericardial effusion. With a few exceptions (rapid increase in heart size or a typical stripe in the lateral film), pericardial effusion cannot be reliably differentiated from enlargement of the heart chambers by the chest film. Small effusions may not alter the appearance of the heart on the chest film. The detection of pericardial fluid by ultrasound is easy and reliable. A semiquantitative assessment of the size is possible. The nature of the fluid (clear, purulent or haemorrhagic) can be described. It is important to measure the size of the liver veins. If they are wider than 10 mm, this indicates the possibility of a tamponade.
   There are many causes of fluid accumulation within the pericardium. The most important are:
   - Infections (tuberculosis, rheumatic pericarditis, all kinds of viral or bacterial infections, acquired immunodeficiency syndrome (AIDS) with or without superinfection by other organisms.
   - Cardiac failure alone may cause pericardial effusion.
   - Renal failure.
   - Tumours and abscesses in the neighbourhood.
   - Metastases to the pericardium.
   In a significant percentage of patients, the etiology cannot be established, even with more sophisticated equipment.
2. *Congenital heart disease* ($n = 220$). We found most types of congenital abnormalities described in the literature in roughly the same distribution of types.
3. *Rheumatic heart disease* ($n = 354$). To my knowledge, there are no statistics about the prevalence of rheumatic heart disease in an unselected population in Tanzania. However, the fact that we found 60 % more patients with rheumatic heart diseases than with congenital abnormalities may be a rough indicator of the magnitude of

the problem. If we assume that the prevalence of congenital heart diseases is approximately the same in all parts of the world, i.e. 1% of all children born, then we have to conclude that several hundred thousand of teenagers and young adults have abnormal heart valves due to rheumatic fever. Many will die at a young age. The disease is preventable and has been all but eliminated in the industrialized nations. Although is not strictly within the subject of this chapter, I would like to make a plea for a comprehensive plan of prophylaxis at the village level. We may be able to obtain international assistance for a such a program. Several thousands of vials of penicillin are less expensive than a single case of open heart surgery. Tanzania has been in the forefront of preventive health care in many fields, including immunizations.

The diagnosis of mitral stenosis which is present in almost all cases of rheumatic heart diseases, is readily made by simple sonography. Aortic and tricuspid stenosis is also reliably demonstrated by two-dimensional and motion-mode sonography. For the diagnosis of regurgitation, for the time being we have to rely on indirect signs. These include enlargement of the left ventricle in mitral and aortic insufficiency and fluttering of valve leaflets.

4. *Hypertension, left ventricular hypertrophy and cardiomyopathy* (diseases of the heart muscle; $n = 330$). The functional state of the heart can be assessed quite accurately with two-dimensional and motion-mode sonography. The diagnosis of coronary artery disease and myocardial infarcts is not within the domain of echocardiography. However, we were able to demonstrate localized damage of the heart muscle by sonography.

Ophthalmology

The orbits are very suitable for ultrasound examinations because they have components with good sonographic contrast. The eyeball itself is purely black, the surrounding fat very bright and other structures such as the lacrymal gland, the muscles and the optic nerve are a medium shade of gray.

Abnormalities stand out clearly. A transducer with a frequency of 5–6 MHz is most suitable. We examine the eye through the closed lids, a technique causing minimal discomfort to the patient.

Among the disorders that can be examined by ultrasound are foreign bodies (even those of wood or plastic which are not visible on an X-ray film), retinal separation, bleeding into the eyeball, infections and tumours within the vitreous body or the orbital fat and mucoceles intruding from paranasal sinus. Many of these conditions cannot be seen with an ophthalmoscope because the anterior portion of the eyeball is opaque or because they lie outside the vitreous. We have recorded 60 cases so far. Correlation of sonographic findings with surgical results and histology has been very satisfactory.

Infantile Brain

As long as a fontanelle is 5 mm in diameter, the brain and the ventricles can be seen and checked for hydrocephaly, masses, haemorrhages and scars.

Other Applications

There are other uses of ultrasound, for instance in the diagnosis of joint effusions and the early stages of osteomyelitis. The examples given should suffice to demonstrate that ultrasound is a useful modality of radiological imaging, not only in the large centers but also in regional and selected district hospitals.

Planning for Future Development and Maintenance

The special circumstances in developing countries require a different approach from that used in industrialized nations:

1. In order to obtain repair and maintenance service, we should limit the number of models introduced into each country. This requires cooperation between the government and other agencies working in the medical field.
2. Complete service manuals for each machine are essential. The hospital engineer should be able to find a faulty part, order the replacement and install it. This is much cheaper than shipping a bulky machine.
3. Beware of donated used machines. They often arrive in a non-operational condition, spare parts may no longer be available and, because of their age, the machines are more likely to need repair.

Summary

The experiences with a small ultrasound machine (ATL 4000 with linear and sector transducers) in a Tanzanian hospital are reviewed. The total number of examinations was over 25 000 in 5 years.

The general advantages of sonography are as follows: no ionizing radiation, no potentially hazardous drugs, negligible discomfort to the patient and moderate initial and low long-term costs.

Diagnostic problems suitable for sonographic examination include the following:

1. *Obstetrics and gynaecology.* Almost half of our examinations are ordered from this department. In a country with limited transport facilities, the prenatal diagnosis of placenta previa is of lifesaving importance. Another common application is the diagnosis of ectopic pregnancy.
2. *Urology.* The use of ultrasound in this field is increasing everywhere. In a developing country with limited financial resources, the primary examination for most urological problems is sonography instead of intravenous pyelography.

3. *Liver and biliary system.* In addition to the use in differentiating obstructive from hepatocellular jaundice, we have two common problems in Tanzania for which sonography is very important: the amoebic liver abscess and periportal fibrosis due to schistosomiasis.
4. *Other abdominal problems.* Sonography is very sensitive in the detection of small amounts of intra-abdominal fluid, whether due to transudates, exudates, pus or haemorrhage. The examination of periaortic nodes by ultrasound is important when CT and MRI are not available.
5. *Echocardiography.* Our simple machine with a sector scanner and M-mode capability has been used in over 3000 patients. We found a high incidence of rheumatic heart diseases, especially mitral stenosis, but also congenital heart diseases, pericardial effusions and cardiomyopathies.
6. *Ophthalmology.* The orbit is very suitable for sonographic examination. Using ultrasound it is possible to see through an opaque lens or cornea. A transducer with a frequency of 5–6 MHz is desirable. This method is not much used in developed countries where CT and MRI are available. We found a very good correlation with findings at surgery. Good applications are foreign bodies (especially radiolucent objects such as wood and plastic), intra- and retro-orbital haemorrhages, tumours in the vitreous and the surrounding tissue, oedema and abscesses.
7. *The infantile brain.* As long as a fontanelle has a diameter of 5 mm or more, sonography can show hydrocephaly, asymmetry of whatever cause, tumours and haemorrhages.

The special problems of selection and maintenance in a developing country are discussed.

Sonography has its definite place in developing countries. It offers many diagnostic possibilities that are not otherwise available. The equipment is not cheap, but affordable to an increasing number of medical facilities, and recurrent costs are low. The question of how much should be spent on diagnostic equipment when basic medicine is in short supply depends on circumstances, but the correct diagnosis is the key to good and economic therapy.

General References

1. Sanders RC (1991) Clinical sonography, a practical guide, 2nd edn. Little and Brown, Boston
2. Rumack DM, Wilson SR, Charboneau JW (1991) Diagnostic ultrasound. Mosby Year Book, St. Louis
3. Callen PW (1988) Ultrasonography in obstetrics and gynaecology, 2nd edn. Saunders, Philadelphia
4. Williamson MR, Williamson SL (1992) Gamuts in ultrasound. Saunders, Philadelphia
5. Salcedo E (1985) Atlas of echocardiography, 2nd edn. Saunders, Philadelphia

Zur Wertigkeit der Sonographie für Chirurgen in Entwicklungsländern

The Value of Ultrasound for Surgeons in Developing Countries

P. Langenscheidt[1], T. Wilbrand[1] und J. Clarke[2]

Die breite Anwendung der Ultraschalldiagnostik beruht auf ihrer hohen Aussagekraft bei definierten Fragestellungen, dem kostengünstigen Betrieb sowie vor allem auch auf der minimalen Patiéntenbelastung. Es erscheint daher naheliegend, die Verbreitung der Methode auch in Krankenhäusern der Entwicklungsländer zu unterstützen, im Sinne eines Technologietransfers zum Nutzen der Bevölkerung.

Dabei muß allerdings bedacht werden, daß der unreflektierte Export westlicher Medizintechnik ohne Kenntnis der örtlichen Voraussetzung schon häufig zur Entstehung sog. Entwicklungshilferuinen oder, schlimmer, zu nicht kontrollierbaren Folgekosten mit erheblicher Belastung der ohnehin limitierten Gesundheitsetats geführt hat.

Es empfiehlt sich daher, vor Einführung einer neuen, technologisch anspruchsvollen und in der Anschaffung nicht gerade billigen Apparatur deren potentiellen Nutzen, aber auch die möglichen Probleme ihrer Anwendung unter den spezifischen Bedingungen sorgfältig zu prüfen.

Die Kriterien einer solchen Prüfung ergeben sich aus den Anforderungen an eine an die Verhältnisse in Entwicklungsländern adaptierte Technologie [1]. Folgende Punkte sind vorrangig zu klären:

- Besteht überhaupt ein Bedarf für die Einführung einer neuen Technologie?
- Ist ihre Anwendung unter den gegebenen Bedingungen technisch möglich?
- Ist das für Betrieb und Wartung erforderliche Know-how vor Ort vorhanden oder vermittelbar?
- Ist die Anwendung unter auch wirtschaftlichen Gesichtspunkten vertretbar?

Inwieweit die diagnostische Sonographie diese Kriterien erfüllen kann, sollte exemplarisch unter den Bedingungen eines Missionskrankenhauses in Battor im westafrikanischen Ghana untersucht werden. Das Hauptaugenmerk galt dabei der Bedarfsfrage: Kann die Sonographie bei einem relevanten Anteil der chirurgischen Patienten Befunde liefern, die

---

1 Abtlg. für Allgemeine Chirurgie, Chirurgische Klinik der Universität des Saarlandes, Oscar-Orth-Str., D-66421 Homburg/Saar
2 Catholic Mission Hospital, Battor/Ghana

Hefte zu „Der Unfallchirurg", Heft 252
Strecker/Kinzl (Hrsg.), Tropenchirurgie II /
Tropical Surgery II
© Springer-Verlag Berlin Heidelberg 1996

- durch die vorhandenen diagnostischen Methoden nicht erhoben werden können, und die
- unter den gegebenen Bedingungen auch wirklich therapierelevant sind?

Methode

Rahmenbedingungen

Die Untersuchungen wurden von November 1991 bis Februar 1992 in dem Katholischen Missionskrankenhaus in Battor/Ghana durchgeführt. Das 100-Betten-Krankenhaus ist mit 4 Ärzten (1 Gynäkologin, 3 Allgemeinärzten) besetzt, zwei der dort tätigen Arzte besitzen Ultraschallkenntnisse. Die Klinik verfügt über eine Operationsabteilung und ist hauptsächlich geburtshilflich-gynäkologisch und chirurgisch ausgerichtet. Die Studie erfolgte im Rahmen einer Promotionsarbeit. Der Untersucher selbst, ein Student im Praktischen Jahr der Medizinischen Fakultät der Universität des Saarlandes, hatte zur Vorbereitung drei Ultraschallkurse absolviert und über 400 Untersuchungen unter Anleitung durchgeführt.

Verwendet wurde ein tragbares Ultraschallgerät der Marke Siemens, Typ Sonoline SX mit einem 3,5-MHz-Sektorschallkopf.

Aufbau der Studie

Die Indikation zur Ultraschalluntersuchung wurde von den regulär im Krankenhaus tätigen Ärzten gestellt. Es erfolgte zunächst die Anamneseerhebung und klinische Untersuchung. Patienten mit potentieller Operationsindikation wurden in die Studie einbezogen. Auf der Basis des klinischen Befundes wurde ein vorläufiges Behand-

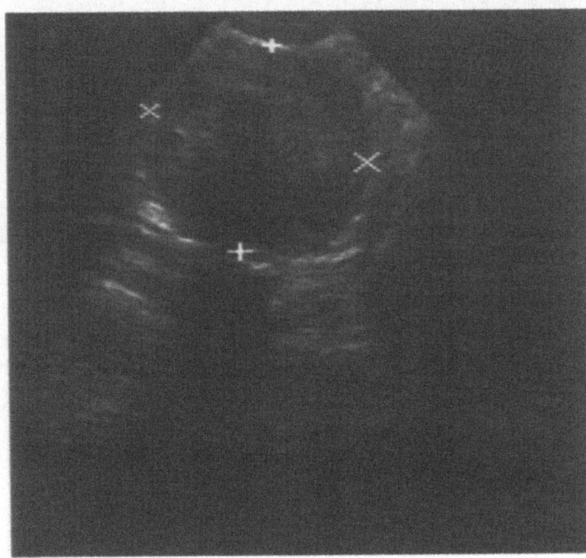

Abb. 1. 39jährige Patientin mit Dysurie und suprapubischem Druckschmerz. Sonographisch findet sich ein solider Blasentumor

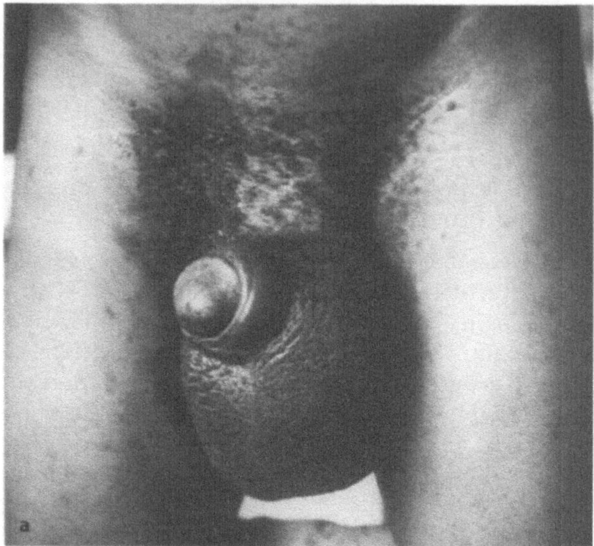

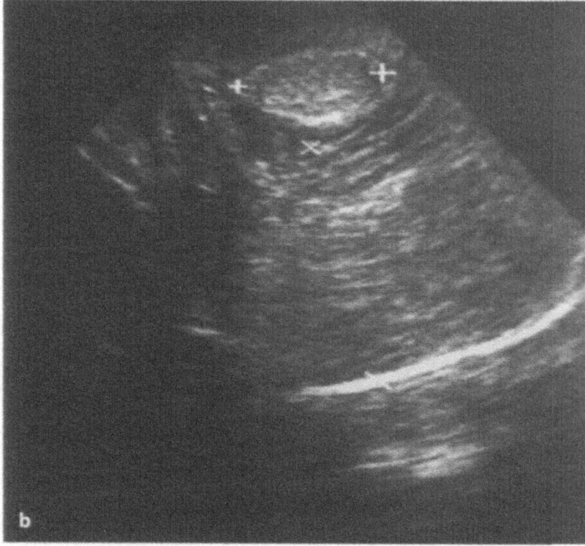

Abb. 2.a Skrotale Elephantiasis. **b** Die Differentialdiagnose zur Hydrozele gelingt mit Hilfe der Sonographie

lungskonzept entworfen und schriftlich festgehalten. Die bei der anschließenden Ultraschalluntersuchung gewonnenen Befunde wurden nach ihrem Informationsgehalt wie folgt klassifiziert:

- Keine relevante Zusatzinformation zum klinischen Befund
- Präzisierung der klinischen Verdachtsdiagnose (Beispiel in Abb. 1 und 2)
- Neuer, richtungsweisender Befund (Abb. 3)
- Relevanter Zusatzbefund, ohne Bezug zur klinischen Symptomatik (Abb. 4).

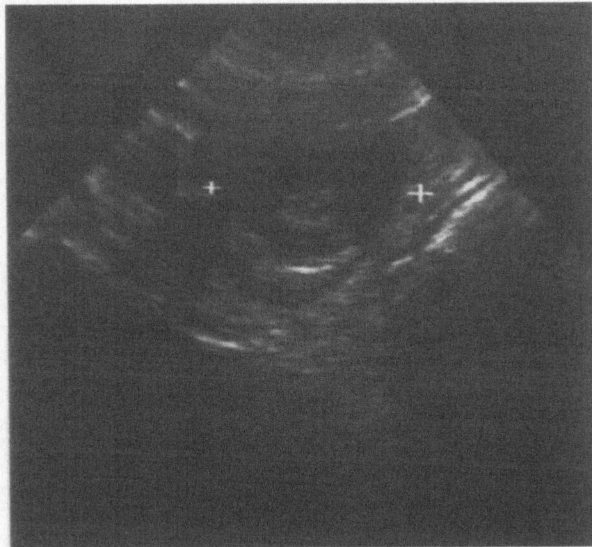

Abb. 3. Sonographischer Nachweis einer Extrauteringravidität bei einer 42jährigen Patientin mit diffusem Bauchschmerz und aufgetriebenem Abdomen

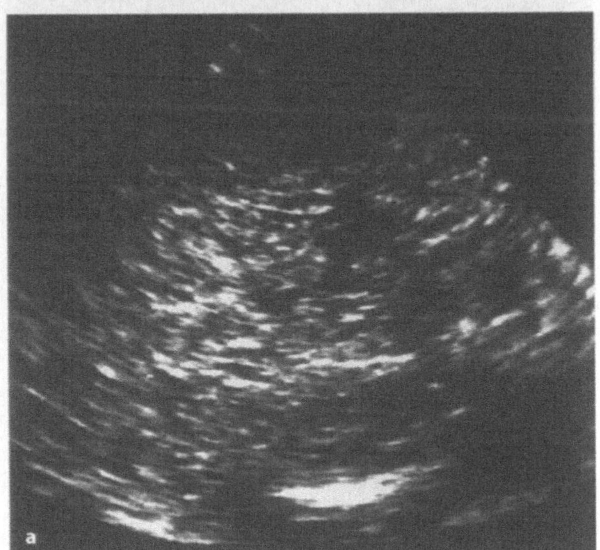

Abb. 4.a 12jährige Patientin mit großer abdomineller Raumforderung, Aszites, Kachexie. Klinisch bestand Verdacht auf eine abdominelle Tuberkulose

Hiernach erfolgte mit Hilfe der sonographisch gewonnenen Zusatzinformation eine neuerliche Festlegung des Behandlungskonzeptes, um einen Vergleich zwischen dem auf der klinischen Befundung basierenden und dem nach der Ultraschalluntersuchung korrigierten Konzept zu ermöglichen.

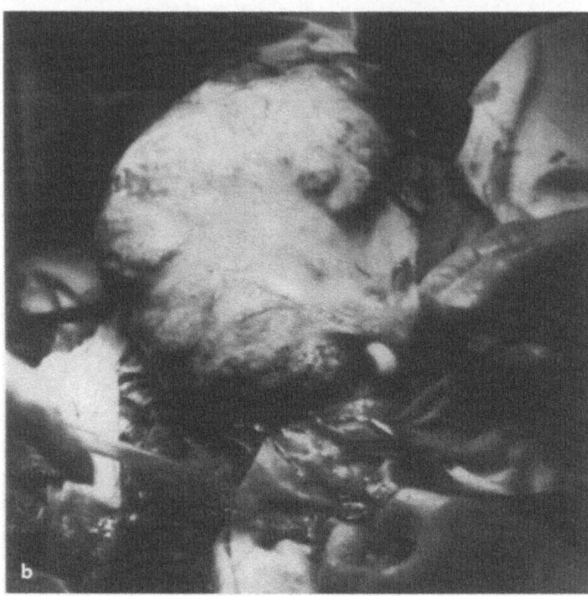

Abb. 4.b Die Sonographie zeigte einen solitären, scharf begrenzten, intraabdominellen Tumor. Es erfolgte die Laparotomie und Exstirpation eines großen Ovarialtumors

Patienten

Unter den definierten Bedingungen der Studie wurden 110 Patienten untersucht. Alters und Geschlechtsverteilung sind in Tabelle 1 dargestellt. Indikationen ergaben sich überwiegend aufgrund abdominalchirurgischer, urologischer und gynäkologisch-geburtshilflicher Fragestellungen (Tabelle 2).

Tabelle 1. Alters- und Geschlechtsverteilung

Alter	n	m	w
0–10	4	3	1
11–20	9	4	5
21–30	22	1	21
31–40	21	7	14
41–50	23	12	11
51–60	14	10	4
61–70	9	8	1
71–80	8	7	1
	110	52	58

Tabelle 2. Indikationen für die Ultraschalluntersuchung

	n	%
Abdominelle Symptome	46	40,7
Urogenitale Symptome	32	28,3
Gynäkologische/geburtshilfliche Symptome	20	17,7
Schilddrüsenveränderungen	4	3,5
Pulmonale Symptome	4	3,5
Sonstige	7	6,2

Ergebnisse

Bedeutung der Sonographie für die Diagnostik

Nur 6 der 110 in die Studie intergrierten Patienten zeigten sonographisch keinerlei Auffälligkeiten. Dreimal wurden 2 voneinander unabhängige pathologische Veränderungen beobachtet. Tabelle 3 zeigt das Spektrum der betroffenen Organsysteme. Die Bewertung der sonographischen Untersuchungsergebnisse in bezug auf ihr Gewicht

Tabelle 3. Verteilung der auffälligen sonographischen Befunde nach Organsystemen

	n	%
Leber, Milz	18	15,9
Adnexe	14	12,4
Prostata	12	10,6
Uterus	11	9,7
Harnblase	10	8,8
Nieren	6	5,3
Skrotum	4	3,5
Schilddrüse	4	3,5
Darm	3	2,7
Pleura	3	2,7
Sonstige	22	19,5
Normalbefund	6	5,3

Tabelle 4. Wertigkeit der sonographischen Befunde

	n	%
Präzisierung der klinischen Verdachtsdiagnose	61	54,0
Neuer, richtungsweisender Befund	19	16,8
Relevanter Zusatzbefund, unabhängig vom Primärsymptom	16	14,2
Keine relevante Zusatzinformation zum klinischen Befund	11	9,7
Kein pathologischer Befund	6	5,3
	113	100

für die vorläufige Arbeitsdiagnose und die Planung des weiteren Vorgehens im Vergleich zu der ausschließlich klinischen Beurteilung ergab folgende Einschätzung (vgl. Tabelle 4).

Bei 54 % der untersuchten Patienten wurde die klinische Verdachtsdiagnose erhärtet oder präzisiert, bei 16,8 % fand sich ein neuer richtungsweisender Befund, bei 16 Patienten (14,2 %) konnte ein klinisch relevanter Zusatzbefund ohne Bezug zum Primärsymptom erhoben werden.

Dies führte bei einem Fünftel (20,9 %) der sonographisch untersuchten Patienten zu einer Revision des vorher festgelegten Therapieschemas:

- 10mal wurde die geplante konservative Therapie modifiziert,
- bei 7 Patienten wurde die Indikation zu einem operativen Eingriff neu gestellt,
- bei 6 Patienten wurde eine zunächst vorgesehene operative Intervention aufgrund der sonographisch ermittelten Zusatzinformationen unnötig.

Betrieb des Ultraschallgerätes unter den Bedingungen in einem Entwicklungsland

Während des 4monatigen Betriebes traten keine technischen Probleme auf. Die Stromversorgung erfolgte über einen hospitaleigenen Generator mit 220 Volt Wechselstrom. Zum Schutz vor Spannungsspitzen wurde ein Überspannungsfilter vorgeschaltet. Die Dokumentation erfolgte zu Studienzwecken mit einer Kleinbildkamera. Auf eine Bilddokumentation bei Routineuntersuchungen wurde aus Kostengründen verzichtet.

Das Kontaktgel wurde vor Ort zunächst aus importierten Chemikalien, später aus einem Sud der Kassawawurzel hergestellt. Mit beiden Methoden konnte eine gute Schallankopplung erzielt werden.

Anschaffungs- und Betriebskosten

Die Kosten für neuwertige, tragbare Ultraschalleinheiten liegen derzeit bei etwa 30 000 DM, auf dem Gebrauchtmarkt lassen sich akzeptable Geräte für ca. 14 000 bis 15 000 DM beschaffen. Die Betriebskosten (Strom, Ultraschallgel) wurden auf ca. 300 DM/Jahr geschätzt.

Der Unkostenbeitrag der Patienten lag in Battor bei akzeptablen 1000 Cedis (ca. 4 DM) pro Untersuchung. Ein Rechenexempel zeigt, daß zur Finanzierung der Anschaffungs- und Betriebskosten eines neuen Gerätes unter den genannten Bedingungen ca. 2700 abgerechnete Untersuchungen jährlich erforderlich wären (vgl. Tabelle 5).

Tabelle 5. Kostenkalkulation für Anschaffung und Betrieb eines einfachen Ultraschallgerätes

Anschaffung	DM 30 000,–
10 % Abschreibung über 5 Jahre	DM 15 000,–
Betriebskosten in 5 Jahren	DM 1 500,–
evtl. Schallkopfersatz	DM 7 500,–
Zur Finanzierung notwendige Einnahmen in 5 Jahren	DM 54 000,–
= 2700 Untersuchungen à 1000 Cedis (DM 4,–) jährlich	

Diskussion

Mit Hilfe der Untraschalluntersuchung kann auch unter den Bedingungen eines tropischen Entwicklungslandes auf relativ einfache Weise eine Vielzahl von pathologischen Veränderungen erfaßt werden. Die Art der während der Studie in Battor erhobenen Befunde unterstreicht die Bedeutung des Untersuchungsverfahrens gerade auch für die operativen Fachgebiete. Der hohe Anteil (20,9 %) von Untersuchungsbefunden mit unmittelbaren und einschneidenden Konsequenzen für die Behandlung der betroffenen Patienten ist ein deutlicher Hinweis auf einen vorhandenen Bedarf nach Verfeinerung der diagnostischen Methoden. Dabei kommt der Sicherung von Verdachtsdiagnosen ebenso Bedeutung zu wie dem sonographischen Ausschluß einer vermuteten Erkrankung und der dadurch eventuell möglichen Vermeidung eines explorativen Eingriffes. Die Sonographie stellt angesichts der limitierten Möglichkeiten in Entwicklungsländern sicherlich eine Bereicherung der diagnostischen Methodik dar. Über den hohen Aussagewert gerade auch bei den verschiedensten tropenmedizinischen Fragestellungen (Bilharziose, Echinokokkose) wurde in der Literatur vielfach berichtet [2–4].

Die notwendigen Voraussetzungen, ein abgedunkelter Untersuchungsraum und eine einigermaßen reguläre Stromversorgung, dürften in den meisten Krankenhäusern auf Distriktebene gegeben sein. Der Wartungsbedarf ist für die meisten gängigen Ultraschallgeräte gering. Allerdings muß für eine sorgfältige Pflege, schonenden Umgang und Schutz vor Staub und übermäßiger Hitze gesorgt werden. Vor allem der Schallkopf ist gegenüber thermischen und mechanischen Schäden exponiert. Ein möglicher Ersatz (ca. 7000 DM) sollte daher in der Kalkulation vorgesehen werden.

Die letztlich entscheidende Frage ist die der Finanzierbarkeit bzw. der Kosten-Nutzen-Relation. Neben den Anschaffungs- und Betriebskosten sind vor allem auch die Aufwendungen für eine adäquate Ausbildung des Personals, die sich an den Richtlinien der Weltgesundheitsorganisation [5] orientieren sollte, sowie der für die Untersuchungen notwendige Zeitaufwand zu berücksichtigen. Dem stehen potentielle Einsparungen durch die raschere und präzisere Diagnostik und damit der Vermeidung anderer, eventuell aufwendiger Untersuchungsmaßnahmen, explorative Eingriffe oder Verlegungen in übergeordnete Referenzzentren gegenüber. Die für Distriktkrankenhäuser empfohlene Radiodiagnostik stellt mit Anschaffungskosten von 40 000–100 000 DM und Material- und Entwicklungskosten von ca. 10–20 DM pro Untersuchung deutlich höhere Budgetanforderungen.

Der während der Studie erhobene, äußerst patientenfreundliche Unkostenbeitrag von 1000 Cedis ist sicher nur unter den besonderen Bedingungen eines Missionskrankenhauses vorstellbar. In der Universitätsklinik von Yaoundé/Kamerun werden beispielsweise 10 000 CFA (ca. 65 DM) pro Untersuchung verlangt und bezahlt.

Im Prinzip erscheint somit die Ultraschalldiagnostik auch unter den Bedingungen eines Entwicklungslandes finanzierbar. 2500–3100 bezahlte Untersuchungen pro Jahr (ca. 10–12/Tag) dürften dabei etwa das Minimum für einen ökonomischen, d. h. subventionsunabhängigen Betrieb darstellen. In dem gut funktionierenden und stark frequentierten Missionskrankenhaus in Battor wurde diese Anzahl an wirtschaftlich notwendigen Untersuchungen während der Studienphase nicht erreicht, was sicherlich auch mit einer gewissen Reserviertheit gegenüber der neuen Methode zusammenhing.

Zusammenfassend kann festgestellt werden, daß die Einführung der Sonographie in chirurgischen Abteilungen in Entwicklungsländern aus medizinischer Sicht sinnvoll erscheint, da sie zuverlässig und mit geringem Aufwand therapierelevante Befunde liefert. Im konkreten Fall sollten vor der Anschaffung einer entsprechenden Ausrüstung folgende Bedingungen erfüllt sein:

- Reguläre Stromversorgung, auch tagsüber;
- Fachkenntnisse vorhanden oder regional erwerbbar;
- Die Größe des Krankenhauses bzw. die Patientenzahl sollte eine wirtschaftlich sinnvolle Auslastung des Gerätes zulassen;
- Möglichkeiten zur Umsetzung der therapeutischen Konsequenzen, d. h. vor allem eine funktionsfähige OP-Einheit, sollten zur Verfügung stehen.

Zusammenfassung

Die Bedeutung der Sonographie für kleinere chirurgische Kliniken in afrikanischen Entwicklungsländern wurde exemplarisch in dem Katholischen Missionskrankenhaus Battor/Ghana untersucht. Bei über 30 % der 110 untersuchten Patienten wurde die klinische Diagnose korrigiert oder erweitert, bei ca. 20 % die Therapie in relevanter Weise modifiziert. Die für die Anwendbarkeit und lokale Finanzierbarkeit bedeutsamen Faktoren werden beschrieben.

Summary

A study of the value of diagnostic ultrasound in surgery under the specific conditions of a rural african hospital was conducted in the Catholic Mission Hospital of Battor/ Ghana. The following questions were investigated: 1. Does ultrasound diagnosis deliver results that can not be ascertained by clinical examination and do these results lead to changes of the therapeutical procedure in a relevant number of cases? 2. Is ultrasound diagnosis practicable in rural african hospitals? 3. Does it seem possible that the equipment can be financed by local resources?

Clinical and sonographical investigations were made and compared on 110 patients. In 54 % of the cases the clinical suspicion could be verified, in about 30 % the clinical diagnosis was changed or completed. In more than 20 % of the patients this lead to significant modifications of the therapeutical concept in comparison to that based upon the clinical findings only.

During the study, no technical problems occured, but special filters to prevent damage through electrical overload were required.

For total local cost recovery on the basis of a contribution of 1000 Cedis (US $ 2,5) per investigation a minimum of 2700 ultrasound examinations must be conducted yearly.

Literatur

1 Halbwachs H (1990) Technologie f. Gesundheitseinrichtungen der Entwicklungsländer – Probleme und Perspektiven. Gesellschaft für Technische Zusammenarbeit, Eschborn
2 Kurjak A, Breyer B (1986) The use of ultrasound in developing countries. Ultrasound Med Biol 12: 611–21
3 Lamothe S, Develoux W, Devidas A, Mouchet S, Sellin W (1989) Etude échographique de la morbidité due à la Biharziose urinaire dans un village hyperendémique nigerien. Bull Soc Pathol Exot 82: 678–84
4 Macpherson CNL, Roming T, Zeyhle E, Rees PH, Were JWO (1987) Portable ultrasound scanner versus serology in screening für hydatid cyst in a nomadic population. Lancet 1: 259–61
5 WHO Scientific Group (1985) Future use of new imaging technologies in developing countries. WHO Technical Report Series 723. World Health Organization, Geneva

Application and Validity of Ultrasound in Urology

B.J. FODA
Department of Urology, Al Azhar University, Cairo, Egypt

Radiography is one of the routine investigations carried out on a urological patient. The investigated patient and the physician are both exposed to ionizing radiation, which has a harmful effect on developing human beings during their intra-uterine or extra-uterine life.

However, in some cases it is necessary to visualize the urinary tract. This entails the insertion of iodinated contrast media, which might be allergenic or toxic. The technique is therefore considered to be invasive or even inappropriate in cases of poor renal function. Due to the limitations of radiographic procedures, a safe, non-invasive method became necessary that enabled the urinary tract to be investigated. Ultrasound was recently introduced and was able to fulfill the mentioned requirements [2].

As far as safety is concerned, ultrasound is almost ideal as a diagnostic aid. Over the years it has gained increased popularity among urologists. It was first used in the detection of renal masses, such as hydronephrosis (Figs. 1–3), perirenal collections (Fig. 4), cysts (Fig. 5), polycystic kidney (Fig. 6), hypoplastic kidney (Fig. 7) and renal calculi (Fig. 8), using the liver and spleen as acoustic windows.

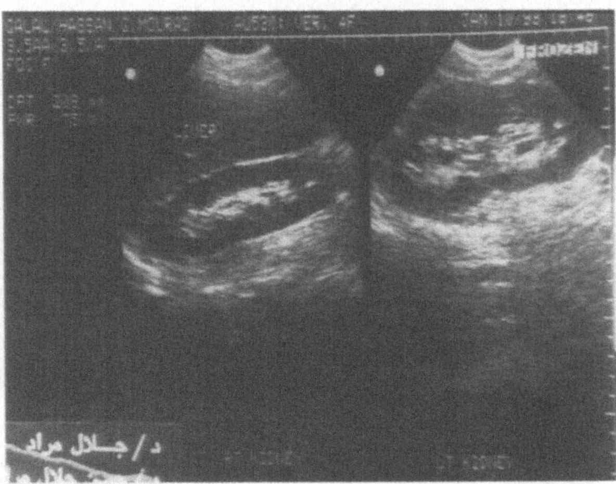

Fig. 1. Renal ultrasonogram showing normal right kidney and early left calyceal dilatation

Hefte zu „Der Unfallchirurg", Heft 252
Strecker/Kinzl (Hrsg.), Tropenchirurgie II /
Tropical Surgery II
© Springer-Verlag Berlin Heidelberg 1996

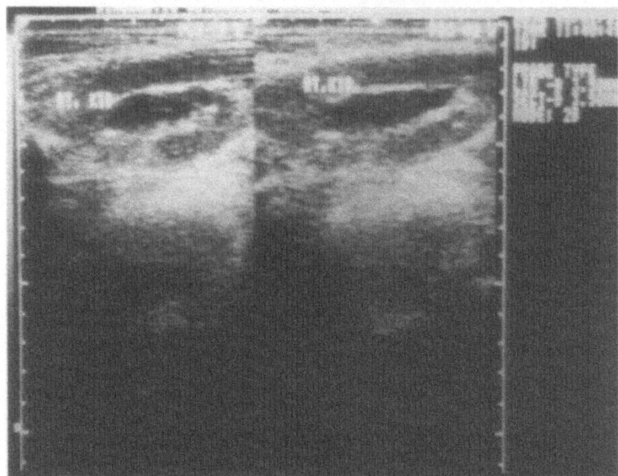

Fig. 2. Renal ultrasonogram showing bilateral moderate pelvic dilatation

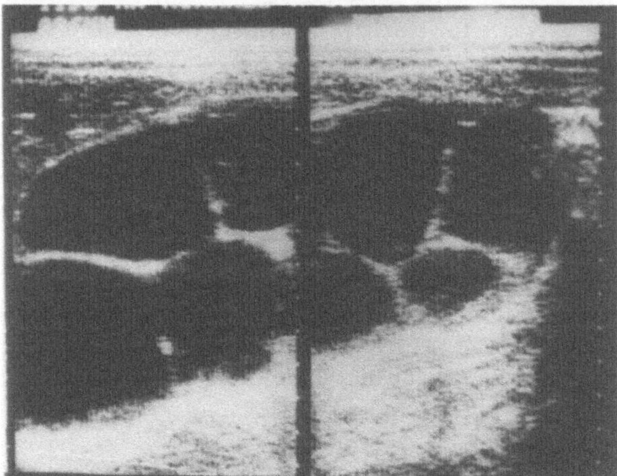

Fig. 3. Renal ultrasonogram showing marked bilateral hydronephrosis with thinning of the renal parenchyma

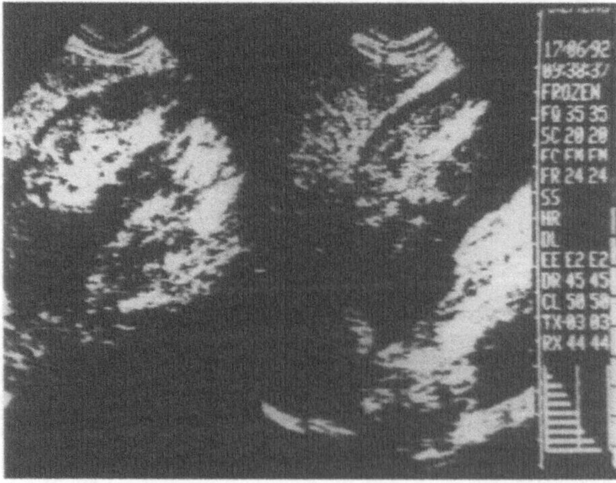

Fig. 4. Renal ultrasonogram showing perirenal haematoma after left renal injury

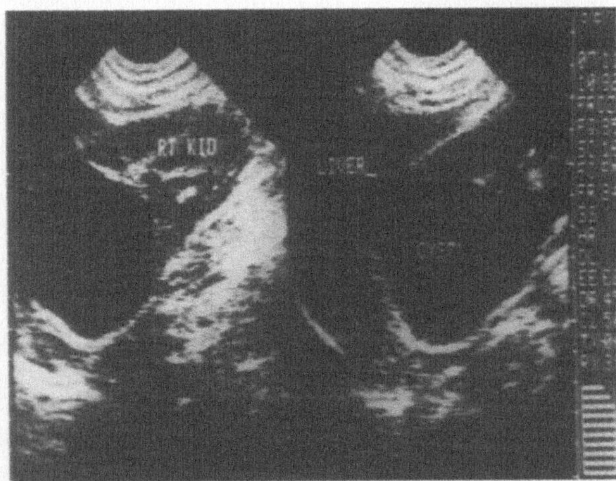

Fig. 5. Renal ultrasonogram showing a huge, solitary cyst of the upper pole of the right kidney

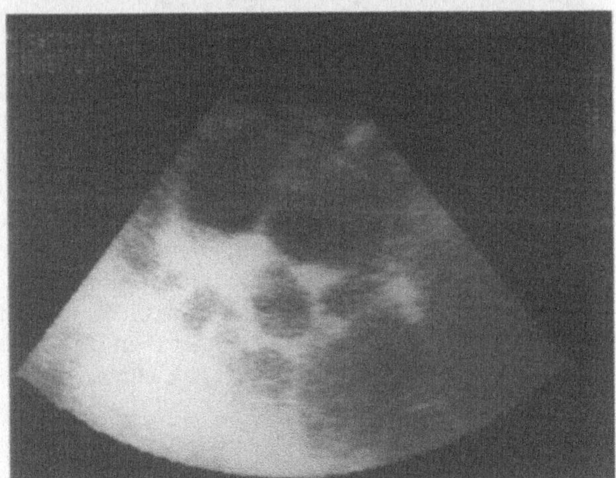

Fig. 6. Renal ultrasonogram showing a polycystic kidney

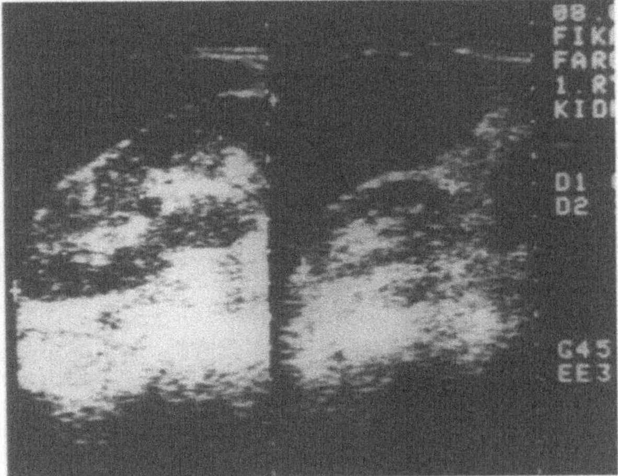

Fig. 7. Renal ultrasonogram showing a normal right kidney of large size and a left hypoplastic kidney

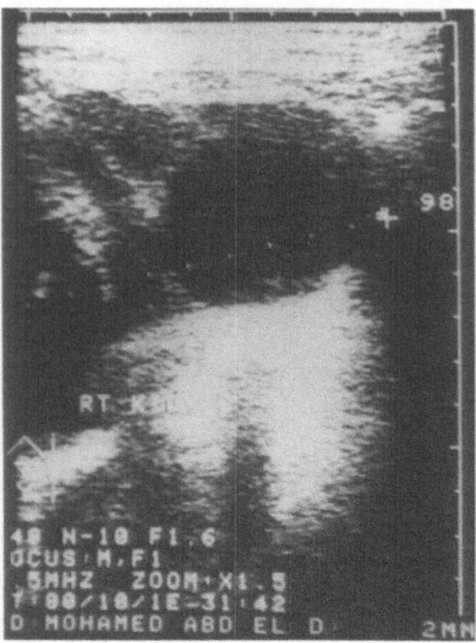

Fig. 8. Renal ultrasonogram showing right hydronephrosis due to a stone obstructing the pelvis. Note the posterior shadow

Percuteneous nephrostomy (PCN) is now assisted by ultrasonic guidance. Fluoroscopic guidance is also used, although it is associated with radiation hazards.

The full bladder is used as an acoustic window for its own interior, in which we can detect diverticulae (Fig. 9), bladder stones (Fig. 10) and foreign bodies (Fig. 11), but bilharzial (schistosomal) stigmata other than masses such as bilharzial calcification cannot be detected by ultrasonography, although they can be easily radiologically identified (Fig. 12).

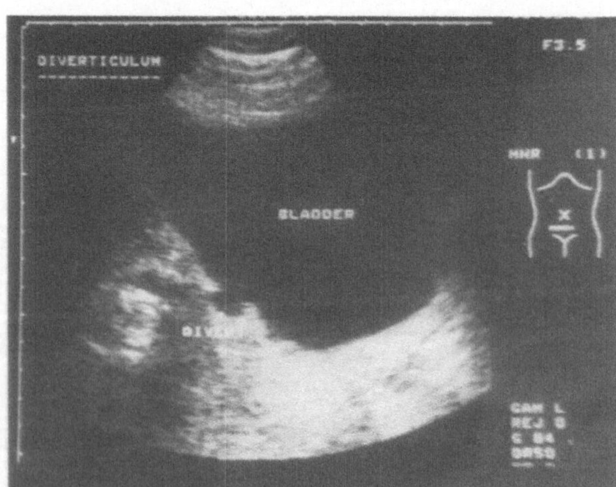

Fig. 9. Abdominal ultrasonogram showing a small diverticulum in the posterior wall of the bladder

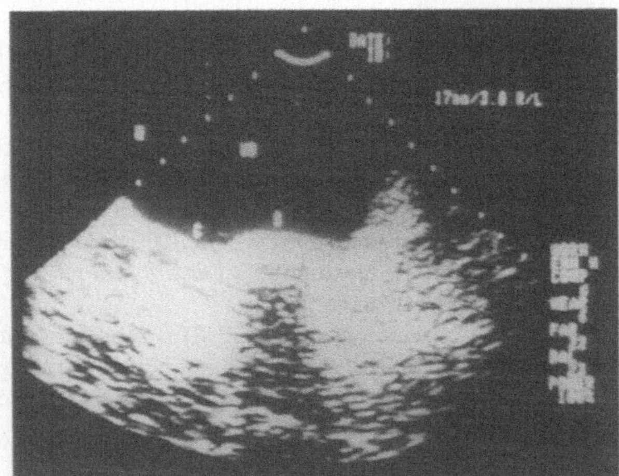

Fig. 10. Abdominal ultrasonogram showing a stone in the bladder. Note the posterior shadow

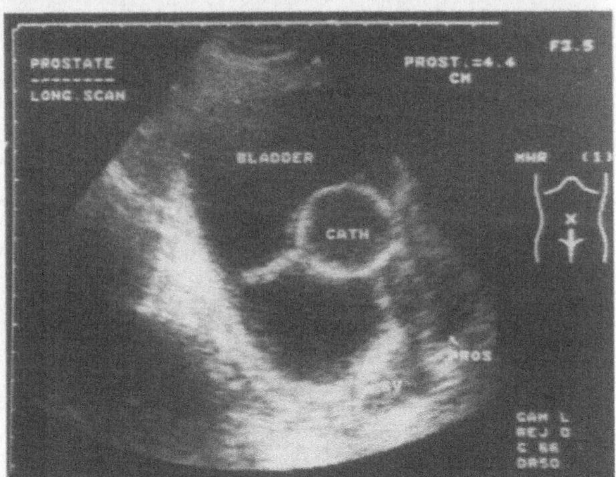

Fig. 11. Abdominal ultrasonogra n showing the bladder with inflated balloon of a Foley's catheter inside

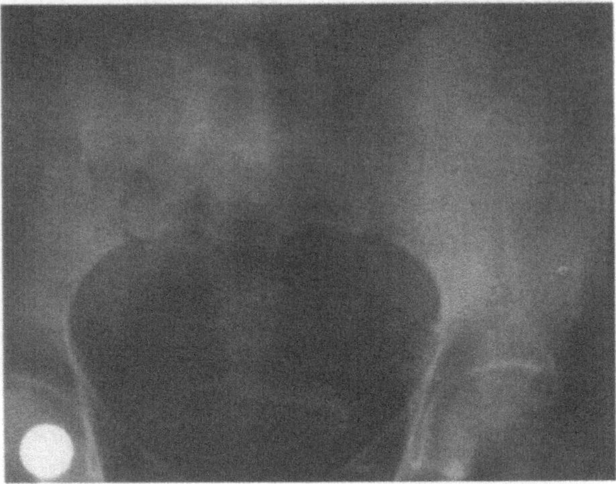

Fig. 12. Plain X-ray of the pelvis showing marked bilharzial calcification of the bladder. This calcification could not be seen ultrasonographically

Masses of different sizes in the bladder can be identified using ultrasound (Figs. 13–17), but ultrasound cannot be used to determine the nature of the masses. Pelvic ultrasonography can also visualize extravesical extension of malignant tumors (Figs. 16, 17).

However, it was impossible to clearly visualize the ureter and the prostate by abdominal ultrasonography due to the absence of an efficient window. The introduction of high-frequency ultrasonography and transrectal probes made the imaging of the prostate much easier and more precise. Ultrasonography offers a valuable supplement to palpation, increasing the accuracy with which the size and echogenicity of the prostate can be determined [3].

Transrectal ultrasonography (TRUS) is efficient in detection of senile prostatic hyperplasia (Figs. 18–22) and malignant nodules of the prostate (Fig. 21). Before the advent of ultrasound, a needle biopsy from suspected prostatic nodules was very difficult because of the uncertainty of having taken a biopsy from an unseen and hardly

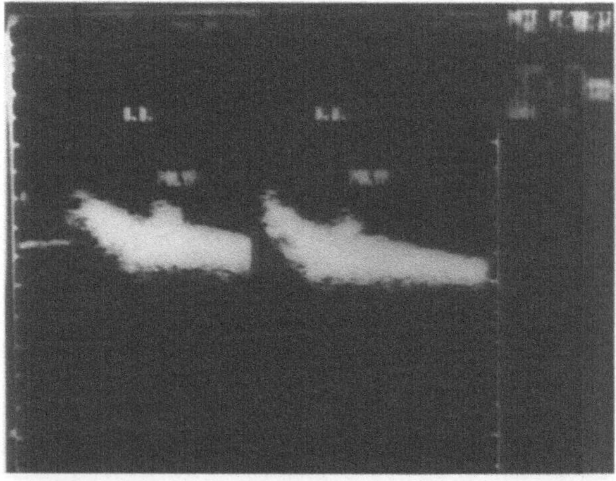

Fig. 13. Focused abdominal ultrasonogram showing a mass in the posterior wall of the bladder. This proved to be a bilharzial polyp

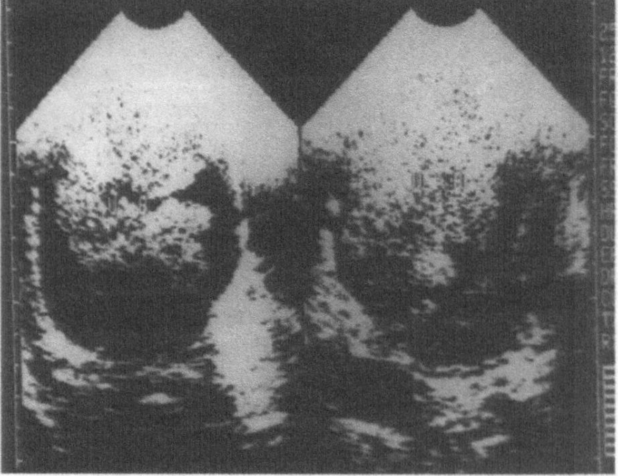

Fig. 14. Abdominal ultrasonogram showing a large mass filling almost all the bladder. This proved to be a bilharzial carcinoma

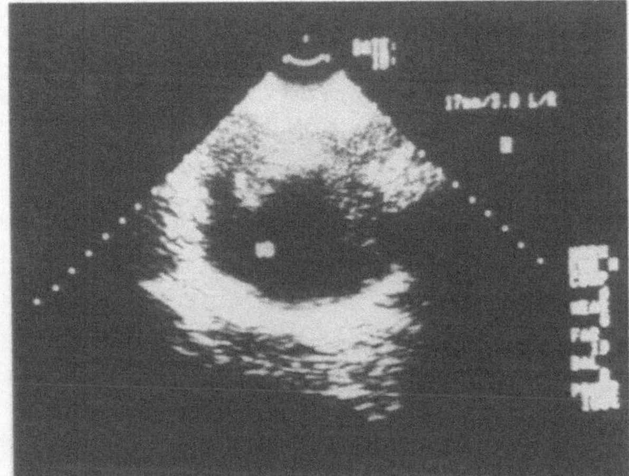

Fig. 15. Abdominal ultrasonogram showing a mass occupying the anterior wall of the bladder. This proved to be an adenocarcinoma

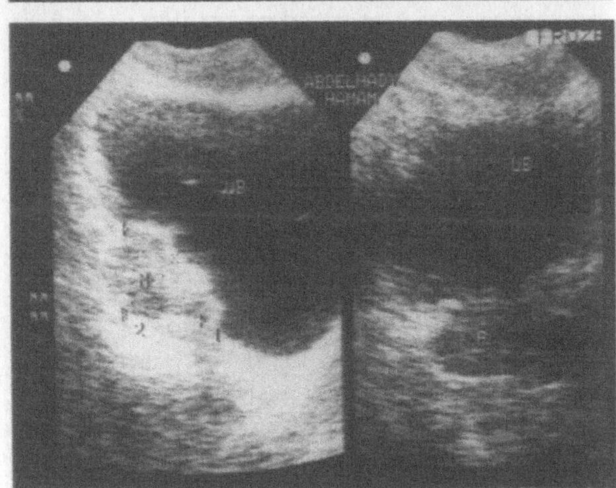

Fig. 16. Abdominal ultrasonogram showing a bladder carcinoma with extravesical extension

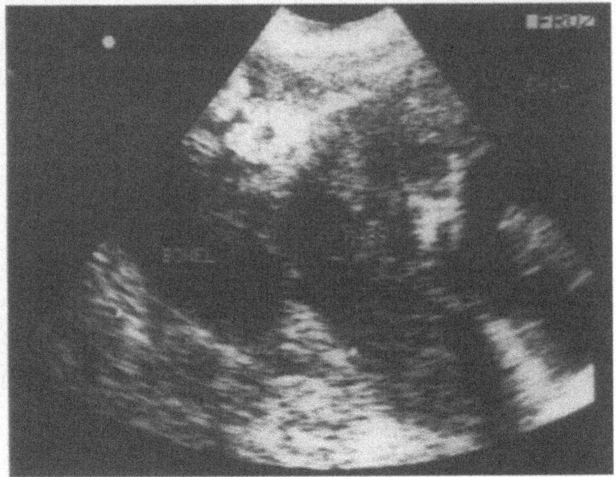

Fig. 17. Abdominal ultrasonogram showing a bladder carcinoma extending extravesically to involve a loop of the intestine

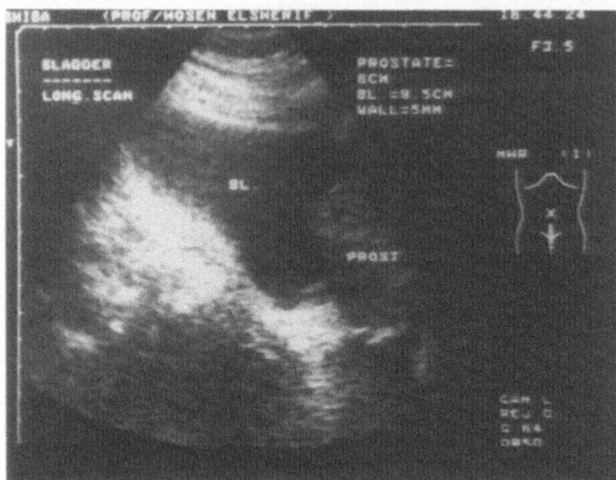

Fig. 18. Abdominal ultrasonogram showing intravesical projection of SPH (Senile Prostatic Hyperplasia)

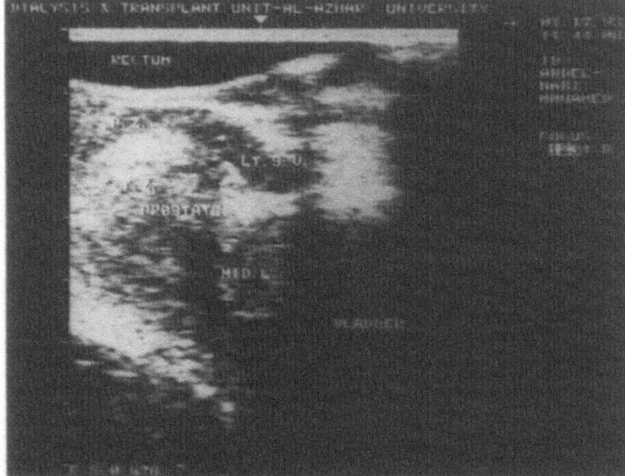

Fig. 19. Transrectal sonography (TRUS) showing SPH with middle lobe enlargement

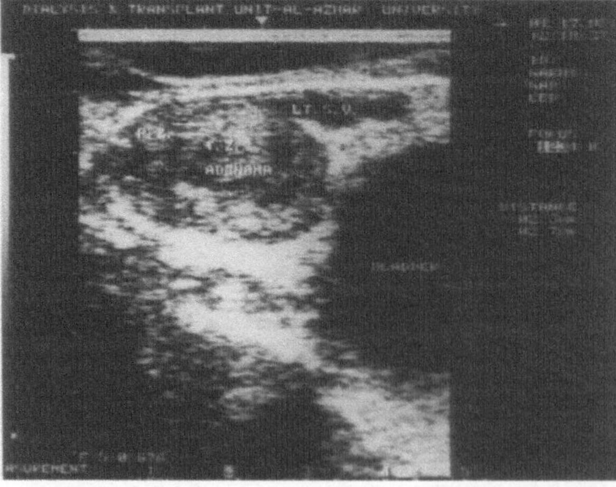

Fig. 20. Transrectal sonography (TRUS) showing subvesical SPH

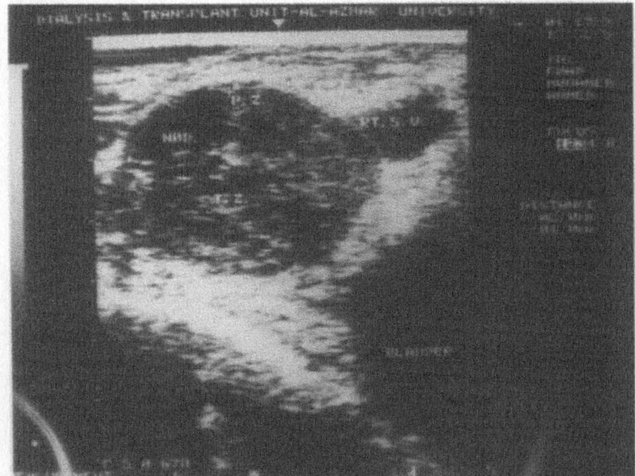

Fig. 21. Transrectal sonography (TRUS) showing prostatic enlargement with a suspected nodule in the peripheral zone. This proved to be malignant

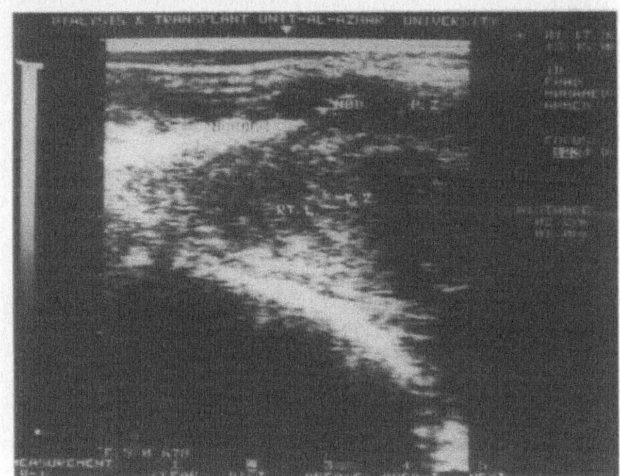

Fig. 22. Transrectal sonography (TRUS) with the tip of the biopsy needle reaching the suspected nodule (same patient as in Fig. 21)

felt nodule. Nowadays, ultrasonically guided needles can be much more precisely directed into the nodules, and the validity of the results of biopsy and staging are thus increased [1] (Fig. 22).

The ureter is still not easily detectable by ultrasound because of its position deep in the abdomen, hidden from the front by the gas content of the intestine and from the back by the vertebral transverse processes and pelvic skeleton.

Only its upper and lower ends are readily accessible as acoustic windows, by making use of the liver, spleen and the full bladder (Fig. 23). Sometimes hydroureter (a common finding as a complication of bilharziosis) and stones can also be detected in the lower end of the ureter, by using the full bladder as an ultrasonic window, pushing the intestine away from the ureter (Fig. 24).

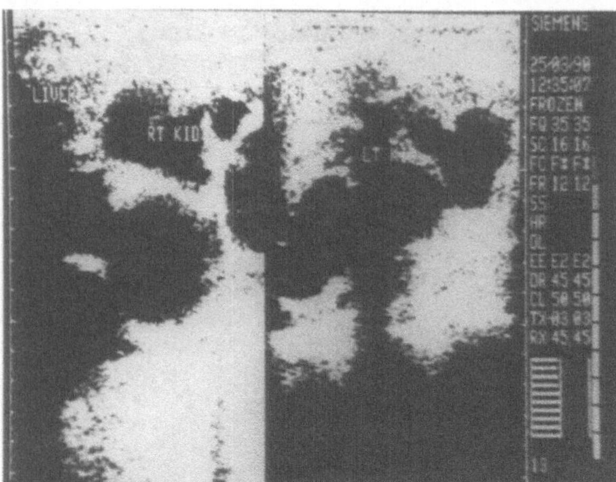

Fig. 23. Renal ultrasonogram showing marked bilateral hydronephrosis with dilatation of the upper part of the left ureter (due to bilharzial ureteric stricture)

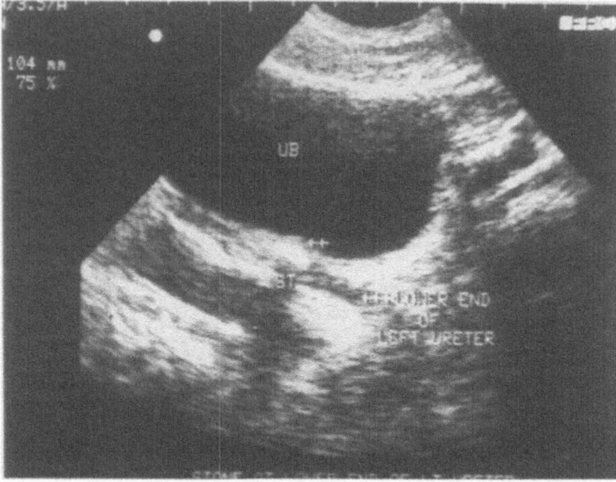

Fig. 24. Abdominal ultrasonogram of the full bladder as an acoustic window revealing a stone in the intramural part of the ureter with intravesical oedema and dilated ureter

The use of transducers that can be sterilized made it easy to localize fleeting renal stones intraoperatively. Doppler ultrasonography has recently been used for the detection of blood flow in penile and renal vessels in cases of vasculogenic impotence and renal hypertension (Fig. 25).

The validity of ultrasound techniques is not absolute. There are some limitations for the use of ultrasonography such as artefacts, mainly reverberations, which can simulate echogenic surfaces (Fig. 26), and posterior shadowing, which can hide some structures falling in this shadow (Fig. 27).

Ultrasonography is unable to detect most of the bilharzial manifestations of the urinary tract, such as bilharzial tubercles, sandy patches, ground glass mucosa, ulcers of the bladder and bladder neck obstruction. In addition, to answer specific questions, physicians must perform the examination themselves as the data gained by static films might not be complete or clear enough. Moreover, ultrasonography does not assess renal function and therefore does not obviate the need for contrast urographies.

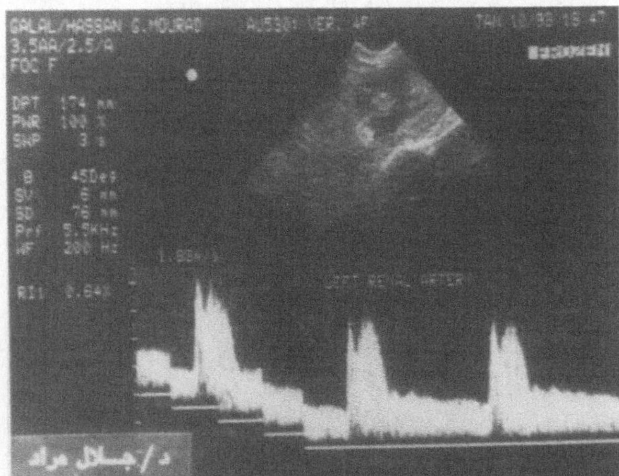

Fig. 25. Doppler ultrasonogram showing normal tracing of the left renal artery in a case of suspected renal hypertension

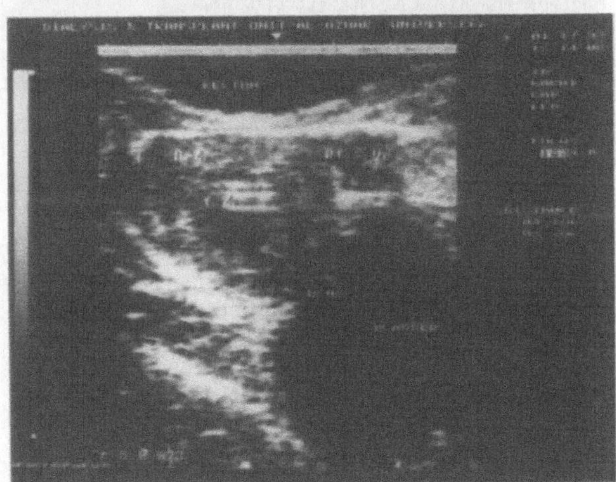

Fig. 26. Transrectal sonogra-
phy (TRUS) showing internal reverberation in prostatic tissue

The localization of abdominal undescended testes is also a major challenge, because ultrasonography has proven to be ineffective in this instance. The fact that the bladder must be full during its visualization becomes an obstacle for this investigation if the bladder is unable to be kept full.

Bilharziasis is an endemic disease in Egypt and other subtropical and tropical countries. Some bilharzial lesions of the bladder, such as ulcers and cancer, cause frequent and urgent micturition, which does not allow the bladder to be kept full enough for appropriate visualization. Therefore, ultrasonography is sometimes not suitable as a screening test for bladder cancer of bilharzial origin.

Ultrasound is not only applied for diagnostic purposes; it can also be transformed into mechanical energy that – through certain probes – can bombard and break renal, ureteric, vesical and urethral stones. The resultant fragments are either naturally passed out or extracted invasively.

Ultrasonic waves are attenuated during their passage through the tissues; this atte-

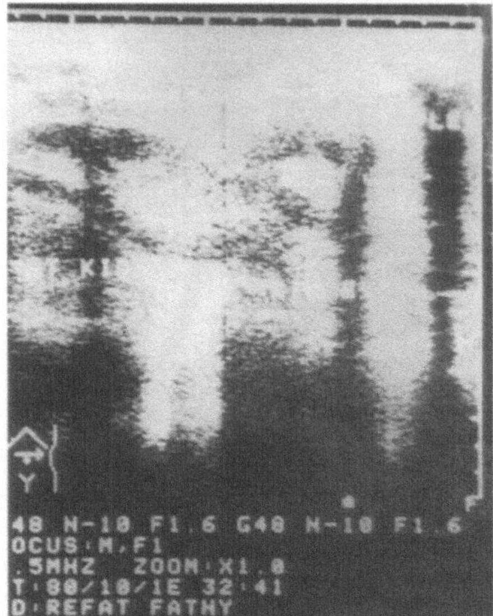

Fig. 27. Renal ultrasonogram showing posterior shadows of the ribs

nuation is directly related to the frequency of the waves is partially caused by the transformation into thermal energy. We therefore expect that a cauterization machine will be evaluated in the near future. This expectation does not only arise because of the above facts, but also because of the need to reduce or eliminate the risks of shock and burns encountered with conventional electric machines.

Summary

Ultrasonography is made by real-time or Doppler options through which urological or intravascular blood flow abnormalities can be detected. Ultrasound is used to guide biopsy and percutaneous nephrostomy needles and it is also used in lithotripsy.

With regard to diagnostic procedures, ultrasonography has its limitations and is therefore considered to be complementary to, and not as replacing radiography or other invasive procedures.

References

1. Andriole GL, Coplen DE, Mikkelsen, Catalona WJ (1989) Sonographic and pathologic staging of patients with localised prostate cancer. J Urol 142: 1249
2. Bartrum RJ, Crow HC (1983) Real time ultrasound – a manual for physicians and technical personnel. Saunders, Philadelphia
3. Watanabe H, Igari D, Tanahashi Y, Harada K, Saitoh M (1974) Measurements of size and weight of prostate by means of transrectal ultrasonography. J Exp Med 114: 277

Sonographie in Gynäkologie und Geburtshilfe der Tropen

Ultrasound in Tropical Gynecology and Obstetrics

W.D. HOFFMANN[1], K. BANZA[2] und W. STRECKER[3]

Einleitung

Die Pathologie in Gynäkologie und Geburtshilfe tropischer Klimazonen entspricht qualitativ derjenigen industrialisierter Länder. Dennoch bestehen erhebliche Unterschiede, die klinischen Manifestationen und jeweilige Morbidität verschiedener Erkrankungen betreffend. Ganz allgemein gilt, daß entzündliche Prozesse und deren Folgen eine wesentlich größere Rolle in der Gynäkologie und Geburtshilfe der Tropen spielen [3], wohingegen tumoröse Erkrankungen zahlenmäßig von nachrangiger Bedeutung sind. Diese Prädominanz entzündlicher Erkrankungen in den Tropen gilt auch altersbereinigt.

Die wichtigste entzündliche Erkrankung der Tropengynäkologie ist der Tuboovarialabszeß mit seinen vielfältigen morphologischen Ausprägungen. Stadium und Ausdehnung derartiger Tuboovarialabszesse beeinflussen den einzuschlagenden therapeutischen Weg, sei es konservativ oder operativ. Eine suffiziente Bewertung durch eine klinische Untersuchung allein ist schwierig bis unmöglich. Die Sonographie erlaubt hingegen eine frühzeitige Präzisierung der Diagnose sowie die entsprechende therapeutische Weichenstellung. Darüber hinaus ist eine Verlaufskontrolle unter konservativer, antibiotischer Therapie problemlos durchführbar mit der Option auf situationsadaptierte, invasivere Therapieverfahren.

Die Folgen gynäkologischer Entzündungen manifestieren sich auf geburtshilflichem Gebiet nicht selten als Extrauteringravidität (EUG). Die Diagnose EUG kann ohne entsprechende Schmerzsymptomatik oder gar einer Tubarruptur allein klinisch nicht gestellt werden [1]. Andererseits sind 99 % der EUG Tubargraviditäten und daher der sonographischen Diagnostik gut zugänglich. Jede rupturierte Tubargravidität ist ein lebensbedrohlicher Notfall, häufig unter dem Bild eines akuten Abdomens mit Schocksymptomatik. Zahlreiche mütterliche Todesfälle könnten im Falle einer EUG durch den Einsatz der Sonographie verhindert werden.

Mehrlingsschwangerschaften sind in Afrika häufiger als in Europa. Rechnet man in Europa etwa 1 Zwillingsschwangerschaft auf 80 – 90 Einlingsschwangerschaften, so beträgt dieses Verhältnis bei den Yoruba in Nigeria 1:25. In der Vorultraschallzeit wurden nur etwa 50 % aller Mehrlingsschwangerschaften vor der Geburt diagnostiziert [4]. Aufgrund der erhöhten Mortalitäts- und Morbiditätsrisiken für Mutter und Kind bei Mehrlingsschwangerschaften ist eine frühe Erkennung derselben von gro-

---

1 SAGAM, Kaiser-Wilhelm-Platz 1 – 2, D-10827 Berlin
2 Hopital Sendwe (Gécamines), Lubumbashi, Zaire
3 Abteilung f. Unfallchirurgie, Hand- und Wiederherstellungschirurgie, Chirurgische Universitätsklinik Ulm, Steinhövelstr. 9, D-89075 Ulm

Hefte zu „Der Unfallchirurg“, Heft 252
Strecker/Kinzl (Hrsg.), Tropenchirurgie II /
Tropical Surgery II
© Springer-Verlag Berlin Heidelberg 1996

ßer Bedeutung. Auch hier erlaubt die Sonographie de facto immer die wünschenswerte Präzisierung der Diagnose.

Anhand dieser Beispiele ist offenkundig, daß die Sonographie, mehr noch als in Europa, das geeignete bildgebende Verfahren in den Tropen darstellt [7], das einen wesentlichen Beitrag zur Reduktion der kindlichen und vor allem der mütterlichen Mortalität leisten kann.

Wichtige Krankheitsbilder der Gynäkologie und Geburtshilfe in den Tropen, die der sonographischen Diagnostik zugänglich sind, werden im folgenden dargestellt.

Materialien und Methoden

Alle Untersuchungen wurden am Referenzkrankenhaus Gbadolite, Region Equateur, Zaire, durchgeführt. Im Zeitraum 1.1.1987 bis 30.6.1989 wurden ca. 48000 Patientinnen ambulant sowie 5853 Patientinnen stationär gynäkologisch und geburtshilflich betreut. Von insgesamt 4002 Entbindungen waren 107 (2,7 %) Zwillinge und 4 (0,1 %) Drillinge. 116 (2,9 %) Sektionen wurden durchgeführt. Die gesamte mütterliche Letalität lag bei 0,15 % (6 Frauen), die kindliche bei 3,7 % (149 Kinder).

Von den insgesamt 771 abdominellen operativen Eingriffen der gesamten Klinik (Chirurgie und Gynäkologie) dienten 302 der Sanierung infektiöser gynäkologischer Prozesse und lediglich 18 der Therapie von malignen gynäkologischen Tumoren. Darüber hinaus wurden 3471 Kürettagen durchgeführt.

Die sonographische Diagnostik erfolgte mit einem Kompaktgerät vom Typ Siemens Sonoline LS 200, ausgestattet mit einem 3,5-MHz-Linearschallkopf, unter Verwendung von handelsüblichen Kontaktgelen. Vaginalsonden standen nicht zur Verfügung.

Zur Aufrechterhaltung einer konstanten Energieversorgung für das Sonographiegerät wurde später ein eigener Stromkreis mit einem kleinen Generator installiert. Anfänglich auftretende Gerätedefekte, bedingt durch Spannungs- und Frequenzschwankungen, konnten dadurch vermieden werden.

Sonographische Untersuchungstechnik

Aus hygienischen Gründen wurde die transvaginale Sonographie bewußt nicht angestrebt. Zur Anwendung kam daher die konventionelle transabdominale Sonographie mit der „full bladder"-Technik. Die flüssigkeitsgefüllte Blase dient hierbei als Schallfenster. Durch das Verdrängen von gasgefüllten Darmschlingen nach kranial wird der Blick ins kleine Becken ermöglicht. Die Blase dient dabei als Wasservorlaufstrecke, wobei die Zielorgane, Uterus und Adnexe, im günstigsten Fokusbereich abgebildet werden können [2, 6].

Untersuchungsgang

Die Standarduntersuchung erfolgt in Rückenlage der Patientin. Die erste Orientierung wird durch einen Unterbauchlängsschnitt in Nabelsymphysenebene angestrebt. Von diesem Medianschnitt ausgehend, wird der Schallkopf nach jeder Seite schrittweise versetzt bzw. gekippt. Die Unterbauchquerschnitte beginnen suprasymphysär und wandern von dort allmählich nach kranial. Zusatzinformationen lassen sich bedarfsweise durch Diagonalschnitte gewinnen (Abb. 1).

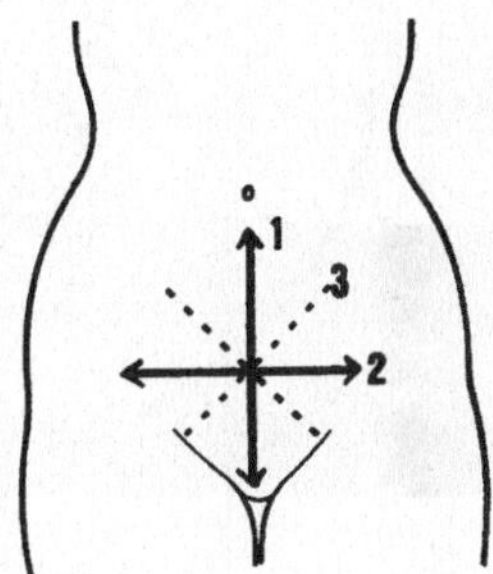

Abb. 1. Lage der sonographischen Beckenschnitte. *1* Längsschnitt, *2* Querschnitt, *3* Diagonalschnitt

Anatomie

Der *Uterus* liegt als birnenförmiges Hohlorgan zwischen der Harnblase ventral und dem Rektum dorsal. An ihm können Fundus, Corpus und Zervix uteri sonographisch unterschieden werden (vgl. Abb. 2). Im Querschnitt lassen sich Myometrium und Endometrium sowie das Cavum uteri differenzieren. Physiologische und pathologische Volumen-, Dichte- und Qualitätsänderungen von Myo- und Endometrium sind wertvolle diagnostische Kriterien.

Die typischen trompetenförmigen *Tuben* lassen sich sonographisch nur in Ausnahmefällen in einer Schnittebene darstellen. Dies erklärt sich durch die hohe Variabilität ihrer Lage, Form und Ausrichtung. Ähnlich problematisch ist aus genannten Gründen die sonographische Darstellung der uterinen Bänder (Ligg. teres uteri, Parametrien).

Die *Ovarien* weisen häufig eine relativ echoarme Struktur auf mit zystischen und soliden Anteilen. Die gesamte Größe beträgt etwa $3 \times 2,5$ cm^2. In der Nachbarschaft der Ovarien lassen sich an der Beckenwand regelmäßig die entsprechenden Blutgefäße darstellen. Bei mehr kranial gelegten sonographischen Querschnitten lassen sich die Bäuche des M. psoas, beidseits der Wirbelsäule gelegen, abgrenzen (Abb. 3).

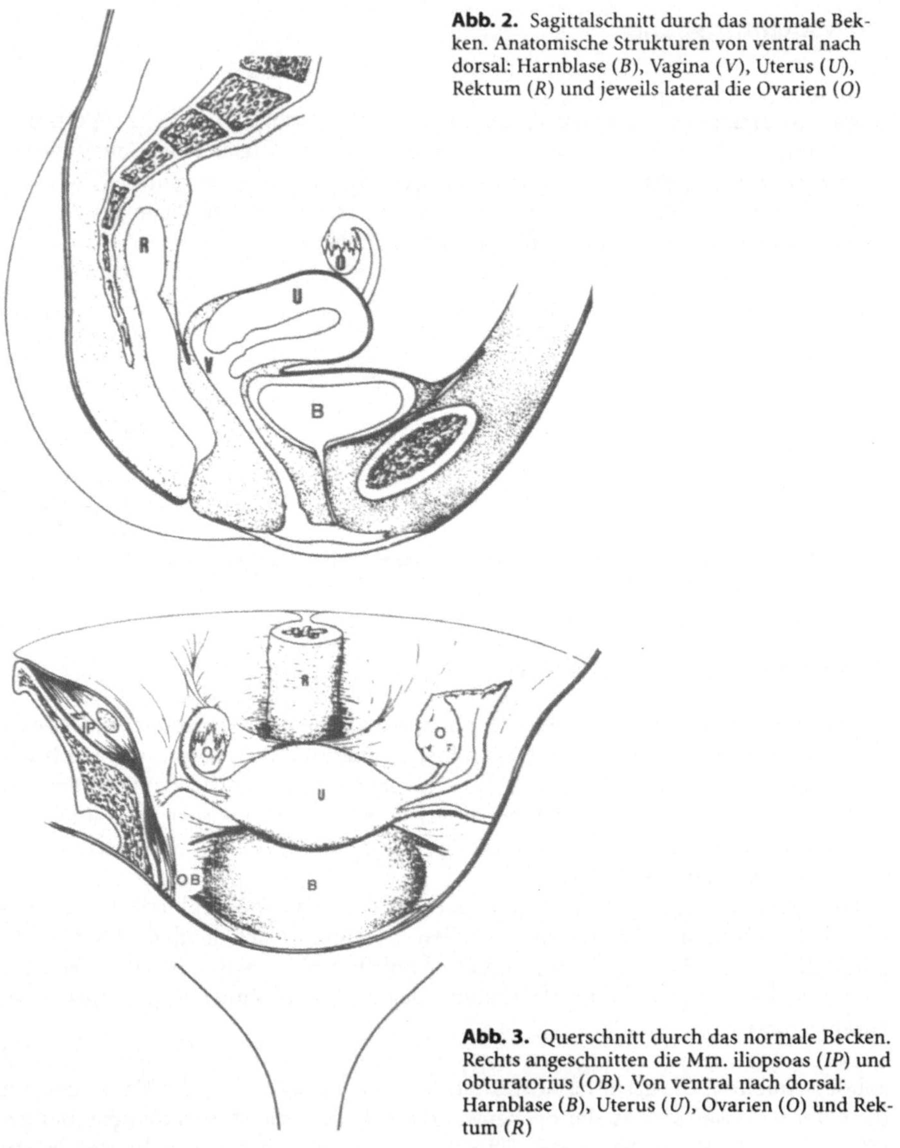

Abb. 2. Sagittalschnitt durch das normale Bekken. Anatomische Strukturen von ventral nach dorsal: Harnblase (*B*), Vagina (*V*), Uterus (*U*), Rektum (*R*) und jeweils lateral die Ovarien (*O*)

Abb. 3. Querschnitt durch das normale Becken. Rechts angeschnitten die Mm. iliopsoas (*IP*) und obturatorius (*OB*). Von ventral nach dorsal: Harnblase (*B*), Uterus (*U*), Ovarien (*O*) und Rektum (*R*)

Pathologie

Gynäkologie

Grundsätzlich bestehen bezüglich Indikation und Anwendung keine Unterschiede der gynäkologischen Sonographie zwischen tropischen und gemäßigten Klimazonen. Wie bereits einleitend erwähnt, besteht in tropischen Ländern allgemein eine Verschiebung gynäkologischer Krankheitsbilder hin zu überwiegend entzündlichen Erkrankungen. Diese allgemeine Beobachtung läßt sich vereinfacht ausdrücken:

Tabelle 1. Klinische Indikationen zur Sonographie bei gynäkologischen Erkrankungen mit sonographischer Differentialdiagnostik

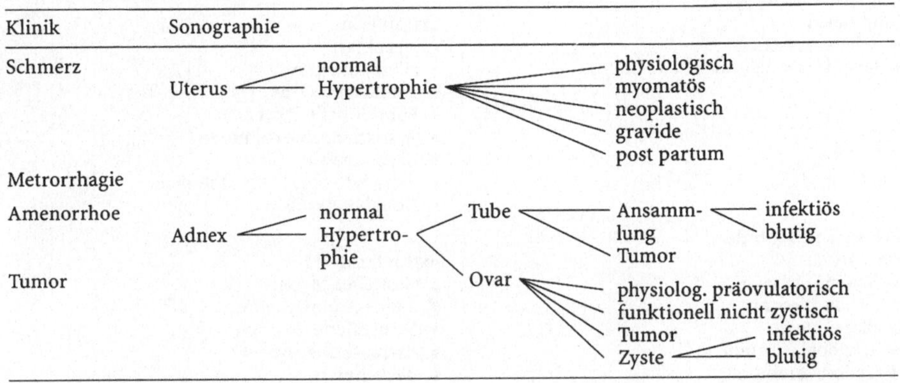

Mehr Entzündungen, weniger Malignome. Die Sonographie ist als komplementäre Diagnostik zur vaginalen Untersuchung zu betrachten. Die Ultraschalldiagnostik wird somit zum „sehenden Finger". Grundsätzlich sollte, sowohl klinisch als auch sonographisch, zwischen gynäkologischen und schwangerschaftsbedingten Erkrankungen unterschieden werden. Gelegentlich sind die Grenzen zwischen diesen beiden Bereichen allerdings fließend.

Die Indikation zur sonographischen Abklärung besteht bei Vorliegen von einem der folgenden 4 Symptome bzw. Befunde: Schmerz, Metrorrhagie, Amenorrhoe, unklarer vaginaler und abdomineller Tastbefund (s. Tabelle 1).

Aufgrund der unterschiedlichen Schalleitung verschiedener Organe und Gewebsstrukturen sind sonographisch Aussagen über die jeweilige Konsistenz und Dichte möglich.

Flüssigkeiten sind gut schalleitend und stellen sich dementsprechend als echoarm bis echofrei dar. Solide Strukturen, wie z.B. solide Tumoren, leiten den Schall schlecht und stellen sich dementsprechend echoreich dar. In der Gynäkologie häufig sind gemischte Strukturen, zusammengesetzt aus echoarmen und echoreichen Anteilen. Die Qualität von Flüssigkeiten, seien sie serös, blutig oder eitrig, lassen sich mit der Sonographie nicht immer eindeutig analysieren. Ebensowenig ist eine Artdiagnose, allein nach sonographischen Kriterien, von Malignomen möglich.

Die sonographische Untersuchung in der Gynäkologie wird wesentlich erleichtert durch das Einhalten eines systematischen Untersuchungsganges und entsprechender differentialdiagnostischer Zuordnung ([5]; vgl. Tabelle 2). Nach unseren Erfahrungen empfiehlt sich dabei die folgende Einteilung:

Echoarme Strukturen im Cavum uteri weisen bei Amenorrhoe auf eine Schwangerschaft hin. Einzelheiten werden in Abschnitt B (Geburtshilfe) gegeben. Bei jungen Frauen kann aufgrund einer Zervixatresie eine Hämatometra auftreten, bei älteren Frauen muß bei entsprechenden sonographischen intrauterinen Bildern an ein Corpuskarzinom gedacht werden. Große echoarme Befunde entstehen bei zentraler Erweichung von Fundusmyomen.

Tabelle 2. Sonographische Befunde in der Gynäkologie

Echoarme Befunde

Intrauterin
- Schwangerschaft
- Myome mit zentraler Erweichung

Extrauterin
- Harnblase
- Hämatokolpos
- Follikel am Ovar
- Funktionelle Zysten
- Zystische Adnextumoren
- Bauchdeckeninfiltrat
- Freie Flüssigkeit im Abdomen
- Douglasabszeß

Echoreiche Befunde

Intrauterin
- Myome
- Uterus bicornis
- Blasenmole
- Trophoblasttumor
- Collumkarzinom
- Intrauterinpessar
- Schwangerschaft

Extrauterin
- Gestieltes Myom
- Solide Adnextumoren
- Vergrößerte Ovarien
- Extrauteringravidität
- Beckenniere
- Darm- und Mesenterialtumoren

Gemischte Befunde

Überwiegend zystische Befunde
- Polyzystische Ovarien
- Konglomerattumoren
- Endometriose
- Entzündung
- Malignome des Ovars
- Überstimulierte Ovarien

Zystische Befunde mit Binnenechos
- Abszeß
- Dermoid
- Schokoladenzyste
- Zyste mit Einblutungen

Ausgedehnte gemischte Befunde
- Malignome
- Schwere Endometrioseerkrankung
- Freie Flüssigkeit / Aszites
- Ausgedehnte abszedierende Prozesse
- Hämatozele retrouterin

Echoarme Strukturen außerhalb des Uterus können durch eine gut gefüllte Harnblase vorgetäuscht werden. Insbesondere können kongenital oder postentzündlich gekammerte Harnblasen, wie sie gelegentlich bei Bilharziose beobachtet werden, mit Ovarialzysten verwechselt werden (Abb. 4). Im Zweifelsfall muß eine Katheterisierung der Blase durchgeführt werden. Bei Vaginalatresie sind große, echoarme Tumoren aufgrund eines Hämatokolpus möglich. Echoarme Strukturen von etwa 3 cm Durchmesser weisen auf Ovarialfollikel hin. Ein echoarmer Tumor im Douglas-Raum bei gleichzeitiger Klinik (Schwangerschaftsnachweis!) weist auf Tubarabort oder rupturierte Bauchhöhlenschwangerschaft hin. Ähnliche sonographische Bilder werden allerdings auch bei Tuboovarialabszessen beobachtet. Hier müssen die klinischen Befunde zur differentialdiagnostischen Abklärung beitragen.

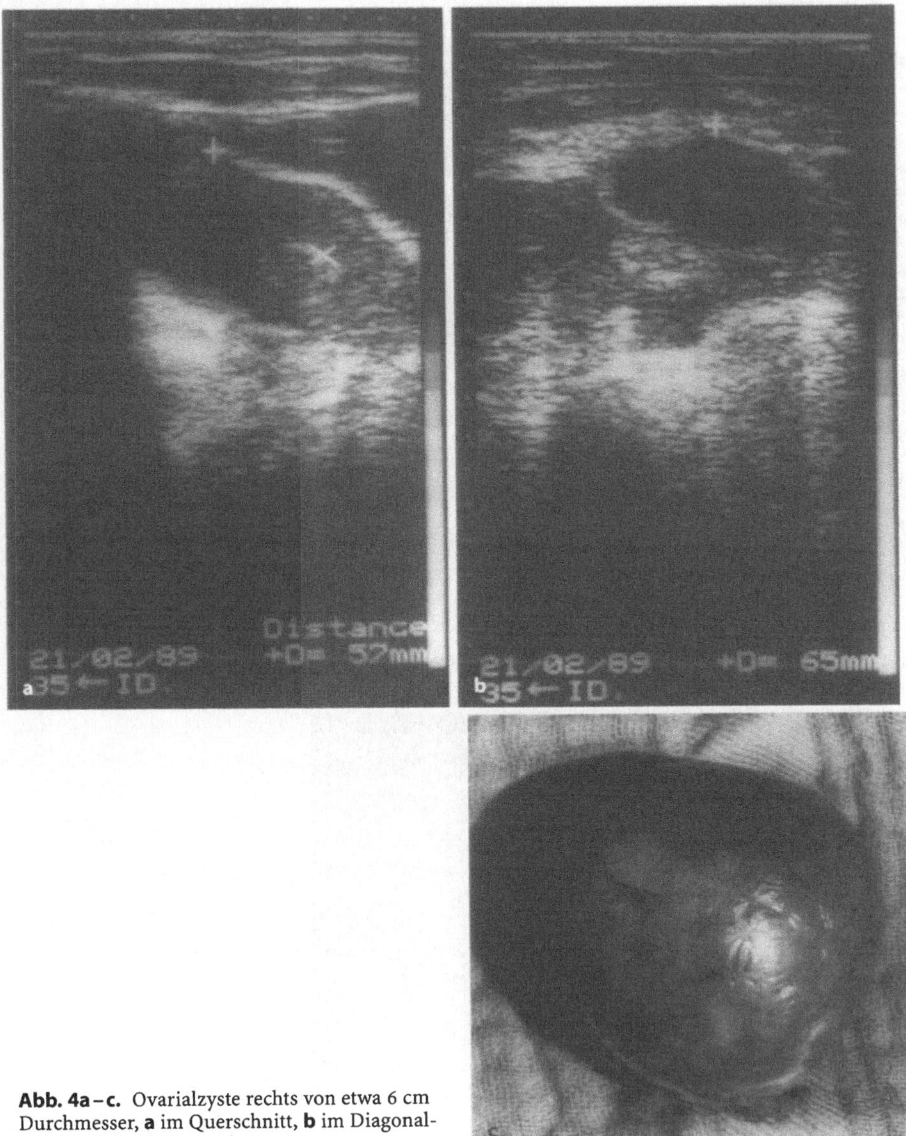

Abb. 4a–c. Ovarialzyste rechts von etwa 6 cm Durchmesser, **a** im Querschnitt, **b** im Diagonalschnitt und **c** als Operationspräparat

Echoreiche Strukturen im Uterus, hier besonders im Myometrium, sind meistens Myome (Abb. 5). Obgleich deren Wachstum intramural beginnt, manifestieren sie sich in späteren Stadien bei zunehmendem Wachstum häufig subserös oder submukös. In vielen Fällen lassen sich einzelne Myomknoten sonographisch nicht differenzieren, meist vergesellschaftet mit einer Vergrößerung und Verdickung des gesamten Uterus. Zusammen mit dem Palpationsbefund läßt sich schließlich die Diagnose Uterus myomatosus stellen. Ebenfalls vergrößert bei homogener Gewebestruktur und

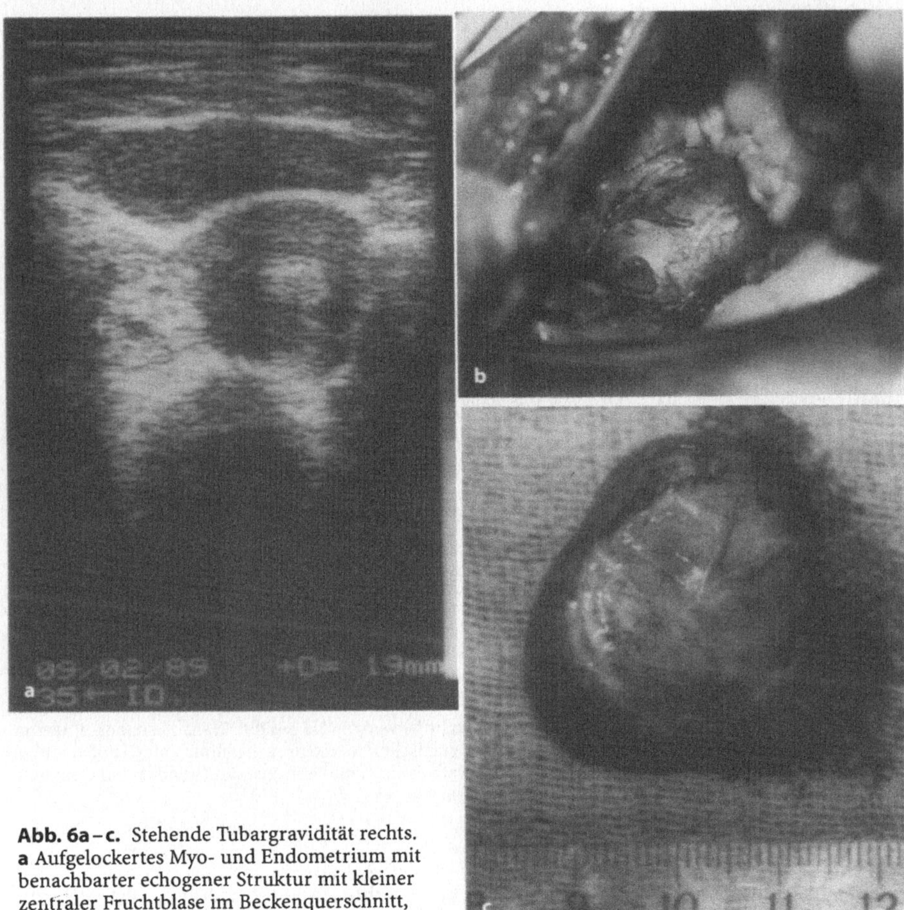

Abb. 6a – c. Stehende Tubargravidität rechts.
a Aufgelockertes Myo- und Endometrium mit
benachbarter echogener Struktur mit kleiner
zentraler Fruchtblase im Beckenquerschnitt,
b Operationssitus, **c** Operationspräparat

Linearschallkopf nicht möglich. Der Nachweis von Intrauterinpessaren gelingt sonographisch, ebenso wie die Überprüfung von deren korrektem Sitz.

Echoreiche Strukturen extrauterin in unmittelbarer Nachbarschaft des Uterus sind
bei homogener Struktur und guter Abgrenzbarkeit oft isolierte Myomknoten. Im
Vergleich zu zystischen Tumoren, die meist sonographisch klar von ihrer Umgebung
abgrenzbar sind, verlieren sich echoreiche Tumoren in den anatomischen Nachbar-
strukturen, so daß eine Differenzierung zu soliden Adnextumoren oft kaum oder gar
nicht gelingt. Stellt sich bei entsprechender Klinik extrauterin ein kleiner echoarmer
Punkt dar, umgeben von echoreichen oder echodichten konzentrischen Strukturen,
muß unbedingt an eine stehende Extrauteringravidität gedacht werden (Abb. 6, 7).
Weit lateral gelegene, echoreiche Gebilde müssen differentialdiagnostisch Becken-
nieren mit einschließen. Hier erweist es sich als hilfreich, die Nieren an ihren norma-
len Standorten aufzusuchen.

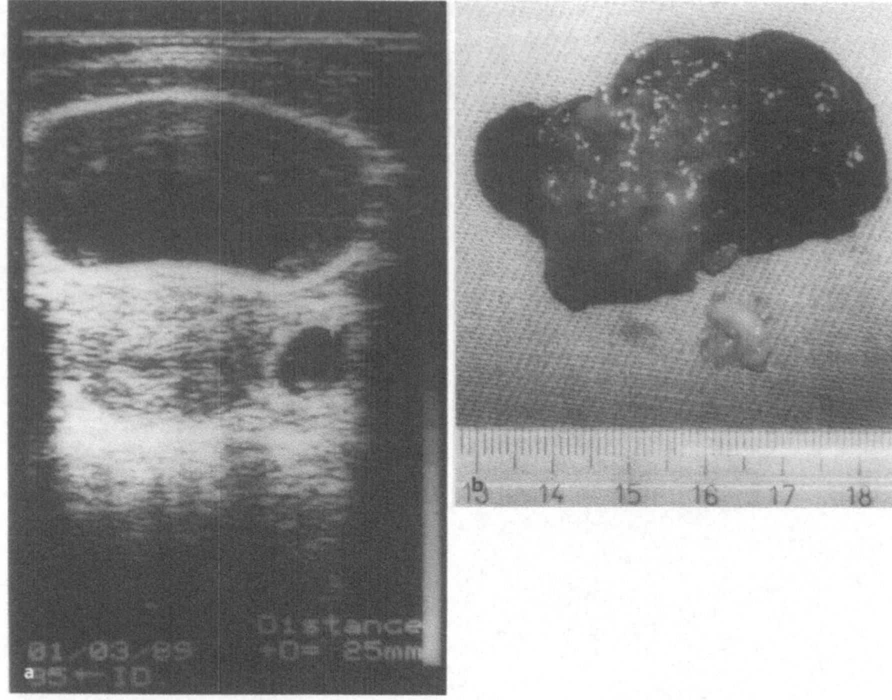

Abb. 7a, b. Tubargravidität links. Im Beckenquerschnitt ventral die gefüllte Harnblase; dorsal davon der deutlich ödematös aufgelockerte Uterus mit zystischer Struktur im Isthmus der linken Tube. **a** In der Fruchtblase dorsal eine kleine echodichte Struktur, dem Fetus entsprechend, **b** auf dem aufgeschnittenen Operationspräparat in der *Bildmitte unten*

Gemischte Strukturen unterschiedlicher Echodichte, aus echoarmen und echoreichen Komplexen zusammengesetzt, gehören bezüglich ihrer Charakterisierung und diagnostischen Zuordnung, insbesondere auch was die Dignität betrifft, zu den schwierigsten Pathologien in der Gynäkologie. Entsprechend der vorherrschenden Morphologie spricht man von zystischen Tumoren mit soliden Anteilen oder von soliden Tumoren mit zystischen Anteilen. Ein sonographischer Rückschluß auf die Dignität eines Tumors ist schwierig, nicht selten verstecken sich Malignome hinter diesen Bildern.

Beispiele von zystischen Tumoren von soliden Anteilen:
Polyzystische Ovarien, sogenannte Konglomerattumoren (Entzündung, Endometriose), Malignome und überstimulierte Ovarien.

Beispiele von zystischen Tumoren mit echoreichen Binnenstrukturen:
Tuboovarialabszesse (Abb. 8–12), Dermoid, Endometriose, Ovarialzysten mit zentraler Einblutung (Abb. 13).

Abb. 8. Tuboovarialabszeß beidseits. Im Beckenquerschnitt dorsal der Harnblase und dorsal sowie lateral des Uterus (*UT*) polymorphe, teils echofreie, teils echoreiche Strukturen, einem Abszeßstadium II° entsprechend

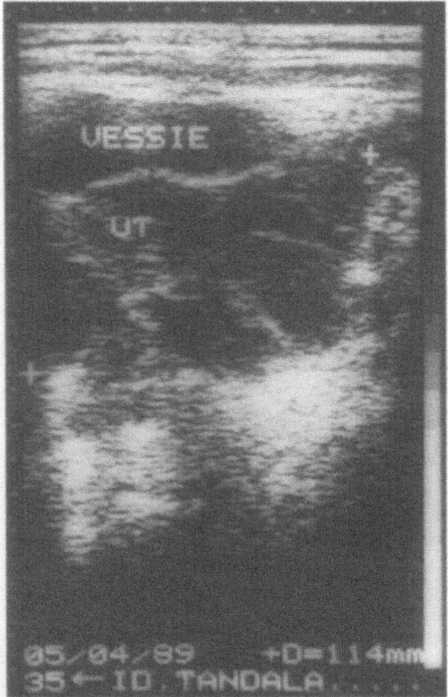

Abb. 9. Tuboovarialabszeß II° von etwa 7 × 10 cm² Ausdehnung. **a** Linksseitiger Beckenquerschnitt, **b** Längsschnitt, hier im *linken oberen Bildrand* die Harnblase angeschnitten

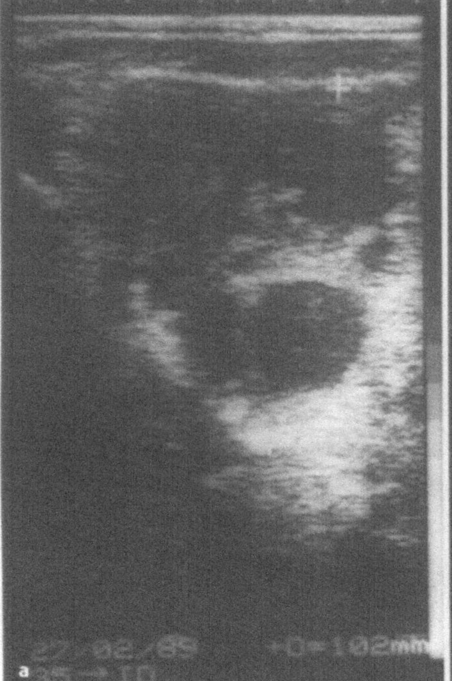

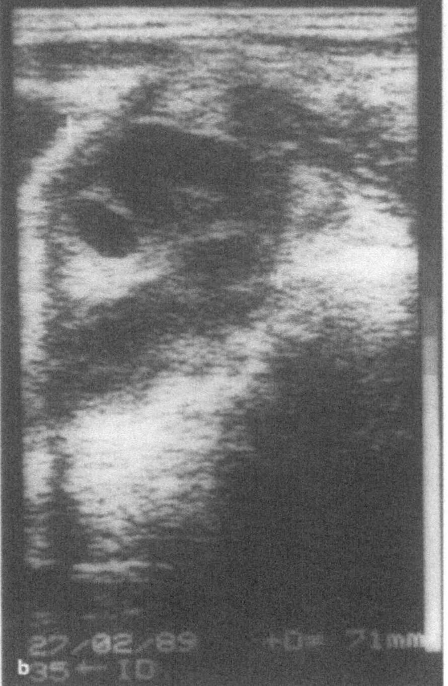

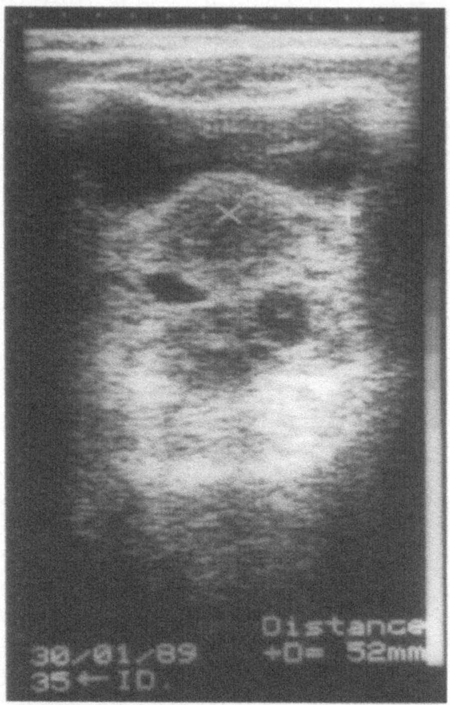

Abb. 10. Kleiner Tuboovarialabszeß I/II ° links. Im Beckenquerschnitt ventral die Harnblase, dorsal der Uterus (*x*), dorsolateral davon der überwiegend hyperechogene Abszeß

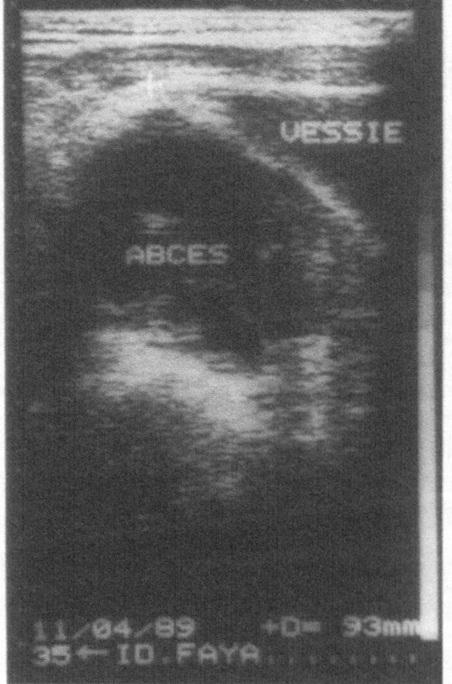

Abb. 11. Tuboovarialabszeß II ° von 9 cm Durch messer, rechts lateral der Harnblase, mit ausgedehnter zentraler Einschmelzung

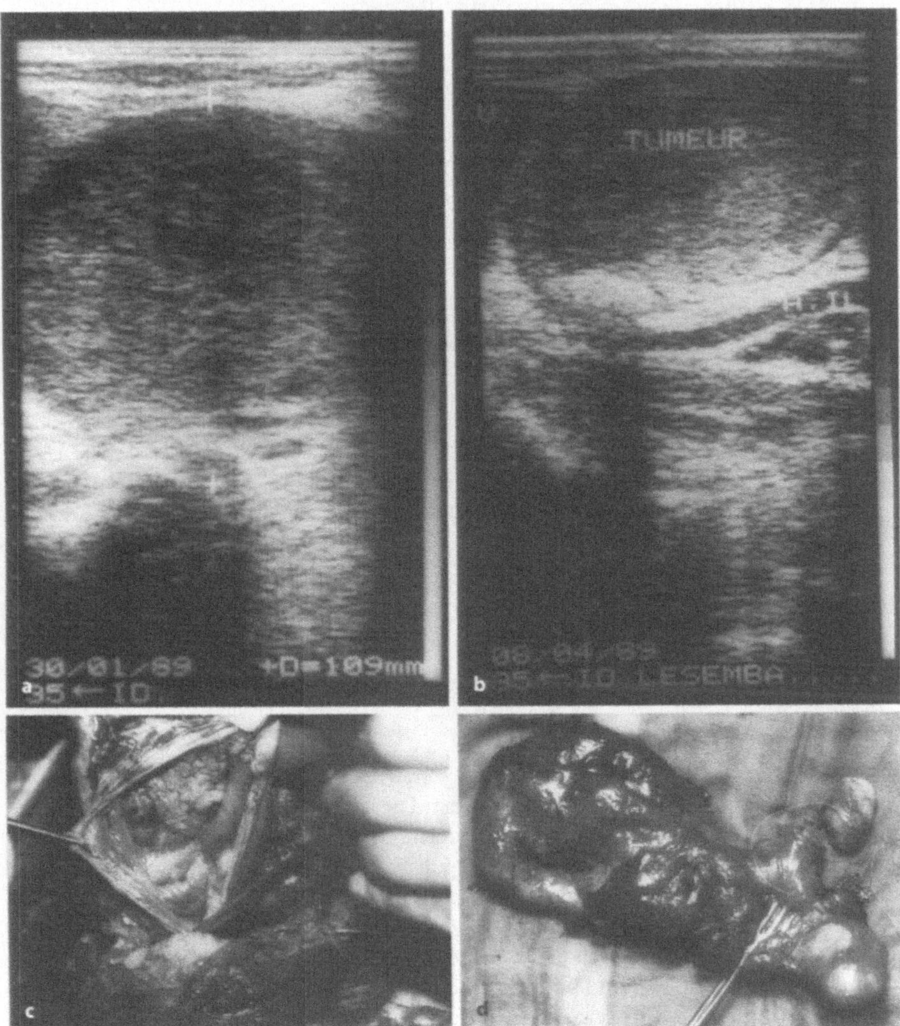

Abb. 12a–d. Großer Tuboovarialabszeß II ° rechts mit einem Querdurchmesser von 11 cm. **a** Im Unterbauchquerschnitt, **b** Verdrängung der Beckengefäße (A. IL) mit einer Längsausdehnung von 30 cm, bis subhepatisch reichend. **c** Blick in die eröffnete Abszeßhöhle. **d** Operationspräparat mit abgesetzter Portio rechts oben, zusätzlichem Tuboovarialabszeß rechts unten und dem ausgedehnten Abszeßsack links; dazwischen der Uterus

Sonographisch lassen sich funktionelle Follikel und Corpus luteum Zysten nicht von echten Neubildungen unterscheiden. Binnenechos treten sowohl bei Corpus luteum Zysten, Endometriosezysten, aber auch bei Malignomen auf. Die Operationsindikation darf sich nicht auf das Ultraschallbild alleine stützen. Beispiele von größeren gemischten Strukturen: Malignom, ausgeprägte Endometriose, sowie ausgedehnte entzündliche Veränderungen als Begleitung von Tuboovarialabszessen. In diesem Zusammenhang ist die gute sonographische Nachweisbarkeit von freier Flüssigkeit,

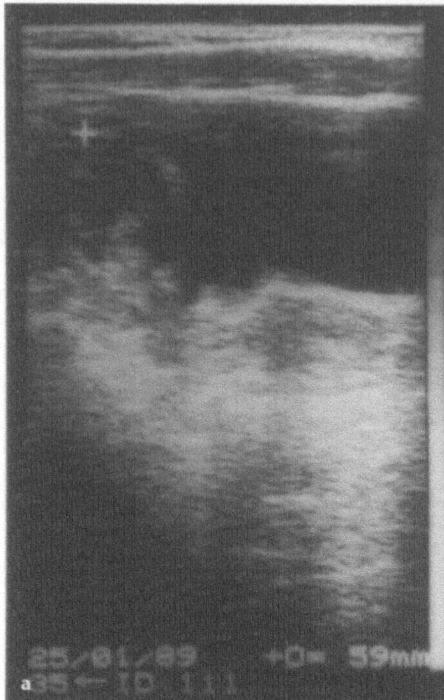

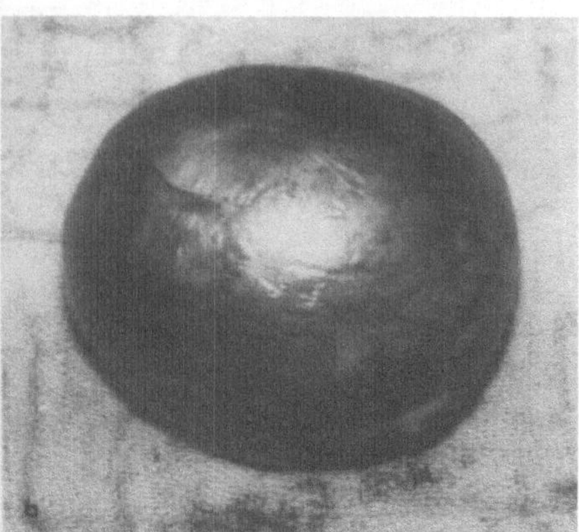

Abb. 13a, b. Ovarialzyste rechts mit zentraler Einblutung, **a** sonographisch überwiegend echoreich mit einzelnen echoarmen bzw. echofreien Lakunen, **b** prall elastisches, Hämatom-gefülltes Operationspräparat

von Blut, Eiter oder Aszites, erwähnenswert. Die Darmwände imponieren dann als solide Strukturen, und der Darminhalt unterliegt, im Gegensatz zu zentralen Anteilen von Zysten und Tumoren, zeitabhängigen Veränderungen im Rahmen der Peristaltik.

In der Tropengynäkologie von großer Bedeutung ist der Nachweis von Tuboovarialabszessen. Diese sind durch eine ausgeprägte morphologische Vielfalt gekennzeichnet (vgl. Abb. 8–10). Ihr sonographischer Nachweis erlaubt nur im Verbund mit klinischen und ggf. laborchemischen Befunden eine definitive Diagnose. Die Ausdehnung von Tuboovarialabszessen kann erheblich variieren. Selbst subhepatische und subphrenische Abszesse werden beobachtet. In derartigen Kongolomerattumoren sind Wandstrukturen angrenzender Organe, wie Harnblase, Ureter (!), Dick- und Dünndarm, nicht selten mit einbezogen (vgl. Abb. 12). Bei kleineren Tuboovarialabszessen ist eine sonographische Verlaufskontrolle unter antibiotischer Therapie empfehlenswert. Nicht selten bestätigt sich dadurch ex juvantibus die Verdachtsdiagnose. Allerdings ist nur bei vollständiger Rückbildung eines entzündlichen Konglomerats ein Tumorausschluß als sicher anzunehmen. Der Nachweis eines Tuboovarialabszesses schließt prinzipiell ein tumoröses Geschehen nicht zweifelsfrei aus!

Geburtshilfe

Die Sonographie bringt eine wesentliche Bereicherung der diagnostischen Möglichkeiten für die Geburtshilfe. Die Erfassung einer Schwangerschaft gelingt sonographisch transabdominal frühzeitig, bereits in der 5. Woche nach der letzten Regelblutung (Abb. 14). Das weitere fetale Wachstums läßt sich sonographisch problemlos nachvollziehen (Tabelle 3). In der 5. und 6. Woche muß eine Chorionhöhle nachweisbar sein. Der Fruchtsack ist dann von einem breiten, echodichten Ring umgeben. Allerdings lassen sich zu diesem Zeitpunkt fetale Strukturen meist noch nicht nachweisen. Häufig stellen sich funktionelle Zysten im Bereich der Ovarien dar. Ab der 7. Woche sind embryonale Strukturen sowie eine Herzaktion bereits fast immer nachweisbar. Ab der 10. Woche läßt sich der Fetus in seiner längsten Achse darstellen, wobei die Scheitel-Steiß-Länge (SSL) gemessen werden kann. Im weiteren Schwangerschaftsverlauf läßt sich durch Messungen des biparietalen und thorakoabdominalen Durchmessers sowie der Femurlänge die zeitgerechte Entwicklung des Embryos verfolgen. Lage und Größe der Plazenta sind zusätzliche wichtige sonographische Kriterien.

Tabelle 3. Fetale Größenentwicklung (cm) in Abhängigkeit vom Schwangerschaftsalter

Schwangerschaftswoche	Biparietaler Durchmesser	Thorax Durchmesser	Chorion Durchmesser	Scheitel-Steiß-Länge (SSL)
7			1,6	1,0
8			2,6	1,5
9			3,6	1,9
10			4,5	2,6
11			5,2	3,4
12	2,3			4,8
13	2,7			6,2
14	2,9			7,6
15	3,2			9,0
16	3,5			10,0
17	3,8	3,4		11,0
18	4,2	3,7		12,0
19	4,6	4,0		
20	4,9	4,3		
21	5,2	4,5		
22	5,5	4,9		
23	5,8	5,1		
24	6,0	5,3		
25	6,3	5,6		
26	6,7	6,0		
27	7,0	6,2		
28	7,3	6,5		
29	7,6	6,9		
30	8,0	7,3		
31	8,2	7,6		
32	8,4	7,8		
33	8,6	8,1		
34	8,8	8,5		
35	9,0	8,7		
36	9,2	7,9		
37	9,4	9,3		
38	9,5	9,5		
39	9,6	9,7		
40	9,7	9,9		

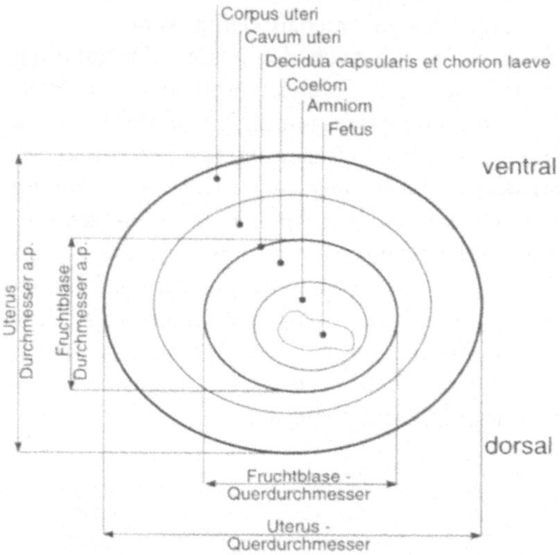

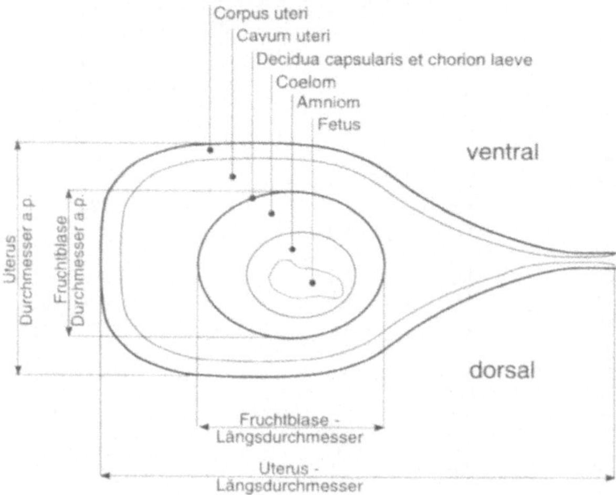

Abb. 14. Schematische Anatomie des graviden Uterus im Quer- und Längsschnitt

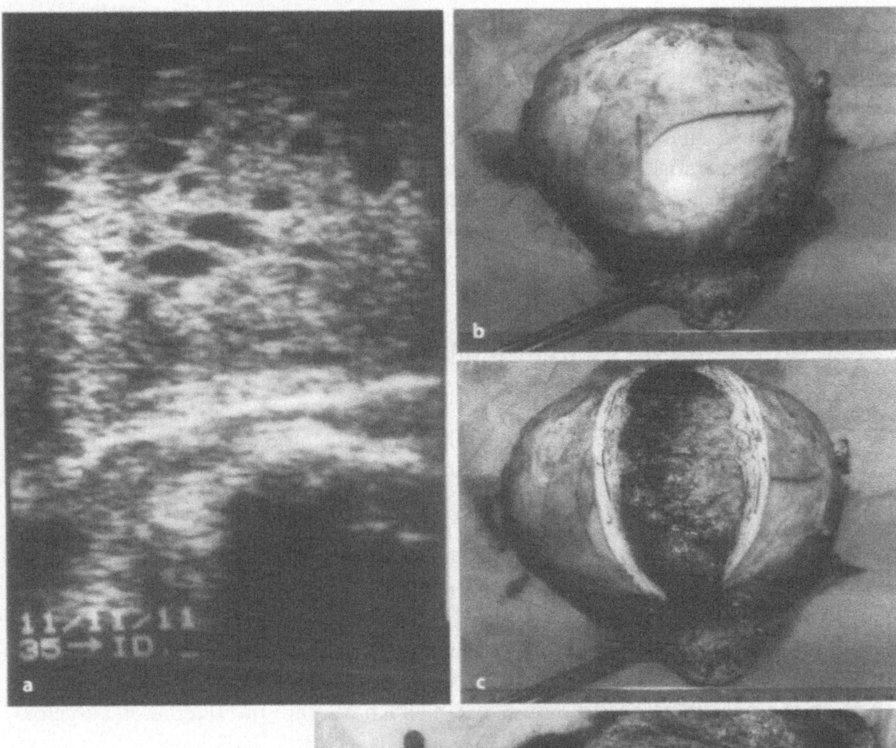

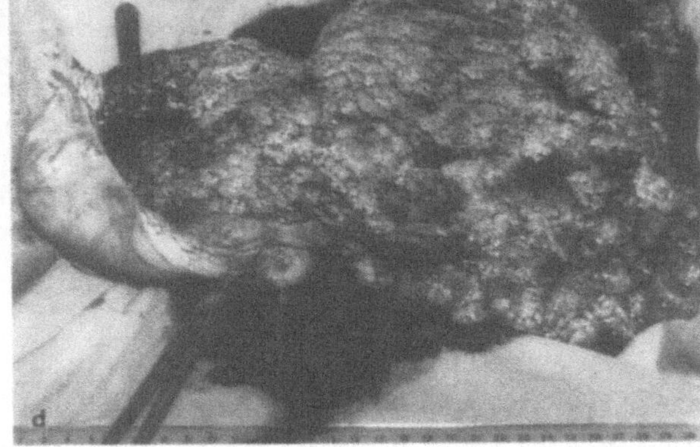

Abb. 15a–d. Riesige Blasenmole, das gesamte Cavum uteri ausfüllend. **a** Im Unterbauchlängsschnitt dorsal das ausgewalzte Myometrium, zentral das Bild des „Schneegestöbers", hier besser „Emmentalers". **b** Das uneröffnete Operationspräparat von etwa 20 cm Durchmesser, die Klemme verschließt die Zervix. **c, d** Ventrale Eröffnung des Operationspräparates

Blutungen im 1. Trimenon gehören zu den häufigsten Schwangerschaftskomplikationen. Dieser Sachverhalt wirft in der Klinik und in der Praxis die Frage nach einer gestörten oder intakten Gravidität auf [1]. Metrorrhagien, Unterbauchschmerzen sowie eine Diskrepanz zwischen Uterusgröße und Schwangerschaftsalter erfordern eine Ultraschalluntersuchung.

Intra- oder extrauterine Schwangerschaft. Die Charakteristika einer regelrechten intrauterinen *Gravidität* wurden oben skizziert. Das typische Bild einer stehenden

EUG, eine intakte Eihöhle im Adnexbereich bei leerem Cavum uteri, ist im allgemeinen relativ selten. Aufgrund der hohen Morbidität an STD (sexually transmitted diseases) in tropischen Regionen sind andererseits klassische Eileiterschwangerschaften mit all ihren Komplikationen gehäuft (vgl. Abb. 4, 5). Ist keine Tubargravidität sonographisch nachweisbar, so ist bei entsprechender klinischer Konstellation anzunehmen, daß das Schwangerschaftsprodukt außerhalb des Uterus zu liegen kam. Hier geht es in der Regel früh zugrunde und imponiert sonographisch allenfalls noch als kleiner solider, zystischer Tumor. Diagnostisch wertvoll kann der zusätzliche Nachweis von Flüssigkeit im Douglas-Raum sein. Freie Flüssigkeit tritt allerdings auch bei Tubaraborten relativ häufig auf.

Bei Abortivfrüchten bietet das typische Ultraschallbild eine echoleere, meist entrundete Chorionhöhle ohne Fetus.

Bei der Missed abortion ist meist eine fetale Anlage nachweisbar, jedoch ohne Herzaktion und Bewegungen. Weiterhin zeigt sich eine Diskrepanz zwischen Chorion und der embryofetalen Größe.

Der Abortus incompletus kann bereits ab dem 2. oder 3. Schwangerschaftsmonat auftreten. Nach geburtsähnlicher, jedoch unvollständiger Ausstoßung (wehenartige Schmerzen) von Fetus und Plazenta verbleiben häufig Gewebsanteile im Uterus. Sonographisch ist in der Regel ein Fetus nicht mehr nachweisbar, plazentare Anteile bei aufgetriebenem und entrundetem Cavum uteri sind jedoch häufig. Das Myometrium erscheint, entsprechend dem Schwangerschaftsstadium, ödematös aufgelokkert.

Die Blasenmole zeigt intrauterin das typische sonographische Bild eines Schneegestöbers. Das Cavum uteri ist ausgefüllt mit kleinzystischen Strukturen (Abb. 15). Der Fruchtsack und der Implantationsbereich sind blasig verformt. Bei fehlendem Nachweis einer intrauterinen Frucht, trotz subjektiver oder immunologischer Schwangerschaftszeichen, ist grundsätzlich an eine ektope Schwangerschaft zu denken. Dieser Verdacht ist sonographisch zu überprüfen.

Mehrlingsschwangerschaften lassen sich mit klinischen Mitteln allein nur in jedem zweiten Fall zweifelsfrei diagnostizieren. Mit dem Nichterkennen von Mehrlingsschwangerschaften ging bislang eine deutlich erhöhte Sterblichkeit, insbesondere für den 2. Säugling, einher. In unserer Klinik wurden daher alle Hebammen angewiesen, unklare Fälle im Rahmen der Schwangerschaftsvorsorgeuntersuchungen immer der sonographischen Diagnostik zuzuführen. Durch das frühzeitige Erkennen der Mehrlingsschwangerschaften (Abb. 16) konnte die Säuglingssterblichkeit deutlich reduziert werden. Die entbindenden Hebammen waren vorgewarnt, und das „Vergessen" des 2. Zwillings in utero konnte vermieden werden. Darüber hinaus lassen sich aus dem Größenverhältnis der Feten zu den Beckenabmessungen geburtsprognostische Empfehlungen ableiten.

Chronische Anämien, bedingt durch Malaria, Filariosen, Vermiosen und Sichelzellenanämien u.a., erhöhen in den Tropen das Geburtsrisiko für die Mütter erheblich. Daher muß dringend jeder weitere Blutverlust während der Schwangerschaft

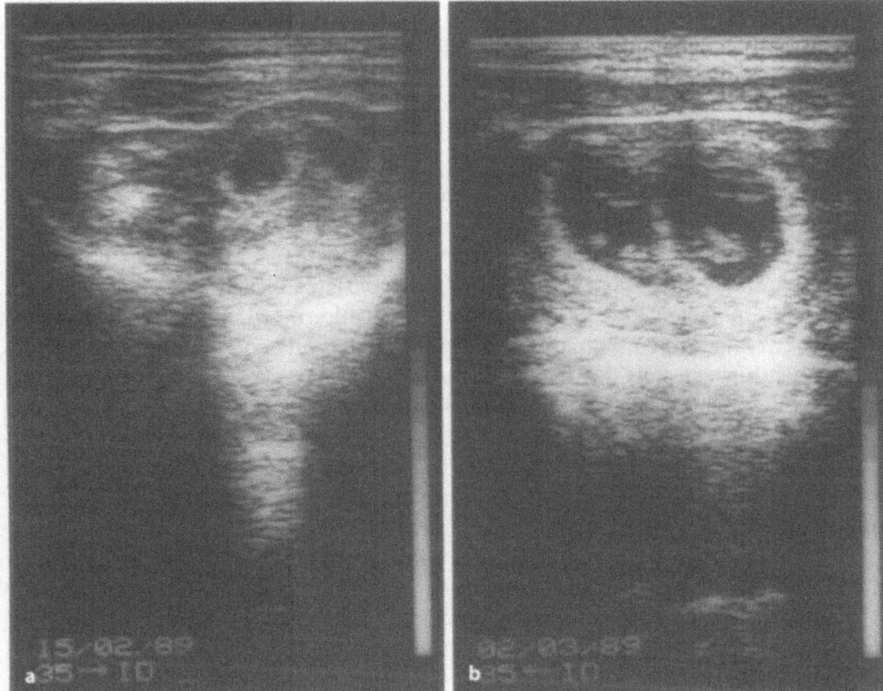

Abb. 16a, b. Zwillingsschwangerschaft. Problemloser sonographischer Nachweis im Unterbauchquerschnitt in der 5. (**a**) und in der 7. Schwangerschaftswoche (**b**)

und der Entbindung vermieden werden. Bei *Blutungen im 2. und 3. Trimenon* ist an eine Placenta praevia oder an eine vorzeitige Plazentalösung zu denken [8]. Beide Befunde sind der sonographischen Diagnostik gut zugänglich. Die Placenta praevia als echodichte, homogene Struktur stellt sich zwischen dem kindlichen Kopf und dem Gebärmutterhals dar. Die vorzeitige Plazentalösung zeigt das typische retroplazentare Hämatom als echoarme Zone. Mit der sonographischen Sicherung der Diagnose lassen sich ggf. entsprechende ärztliche Maßnahmen direkt anschließen. Ebenfalls von großer Hilfe ist die Sonographie beim akuten Hydramnion, das klinisch unter dem Bild eines akuten Abdomens auftreten kann. Sonographisch zeigt sich intrauterin ein kleiner Fetus, umgeben von massiven Fruchtwassermengen.

Diskussion

Bei allen diagnostischen Möglichkeiten, die die Sonographie in den Tropen bietet, muß sensibel mit den soziokulturellen Gegebenheiten der jeweiligen Region umgegangen werden. Bei einer diagnostizierten missed abortion wird man bei geringen klinischen Beschwerden wohl kaum eine Frau von der Notwendigkeit einer Kürettage überzeugen können, weil das Verständnis für die intrauterinen Vorgänge im allgemeinen nicht vorauszusetzen ist. Bei einem Abortus imminens beispielsweise ist eine gynäkologische Untersuchung zu meiden. Ansonsten ist zu befürchten, daß dem untersuchenden Arzt die Schuld an einer später auftretenden Fehlgeburt zugeschrieben wird.

Generell ist Zurückhaltung bei allen invasiven diagnostischen und therapeutischen Maßnahmen angesagt. Nur bei vitaler Gefährdung der Frau, z.B. bei einer Bauchhöhlenschwangerschaft, sollten, unter Vermittlung von sprachkundigem, einheimischem Personal, die Patientinnen von der Dringlichkeit und Notwendigkeit ärztlichen Handelns überzeugt werden.

Dies gilt auch für Probleme, die insbesondere im 2. oder 3. Trimenon der Schwangerschaft auftauchen. Sonographisch lassen sich bereits in einem frühen Schwangerschaftsstadium viele fetale Mißbildungen herausfiltern, wie z.B. Hydrozephalus, Meningoenzephalozelen, Spina bifida, Omphalozelen oder Atresien im Urogenitaltrakt. Auch hier ist, falls das entsprechende Verständnis der betroffenen Frau und ihrer Familie nicht vorausgesetzt werden kann, eine abwartende Haltung einzunehmen.

Im Mittelpunkt der sonographischen Evaluation in höheren Schwangerschaftsmonaten sollte immer die Frau stehen, mit dem Ziel, deren geburtshilfliches Risiko zu senken.

Die Sonographie hat die Treffsicherheit der gynäkologischen und geburtshilflichen Diagnostik in den Tropen wesentlich verbessert und wird daher von uns als sehr wichtiges diagnostisches Hilfsmittel geschätzt. Unter Beachtung der technischen Voraussetzungen für den Betrieb eines Sonographiegerätes, insbesondere durch Sicherstellung einer konstanten Stromversorgung, erscheint auch unter wirtschaftlichen Gesichtspunkten die Kosten-Nutzen-Relation vorteilhaft. Durch den Einsatz der Sonographie ließen sich in unserer Klinik zum einen viele explorative Laparotomien vermeiden, zum anderen war die Planung entsprechender operativer Eingriffe bezüglich Ausdehnung und Vorgehen deutlich präziser. Das gesamte Operationsrisiko konnte dadurch gesenkt werden. Durch den Einsatz der Sonographie auf der Ebene von Distriktkrankenhäusern ließen sich u.E. viele der teuren und belastenden Verlegungen in entsprechende gynäkologische Zentren (falls überhaupt vorhanden) mit zusätzlichen diagnostischen Möglichkeiten einsparen.

Die mütterliche Letalität läßt sich durch das rechtzeitige Erkennen von Mehrlingsschwangerschaften und von Plazentadislokationen deutlich reduzieren. Bei problematischen Entbindungsverläufen erwies sich die Sonographie als wertvolles Diagnostikum und bestimmte nicht selten den Zeitpunkt für einen entsprechenden Verfahrenswechsel, wie etwa zu einer Sectio caesarea.

Zusammengefaßt empfehlen wir die Sonographie auch in den Tropen als wichtigstes apparatives diagnostisches Hilfsmittel im geburtshilflich-gynäkologischen Bereich.

Summary

In many developing countries ultrasound equipment and services are non-existant or inadequate, although the diagnostic problems for which ultrasound is suited are frequent particularly in gynecology and obstetrics in such countries. Based on our experience with more than 4000 ultrasound investigations in a regional hospital in Northern Zaire we recommend a simple and solid B-Mode Scanner with linear transducer 3.5 MHz. A stable and reliable electricity supply is a necessary pre-condition as well as a long-term technical maintenance.

Sexually transmitted diseases (STD) generally are more frequent in tropical countries so are the morbidities of tubo-ovarian abscesses and ectopic pregnancies. Those very important affections in the tropics are difficultly detectable by clinical means only but well accessible to ultrasound investigation.

The standard transabdominal ultrasound technique using the full urinary bladder as acoustic window allows, complementary to the clinical investigation, the detection of the most frequent and important affections in gynecological and obstetrical pathology. The application of ultrasound in obstetrics reduces maternal and infant mortality, allows a diagnostic stand-by under conservative treatment in case of inflammatory diseases with the possibility of therapeutical modifications if necessary, including surgical intervention.

Indications for ultrasound investigation are presented as well as the standard techniques focusing on the most frequent pathologies in tropical gynecology and obstetrics.

Literatur

1. Baldé MD, Jäger H, Kapaun A, Köhler B, Krüger HJ, Ritter H, Wacker J (1994) Erkrankungen und Komplikationen während der Schwangerschaft. In: Wacker J, Baldé MD, Bastert G (1994) Geburtshilfe unter einfachen Bedingungen. Springer, Berlin Heidelberg New York Tokio, 57–64
2. Hausmann M, Hackelöer BJ, Staudach M (1985) Ultraschalldiagnostik in Geburtshilfe und Gynäkologie. Springer, Berlin Heidelberg New York
3. Jäger H (1994) Therapierbare sexuell übertragbare Erkrankungen in Schwangerschaft und Geburtshilfe. In: Wacker J, Baldé MD, Bastert G (1994) Geburtshilfe unter einfachen Bedingungen. Springer, Berlin Heidelberg New York Tokio, 87–92
4. Krüger HJ (1994) Mehrlingsschwangerschaft. In: Wacker J, Baldé MD, Bastert G (1994) Geburtshilfe unter einfachen Bedingungen. Springer, Berlin Heidelberg New York Tokio, 111–115
5. Martius G, Schmidt-Gollwitzer M (1984) Differentialdiagnose in Geburtshilfe und Gynäkologie. Thieme, Stuttgart
6. Mauldon F (1982) Echographie en gynécologie et obstétrique. Vigot, Paris
7. Soubeyrand J, Leonetti P, Moncany G (1986) Pathologie africaine – médecine interne et échographie. Masson, Paris
8. Wacker J (1994) Blutungen in der Schwangerschaft. In: Wacker J, Baldé MD, Bastert G (1994) Geburtshilfe unter einfachen Bedingungen. Springer, Berlin Heidelberg New York Tokio, 65–68
9. Wacker J, Baldé MD, Bastert G (1994) Geburtshilfe unter einfachen Bedingungen. Springer, Berlin Heidelberg New York Tokyo

Sonography in the Tropics – Diagnostic Tool for Surgical Intervention in Abdomen and Thorax

F. FASSNACHT

Nyakahanga Hospital, P.O. Box 110, Karagwe, Tanzania

Introduction

At the first ultrasound conference in Tanzania, "Ultrasound in Africa," which was held in October 1991 at the Kilimanjaro Christian Medical Centre (KCMC), Moshi, the papers presented confirmed the high value of sonographic examinations in the tropics.

This chapter focuses on the sonographic appearance of some conditions requiring surgery. These are hydatid disease, amoebic liver abscess (ALA), pleural empyema and mitral stenosis. Malignant lymphoma will be presented as an example of a non-surgical condition causing distention of the abdomen.

Hydatid Disease

Echinococcus granulosus sive cysticus (the dog tapeworm) causes the hydatid disease in humans. The larvae are mainly trapped in the liver and the lung. The sonographic picture of hydatid cysts of the liver can be classified into three types depending on the stage of development [4]:

Type I: Simple Cysts. This lesion shows an echo-free, i. e. liquid, smooth and round or oval structure with enhanced sound transmission, mostly in the cranial parts of the liver. Detachment of cyst membrane and deformation are characteristic of an echinococcal cyst [10].

Type II: Daughter Cysts. Endocystic cystic structures are most frequently attached to the membrane of the mother cyst. If the walls of the daughter cysts (cysts within a cyst) are present in great numbers, they will deform one another (Fig. 1).

Hydatid sand appears as hyperechoic areas within the cysts. They consist of brood capsules and scolices. A thick capsule surrounds this whole conglomerate of cysts. The chitinous membrane of the parasitic cyst is surrounded by a lymph space which communicates with the lymphatics of the liver [8].

Type III: Calcified Cysts. These have a strongly echogenic wall that casts an acoustic shadow. Intracystic solid parts are usually present.

Type IV: Disseminated Cysts. This type may occur either as the primary presentation of disease or only years after the removal of a hydatid cyst.

Hefte zu „Der Unfallchirurg", Heft 252
Strecker/Kinzl (Hrsg.), Tropenchirurgie II /
Tropical Surgery II
© Springer-Verlag Berlin Heidelberg 1996

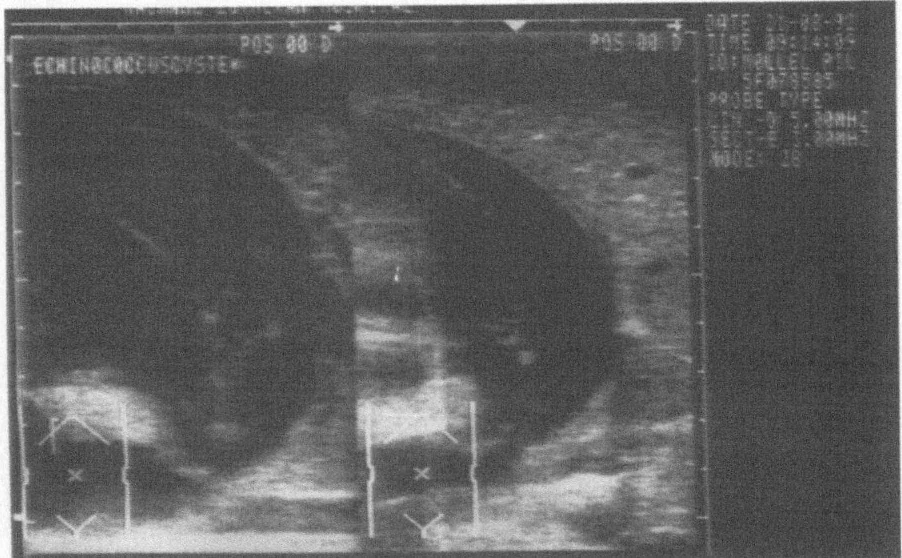

Fig. 1. Type II echinococcal cyst in a 5-year-old girl

Differential Diagnosis. Simple echinococcal cysts cannot be distinguished sonographically from congenital cysts [9]. A completely liquefied amoebic liver abscess may look similar, but usually lacks a sonographically recognizable echogenic capsule. The medical history and certain laboratory tests should help to clarify the situation.

Amoebic Liver Abscess

Infection with *Entamoeba histolytica* may cause hepatic amoebiasis. ALA is the result of confluence of ischaemic necrotic areas and, despite its name, does not have an abscess membrane. There are three stages:

1. Microabscesses, which are not visible by sonography
2. The necrotising stage, seen as a hypoechoic area as compared to surrounding healthy liver tissue
3. The liquefaction stage, seen as a hypoechoic or anechoic area

The sonographic characteristics of ALA in the necrotising stage [7] are as follows:

1. Round to ovoid shape
2. No hyperechoic border
3. Hypoechoic, homogeneous structure
4. Peripheral, subcapsular location
5. Increased by transmission (Fig. 2)

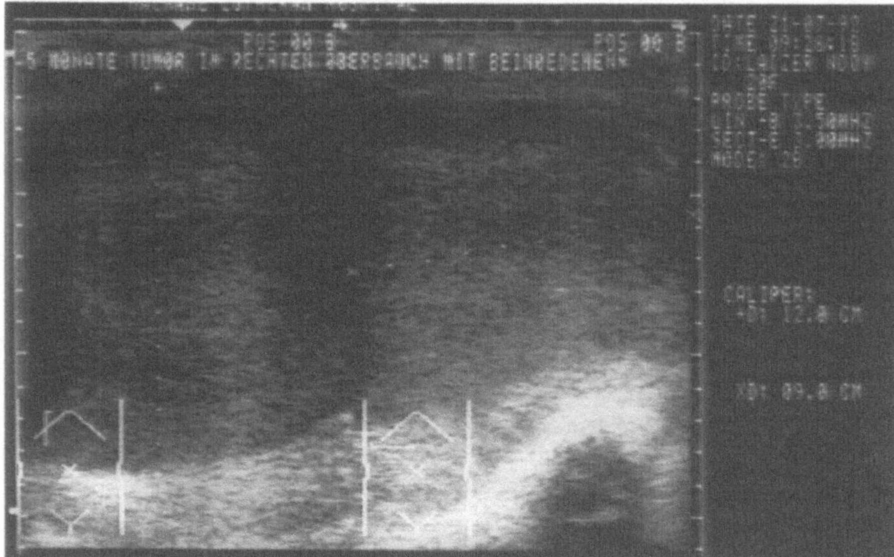

Fig. 2. Amoebic liver abscess in a 20-year-old woman

Needle aspiration of a liquefied ALA yields "pus consisting of liquefied, necrotic liver tissue." According to the literature, it is typically thick and odourless, resembling "chocolate syrup" or "anchovy paste." It may also be thin in consistency and yellow or green in colour [6]. In my experience and that of my colleague Dr. H. Diefenthal at the

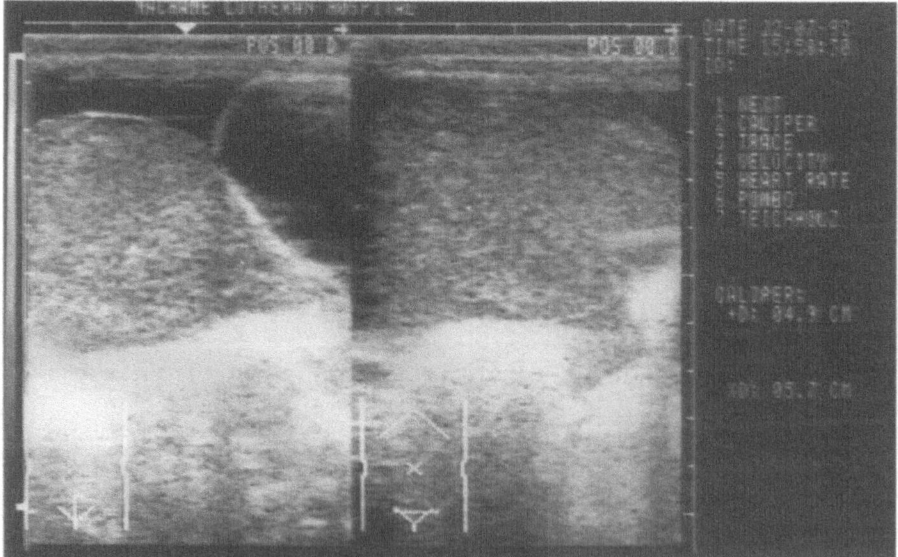

Fig. 3. Burkitt's lymphoma/ovarian tumor in a 3-year-old girl

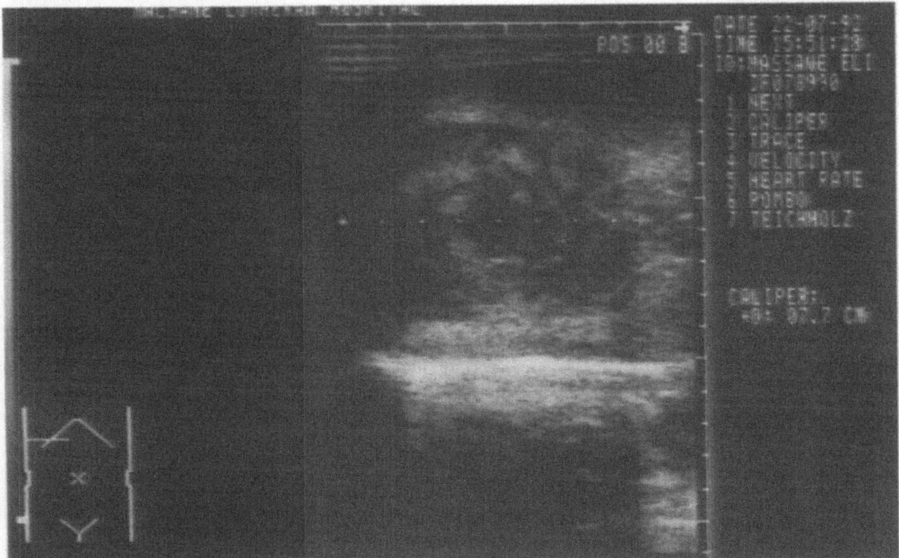

Fig. 4. Same patient as in Fig. 3. Burkitt's lymphoma in liver

nearby Kilimanjaro Christian Medical Centre, Moshi, the aspirate almost always resembles thick, yellow pus. Unless superinfected, it is odourless.

Peritoneal, pericardial and pleural effusions, which are complications of ALA, can be assessed by sonography. They may consist of clear fluid or pus.

Malignant Lymphoma

Burkitt's lymphoma (BL), one of the high-grade non-Hodgkin's lymphomas, accounts for over 50 % of all malignant tumours of childhood in tropical Africa. In addition to the jaw, other common presenting sites are the abdominal and retroperitoneal lymph nodes, and in young girls bilateral ovarian tumours are common (Fig. 3). Lesions are also frequently found in liver and kidneys (Fig. 4) [3].

Pleural Empyema

Pleural empyema shows changing morphology in the sonogram depending on the stage of disease development. In the beginning, it looks like clear fluid that is anechoic. Some echogenic particles may be present (Fig. 5). In later stages, the fluid becomes increasingly turbid [2]. The fluid may be later so thick that it assumes the echodensity of a tumor (Fig. 6). Differentiation from a pleural mass may then be difficult, especially if it occurs in a circumscribed area. If the lung is seen floating within the pleural fluid, the distance between parietal and visceral pleura indicates the amount of fluid present. The appearance of the pleura may vary from a normal to a thick, hyperechoic peel.

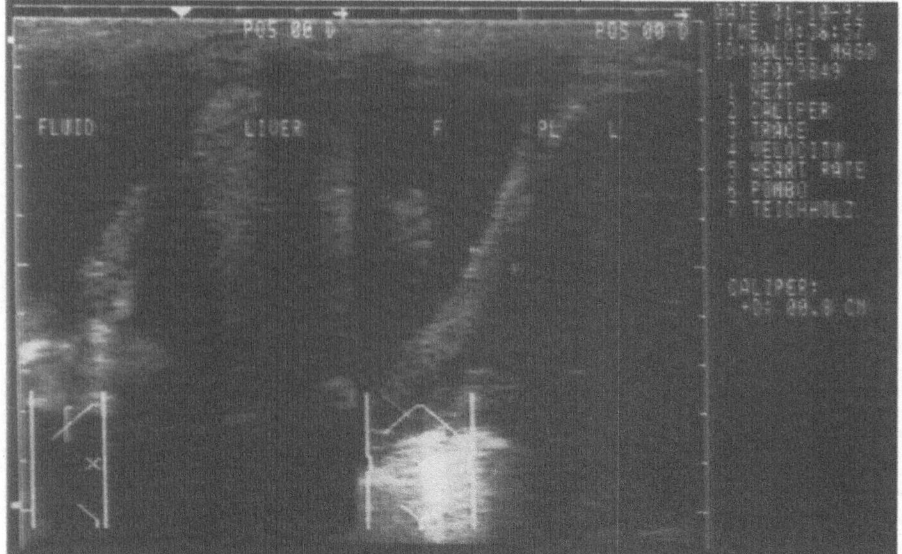

Fig. 5. Pleural empyema in an 8-year-old girl

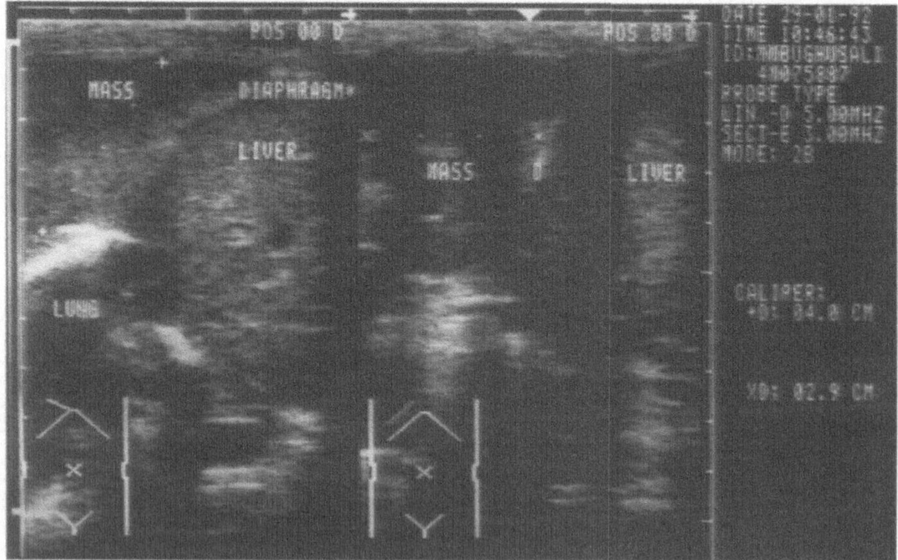

Fig. 6. Pleural empyema in a 4-year-old boy

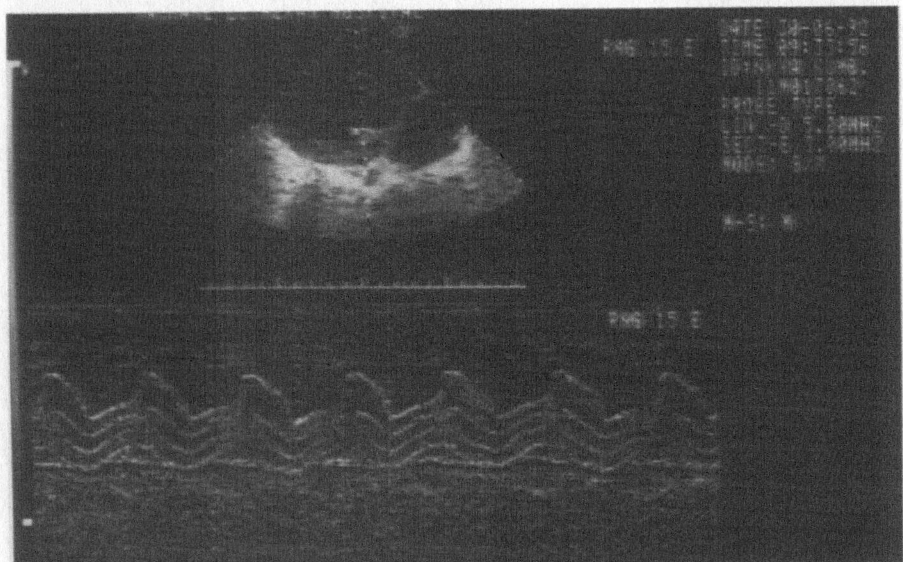

Fig. 7. Mitral stenosis, left parasternal long-axis view in an 11-year-old boy

Mitral Stenosis

The obstruction of the mitral valve orifice is accompanied by thickening, fibrosis, partial adhesions and/or calcifications of the valve leaflets. A haemodynamically significant mitral regurgitation is also present in 70 % of all cases. In many instances, a history of recurrent purulent tonsillitis and/or rheumatic fever may be obtained [1].

The sonographic characteristics of mitral stenosis are as follows:
1. Dilatation of the left atrium (Fig. 7).
2. Narrowing of the mitral orifice during diastole.
3. Balloon-like appearance of the mitral valve in diastole (Fig. 8).
4. Reduced E – F slope.
5. In the case of atrial fibrillation, a loss of the A wave may be seen as a result dilatation of the left atrium.
6. Anterior movement of the posterior leaflet of the mitral valve during diastole.
7. Multiple parallel echoes, almost proportional to the thickness of the leaflets [1, 5].

If the stenosis is severe and long-standing, pulmonary venous congestion may lead to pulmonary arterial hypertension and, eventually, right heart failure with the following echocardiographic signs:

1. The pulmonary artery is wider than the aorta in the left parasternal short-axis view.
2. Large right ventricle.
3. Large right atrium.

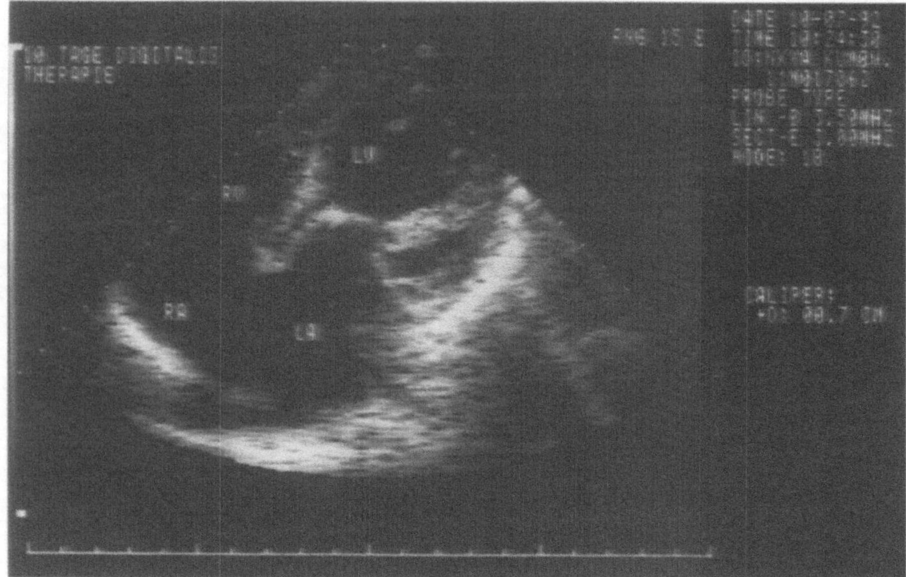

Fig. 8. Same patient as in Fig. 7. Mitral stenosis, four-chamber view

4. Large hepatic veins.
5. Reduced respiratory collapse of the inferior vena cava.

Conclusion

Sonography can play an important role in many diseases found in the tropics. Like all laboratory examinations, it cannot and should not replace clinical judgement.

Unfortunately many of the patients with some of the described illnesses are only seen in the late stage of the diseases. The sonographic features are, therefore, those of advanced stages of the disease.

Summary

Sonography has already been established as a helpful diagnostic tool in conditions which require surgical intervention. This is shown in abdominal as well as in thoracic diseases. Ultrasound may also be used to detect condition which mimic illnesses requiring surgical intervention.

Acknowledgement. I would like to express my gratitude to Dr. H. Diefenthal of the Kilimanjaro Christian Medical Centre in Moshi for his critical review of the manuscript.

References

1. Biamino G, Lange L (1983) Echokardiographie. Höchst, Frankfurt
2. Brockmann WP, Keller G (1983) Real-time-Sonographie des Körpers. Thieme, Stuttgart
3. Hutt MSR, Clifford P (1987) Manson's tropical diseases. Baillière Tindall, London
4. Koischewitz D, Frommhold H, Grauthoff HJ (1979) Sonographische Diagnostik der Leberechino-kokkose. Dtsch Med Wochenschr 104: 401
5. Pfefferkorn JR (1988) Kinderechokardiographie. Thieme, Stuttgart
6. Plorde JJ, Ramsey PG (1991) Harrison's principles of internal medicine, vol 1. MacGraw Hill, New York
7. Ralls PW, Meyers HJ, Lapin SA, Rogers W, Boswell WD, Halls J (1979) Gray-scale ultrasonography of hepatic amoebic abscess. Radiology 132: 125
8. Schriefers KH (1969) Spezielle Chirurgie für die Praxis, vol II, part 1. Thieme, Stuttgart
9. Smith NA, Sanders RC (1984) Clinical sonography – a practical guide. Little and Brown, Boston
10. Weill FS (1982) Ultraschalldiagnostik in der Gastroenterologie. Springer, Berlin Heidelberg New York

Sonographische Diagnostik von Abszessen

Ultrasound Diagnosis of Pyogenic Abscesses

W. Strecker[1], M. Schulte[1], W. Fleischmann[1], M. Elanga[2], A. Ngemba[3] und L. Kinzl[1]

Oberflächliche Abszesse lassen sich klinisch unter Beachtung der klassischen Entzündungszeichen im allgemeinen problemlos diagnostizieren. Die infizierte Region zeigt eine schmerzhafte Schwellung, die betroffene Haut ist gespannt, glänzend, überwärmt und gerötet. Das Symptom „Rötung" ist bei dunkler Hautfarbe allerdings bestenfalls eingeschränkt verwertbar [2]. In tieferen Gewebeabschnitten, in parenchymatösen Organen des Abdomens und in Körperhöhlen sind die klinischen Zeichen einer eitrigen Infektion dagegen weniger typisch, und die Diagnosestellung erweist sich häufig als schwierig. Weder Labor- noch Röntgenuntersuchungen liefern im allgemeinen aussagekräftige Befunde. Kompliziertere Untersuchungstechniken, wie Angiographie oder Computertomographie, sind zu aufwendig und auch meist nicht verfügbar. Auf der anderen Seite steht mit der Sonographie (B-Scan) ein diagnostisches Verfahren zur Verfügung, das in Anschaffung und Unterhalt preiswert ist, keine Strahlenbelastung zeigt und jederzeit wiederholt werden kann.

Epidemiologie

Eitrige Infektionen sind in tropischen Klimazonen sehr häufig. Die Ableitung von Eiter gehört zu den häufigsten chirurgischen Eingriffen in der gesamten 3. Welt [2]. Im Referenzkrankenhaus Gbadolite, Nord-Zaire, wurden 637 (21,2 %) von insgesamt 3003 großen operativen Eingriffen im Zeitraum 1.1.1987 bis 30.6.1989 zur Sanierung tiefer Abszesse durchgeführt. Das diagnostische Spektrum dieser Operationen umfaßte Tuboovarialabszesse, Leber- und Schilddrüsenabszesse, Gelenkempyeme und zahlreiche Fälle einer tiefen Pyomyositis.

Unter Berücksichtigung der sog. kleinen Chirurgie, die in der chirurgischen Ambulanz durchgeführt wurde, schätzen wir den Gesamtanteil der septischen Eingriffe auf mehr als 30 %. Diese Rate ist wahrscheinlich in kleineren Distriktkrankenhäusern und Gesundheitsstationen noch wesentlich höher.

Die Gründe für die hohe Morbidität an eitrigen Infektionen in tropischen Klimazonen sind nicht bekannt. Anämie, Unter- und Fehlernährung und schlechte hygieni-

---

1 Abteilung für Unfallchirurgie, Hand- und Wiederherstellungschirurgie der Universität Ulm, Steinhövelstr. 9, D-89075 Ulm
2 Service de chirurgie orthopédique et traumatologique, Hôpital univ. Brugman, Bruxelles, Belgien
3 Département de Chirurgie, Clinique Universitaire, Kinshasa, Zaire

Hefte zu „Der Unfallchirurg", Heft 252
Strecker/Kinzl (Hrsg.), Tropenchirurgie II /
Tropical Surgery II
© Springer-Verlag Berlin Heidelberg 1996

sche Bedingungen sind möglicherweise Kofaktoren. Zusätzlich scheint die HIV-Infektion ein begünstigender Faktor zu sein. Die Seropositivität gegenüber HIV 1-Antikörpern war bei unseren Patienten mit Tuboovarialabszessen und sonstigen ausgedehnten tiefen Abszessen (n = 80; 20 %) um den Faktor 2,4 höher als bei klinisch asymptomatischen Personen, wie etwa Blutspendern und Traumapatienten (n = 667; 8,2 %) [6].

Materialien und Methoden

Im genannten Zeitraum wurden alle Patienten der Abteilung für Chirurgie einer Ultraschalldiagnostik unterzogen, die die folgenden klinischen Symptome zeigten:

- Akutes Abdomen
- Intraabdomineller Tumor (Leber, Milz, Pankreas, Nieren, Lymphknoten, Uterus, Adnexe)
- Sonstige tumoröse Schwellungen (Schilddrüse, Lymphknoten, Muskulatur, Gelenke)
- Kardiopulmonale Funktionsstörungen (Herz, Lunge, Pleura)
- Urogenitale Funktionsstörungen (Nieren, Harnblase, Prostata)

Alle Untersuchungen erfolgten mit einem tragbaren Sonographiegerät (Fa. Siemens; Sonoline LS 200) unter Verwendung eines Linearschallkopfes der Frequenz 3,5 MHz. Es wurde ein handelsübliches Kontaktgel verwendet. Insgesamt wurden 3820 Untersuchungen bei 2746 Patienten durchgeführt.

Ergebnisse

Sonographische Stadien pyogener Abszesse

Die Entwicklung pyogener Abszesse folgt in allen Organen einem typischen pathologischen und klinischen Verlauf, der sich durch 3 Stadien charakterisieren läßt. Dieser Verlauf in 3 Stadien kann sonographisch gut verfolgt und dargestellt werden [5]:

1. Stadium: In der initialen Phase der Infiltration (*Primärstadium*) zeigt das erkrankte Gewebe sonographisch eine Vergröberung eines zunächst homogenen Musters, einem Gewebeödem entsprechend (Abb. 1). Im weiteren Verlauf nimmt die Heterogenität der Abszeßregion bei noch unscharfer Abgrenzung zum gesunden benachbarten Parenchym hin zu.

2. Stadium: Im beginnenden Einschmelzungsprozeß (*Sekundärstadium*) stellen sich verflüssigte Abszeßanteile sonographisch echofrei bis echoarm dar. Vereinzelte echoreichere Anteile, nekrotischem Gewebe entsprechend, können persistieren (Abb. 2). Mit fortschreitender Einschmelzung nimmt die Echogenität zu, und die Grenzen zwischen Abszeßhöhle und benachbartem Gewebe werden schärfer. Bei den sehr seltenen Infektionen mit gasbildenden Erregern lassen sich gelegentlich sonographisch Gasbläschen nachweisen mit entsprechender dorsaler Schallauslöschung. Diese Gasbläschen sind meistens perlschnurartig in ventralen Abszeßanteilen angeordnet.

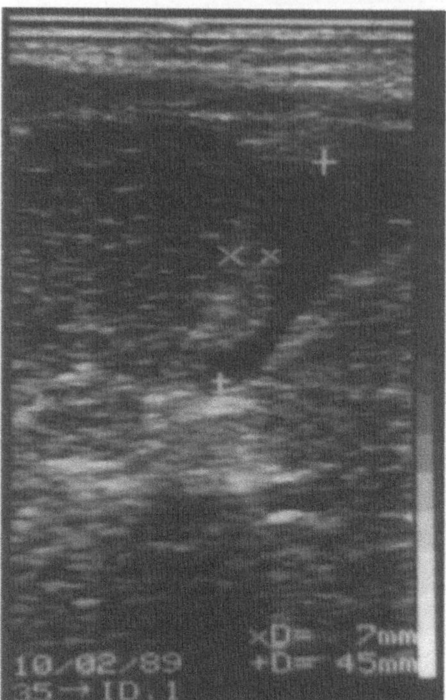

Abb. 1. Oberbauchdiagonalschnitt rechts. Pyogener Leberabszeß Stadium 1 im rechten Leberlappen mit reaktivem Ödem der Gallenblasenwand (*xx*) („steinlose Cholezystitis"); schüttere Auflockerung des benachbarten Leberparenchyms

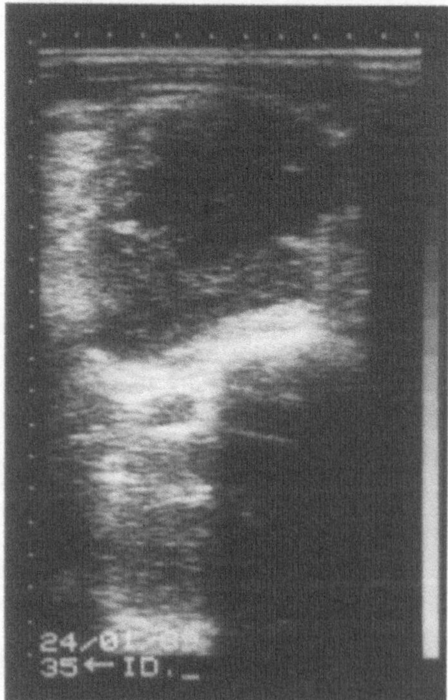

Abb. 2. Oberbauchquerschnitt rechts. Pyogener Leberabszeß, frühes Stadium 2, in einem weit nach kaudal reichenden rechten Leberlappen bei Hepatomegalie. Heterogener, überwiegend echoarmer Abszeßinhalt, unscharfe Begrenzung

Abb. 3. Oberbauchquerschnitt rechts. Paren-
chymnarbe mit Verkalkung und dorsalem Schallschatten 8 Monate nach alleiniger antibiotischer
Therapie

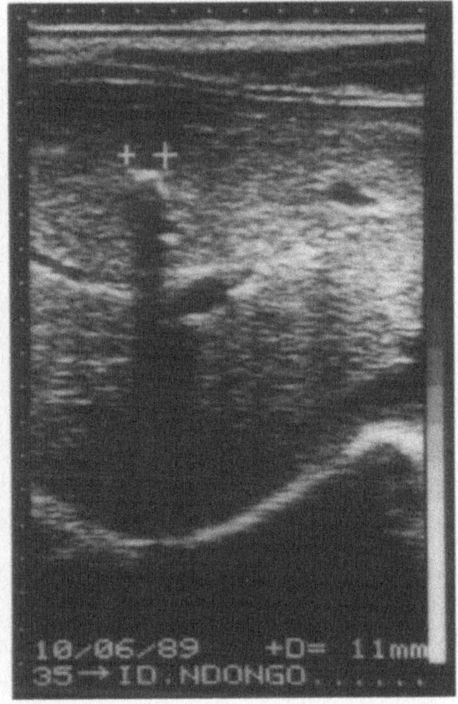

3. Stadium: Die Abheilungsvorgänge (*Tertiärstadium*) sind durch eine Wundretrak-
tion und die Bildung von Narbengewebe charakterisiert. Sonographisch wird der
ehemalige Abszeßinhalt heterogener bei zunehmender Echodichte. Die Grenzen zum
gesunden Nachbargewebe hin verwischen sich. Abszeßnarben bleiben meist echorei-
cher. In seltenen Fällen können zusätzlich Kalkeinschlüsse mit typischen dorsalen
Schallschatten gefunden werden (Abb. 3).

Klinische Manifestationen

Subkutangewebe

Entzündliche Veränderungen des Unterhautfettgewebes sind einschließlich betroffe-
ner Lymphknoten der klinischen Untersuchung im allgemeinen gut zugänglich. Dennoch kann die Sonographie einen wertvollen Beitrag in der differentialdiagnostischen Abklärung zwischen Abszessen und Hämatomen sowie anderen Weichteilschwellungen liefern, insbesondere bei extensivem Unterhautfettgewebe. Darüber
hinaus erlaubt die Sonographie im Falle von subkutanen Infektionen weitere Informationen über die Ausdehnung und das Stadium einer Entzündung. Dadurch lassen
sich häufig Indikation und Zeitpunkt einer chirurgischen Intervention genauer fest-
legen.

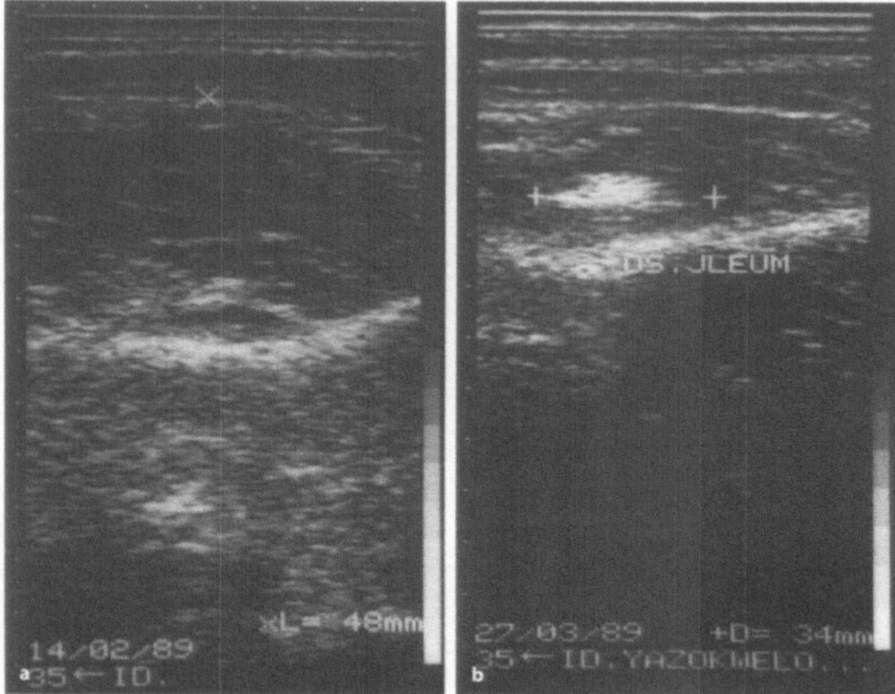

Abb. 4a, b. Lateraler Unterbauchschrägschnitt. **a** Links: Abszeß, Stadium 2, im M. psoas mit beginnender zentraler Einschmelzung. **b** Rechts: Echoreiche Narbe (++) nach chirurgischer Drainage einer Pyomyositis des M. psoas

Muskulatur

Der klinische Nachweis von inter- und intramuskulären Abszessen ist oft schwierig, insbesondere bei tief liegender Muskulatur, wie z. B. dem M. iliopsoas (Abb. 4). Intramuskuläre Abszesse, als Pyomyositis bezeichnet, sind in tropischen Klimazonen häufig. Die Ultraschalldiagnostik erweist sich hierbei von großem Wert, nicht nur für die Feststellung der Lokalisation, Ausdehnung und des Reifestadiums tiefer Abszesse, sondern sie liefert auch die nötigen Informationen für die Planung und Durchführung der entsprechenden Therapie. Nach unseren Erfahrungen kann die Pyomyositis in allen großen quergestreiften Muskeln auftreten. Dennoch sind einige Prädilektionsstellen erwähnenswert: M. quadriceps, Wand von Thorax und Abdomen, M. iliopsoas, M. erector spinae.

Gelenke

Entzündliche Gelenkerkrankungen mit Eitererregern sind in tropischen Ländern selten, tuberkulöse Gelenkaffektionen werden andererseits häufiger beobachtet. Im Frühstadium von eitrigen Gelenkentzündungen reichen klinische Symptome im allgemeinen für die Diagnosestellung aus. Die Sonographie kann sich jedoch wertvoll in

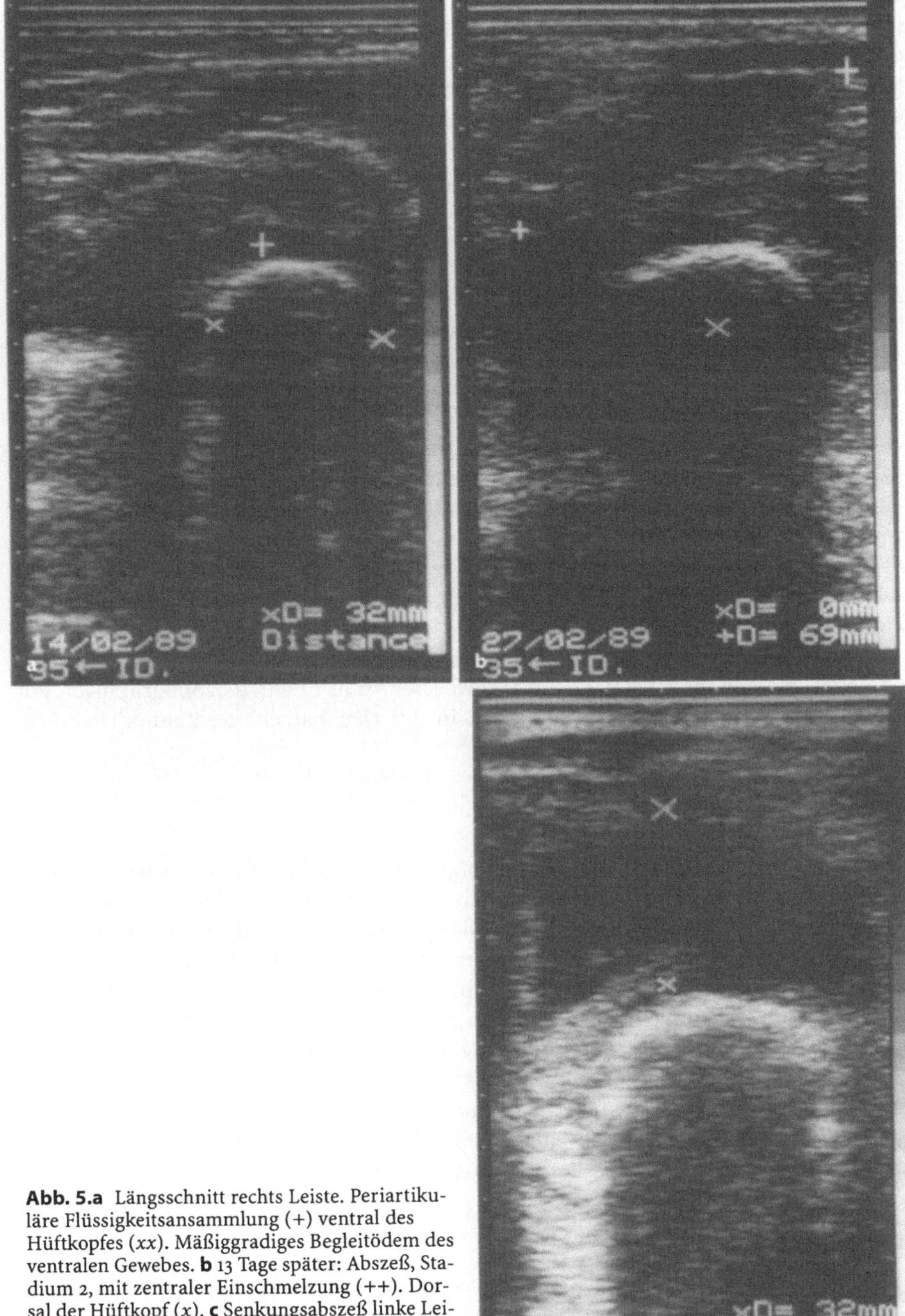

Abb. 5.a Längsschnitt rechts Leiste. Periartikuläre Flüssigkeitsansammlung (+) ventral des Hüftkopfes (*xx*). Mäßiggradiges Begleitödem des ventralen Gewebes. **b** 13 Tage später: Abszeß, Stadium 2, mit zentraler Einschmelzung (++). Dorsal der Hüftkopf (*x*). **c** Senkungsabszeß linke Leiste, Stadium 2, mit ausgedehnter Einschmelzung (*xx*). Dorsal: Gelenkkapsel, geringer Gelenkerguß und Hüftkopf

der Diagnostik von den Gelenkergüssen erweisen, die der klinischen Untersuchung schwer zugänglich sind (Hüftgelenk, Schultergelenk). Sonographiegesteuerte Punktionen erlauben darüber hinaus eine frühe und spezifische Diagnose. Eine frühzeitige adäquate Behandlung kann u. U. einer progredienten Zerstörung von Knorpel und Knochen vorbeugen.

Die Diagnostik einer Spondylodiszitis im Frühstadium ist sehr schwierig. Röntgenologische Veränderungen, wie etwa knöcherne Destruktionen der Wirbelkörpergrund- oder deckplatten sind bereits Ausdruck eines fortgeschrittenen Entzündungsstadiums. Manchmal kann ein Ödem des Paravertebralraumes in der Nachbarschaft des infektiösen Fokus sonographisch dargestellt werden. Sicher nachweisbar sind aber erst Abszesse im Stadium 2. Ein besonders typischer Verlauf paravertebraler Abszesse der Lendenwirbelsäule stellt der Senkungsabszeß im M. psoas dar (vgl. Abb. 4). Mitunter wühlt sich die Eiterstraße hinter dem Leistenband weiter, bis in die Nachbarschaft des Hüftgelenkes, und endet schließlich im Adduktorenkanal (Abb. 5). Die betroffenen Patienten bieten das typische klinische Bild der „schmerzhaft flektierten Hüfte". Aufgrund einer alleinigen klinischen Untersuchung ist die Diagnosestellung jedoch schwierig. Differentialdiagnostisch muß eine Adenitis und Periadenitis der parailiakalen und inguinalen Lymphknoten ebenso erwogen werden wie eine bakterielle oder tuberkulöse Koxitis, eine Osteomyelitis, ein M. Perthes, Frakturen, Tuboovarialabszesse, Hernien und eine akute Appendizitis im Falle von rechtsseitigen Prozessen [2]. In diesem differentialdiagnostischen Dilemma erweist sich die Sonographie häufig als hilfreich.

Eine Spondylodiszitis der Brustwirbelsäule wird nicht selten von Pleuraergüssen begleitet, die sonographisch leicht nachweisbar sind. Ebenfalls sonographisch gut nachweisbar sind Weichteilschwellungen in der Nachbarschaft entzündlicher Prozesse der Halswirbelsäule.

Knochen

Die *akute Osteomyelitis* ist eine typische Komplikation bei Kindern mit Sichelzellenanämie. Die häufigsten Manifestationen finden sich dabei in den Metaphysen des distalen Femur und der proximalen Tibia. Insbesondere bei jüngeren Kindern lassen sich diese Entzündungsherde sonographisch früh nachweisen. Die Röntgendiagnostik liefert dagegen im Frühstadium einer Osteomyelitis keine weiterführenden Informationen.

Eine akute Osteomyelitis ist ein chirurgischer Notfall, und die sofortige Abszeßdrainage ist obligat. Eine derartige Dringlichkeit ist bei chronischer Osteomyelitis, insbesondere dann, wenn bereits eine Fistelung besteht, nicht gegeben. Hier erfolgt die Diagnosestellung aufgrund von Anamnese, lokalem Erscheinungsbild und Röntgennativdiagnostik, evtl. ergänzt durch eine Fistulographie. Die Sonographie bietet hier im allgemeinen keine wesentliche Zusatzinformation.

Parenchymatöse Organe

In den Tropen sind *Leberabszesse* häufig. Der Amöbenabszeß zeigt dabei eine Morbidität von 84 bis 90 % aller Leberabszesse in Afrika [4]. Die Diagnostik von Leberabszessen ist eine Domäne der Sonographie. Die Differenzierung zwischen pyogenem und Amöbenleberabszeß (Abb. 6) ist sonographisch jedoch nicht immer eindeutig

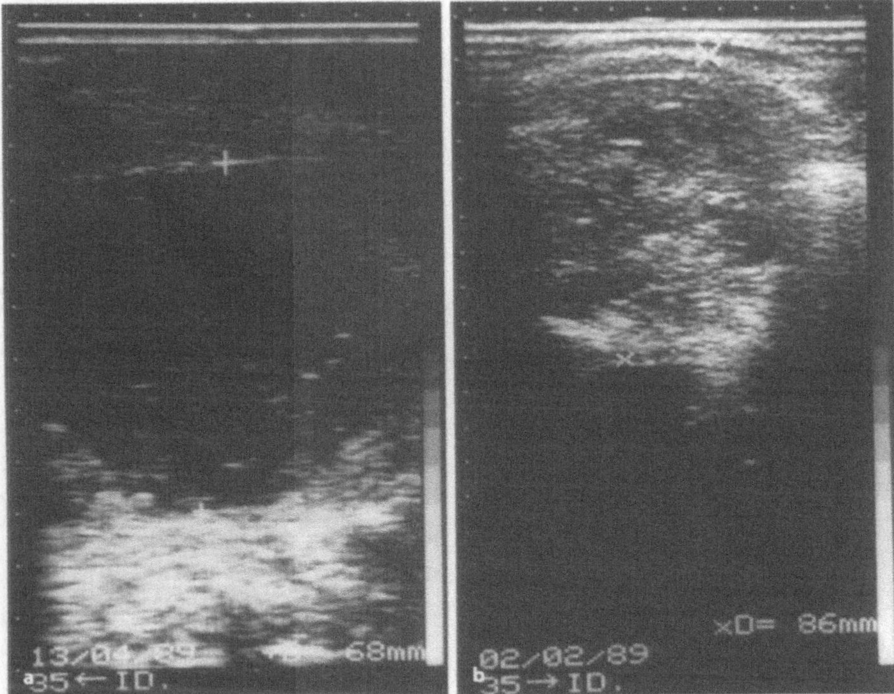

Abb. 6a, b. Tiefer Oberbauchquerschnitt rechts. **a** Weitgehend verflüssigter Amöbenabszeß (++) im rechten Leberlappen kaudal, überwiegend echofrei mit vereinzelten Binnenechos dorsal. **b** Großer Amöbenabszeß (*xx*) im linken Leberlappen nach abgeschlossener systemischer Therapie mit Metronidazol. Der „echomorphologische Heilungsprozeß" hinkt der klinischen Heilung durchschnittlich 4–5 Monate hinerher [4]. Deutliche Zunahme der Heterogenität und Echodichte

möglich [5]. Selbstverständlich müssen Anamnese, klinische Symptomatik und insbesondere die Untersuchung der benachbarten Strukturen, wie Pleurahöhle, Gallenblase und -gänge, Pankreas, Zökum und Appendix, mit in die Diagnostik einbezogen werden. Diese Organe sind der sonographischen Untersuchung gut zugänglich, so daß die definitive Diagnosestellung dadurch erleichtert wird.

Darüber hinaus bietet die Sonographie die Möglichkeit einer kontrollierten Punktion verflüssigter Abszeßanteile, sei es um die Verdachtsdiagnose zu präzisieren, sei es um eine definitive Behandlung mittels einer Drainage von pyogenen Leberabszessen zu unterstützen. Die Behandlung von Amöbenabzessen der Leber erfolgt dagegen grundsätzlich konservativ.

Primär eitrige Abszesse in anderen parenchymatösen Organen des Abdomens, wie Milz, Nieren und Pankreas, sind selten. Die Pathologie und das entsprechende Ultraschallbild dieser Abszesse folgen dem oben beschriebenem Muster in 3 Stadien. Sekundäre eitrige Infektionen der Nieren, meistens aufgrund einer Obstruktion der ableitenden Harnwege, wie etwa im Fall einer Bilharziose, verursachen i. allg. keine parenchymatösen Abszesse, sondern eine interstitielle Nephritis oder eine Pyelonephritis. Bei intraparenchymatösen Flüssigkeitsansammlungen ist bei entsprechen-

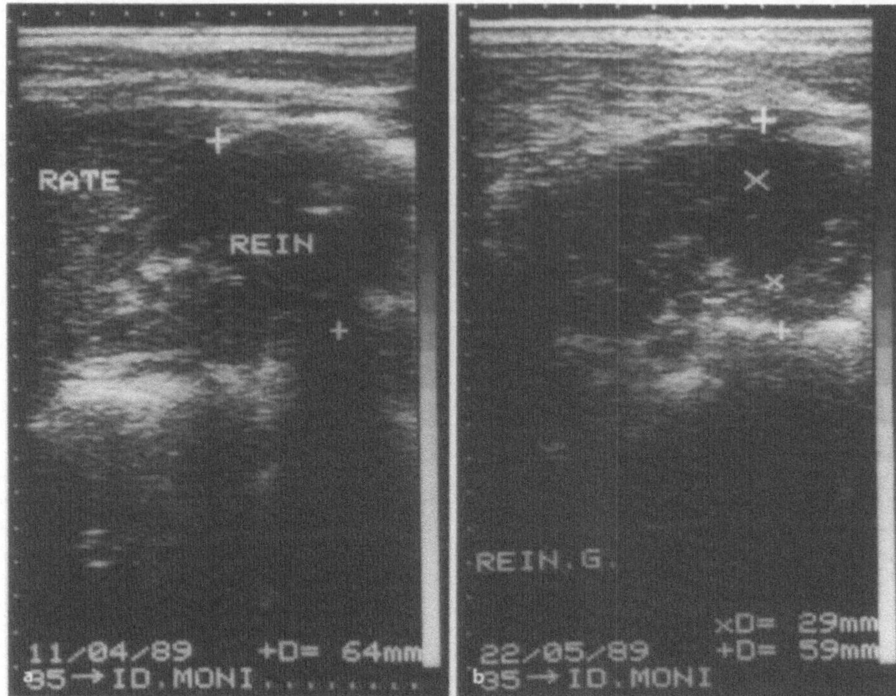

Abb. 7a, b. Interkostalschnitt links. Aufhebung der Parenchymstruktur der Niere; echoarmer zentraler Bereich (*x*), einem Hämatom entsprechend (Patient, 25 Jahre, nach Verkehrsunfall)

der Anamnese (Trauma, Gerinnungsstörung) an Parenchymeinblutungen zu denken (Abb. 7).

Perirenale Abszesse sind in den Tropen nicht selten. Bei der Einschmelzung des perirenalen Fettgewebes wird zumeist der vorgegebene Faszienraum respektiert. Der sonographische Nachweis bereitet i. allg. keine Schwierigkeiten (Abb. 8).

Pankreasabszesse sind eine gefürchtete Komplikation einer akuten Pankreatitis. Das Ultraschallbild bietet häufig eine bunte morphologische Vielfalt entsprechend der zugrunde liegenden Pathologie, mit Infiltrationen von Eiter, nekrotischem Gewebe und Blutkoageln ins kleine Netz, dem mesenterialen oder perirenalen Fettgewebe. Die akute Pankreatitis ist häufig von einem Meteorismus begleitet, der die sonographische Untersuchung erschwert oder gar unmöglich macht.

Weitere eitrige Einschmelzungen, wie perianale Abszesse und Prostataabszesse, sind der klinischen Untersuchung gut zugänglich. Hier kann die Sonographie mit den Standardschallköpfen keinen diagnostischen Beitrag leisten.

Abszesse in extraabdominellen parenchymatösen Organen betreffen Brust und Schilddrüse. Im Gegensatz zu den industrialisierten Ländern sind diese Affektionen in vielen tropischen Regionen durchaus häufig. *Schilddrüsenabszesse* entwickeln sich meist auf dem Boden einer Struma. Eine meta- oder isochrone Inzidenz mit sonstigen Abszessen wird mitunter beobachtet. Eine „schmerzhafte Schilddrüse" findet sich entweder bei Einblutungen in eine Struma oder bei einem Abszeß. Die Entwick-

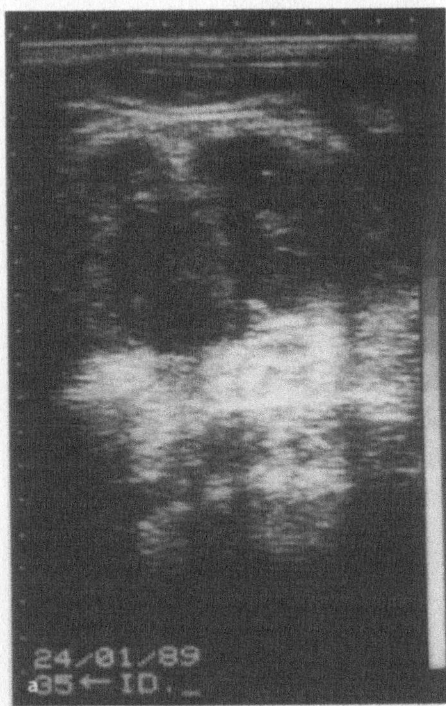

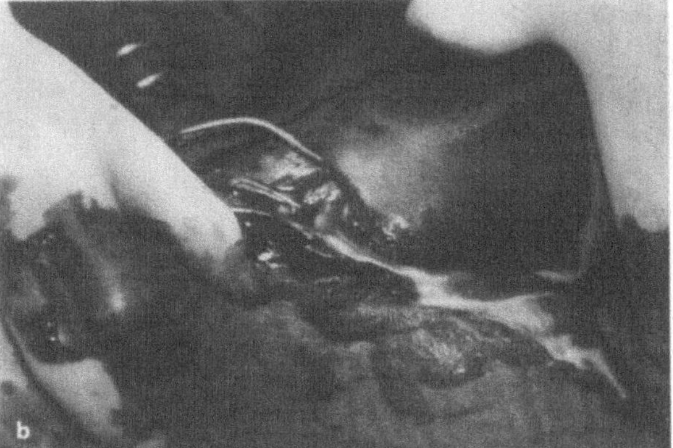

Abb. 8.a Flankenschnitt links. Einschmelzung des perirenalen Fettgewebes, Stadium 2. **b** Abszeßeröffnung über einen retroperitonealen Zugang links. Der Patient befindet sich in Rechtsseitenlage

lung von Schilddrüsenabszessen folgt den oben beschriebenen 3 Stadien. Die sonographische Abklärung läßt sich problemlos durchführen. In den Fällen, bei denen sich weder klinisch noch sonographisch eine Unterscheidung zwischen Abszeß, Hämorrhagie und Kolloidanteilen durchführen läßt, ist mittels der sonographiegesteuerten Nadelaspiration eine definitive Diagnosestellung möglich (Abb. 9).

Akute *eitrige Brustinfektionen* treten meist in der frühen Stillphase auf. Die rechtzeitige Diagnosestellung und entsprechende chirurgische Behandlung sind wichtig, um Destruktionen des Brustgewebes zu verhindern und das weitere Stillen zu

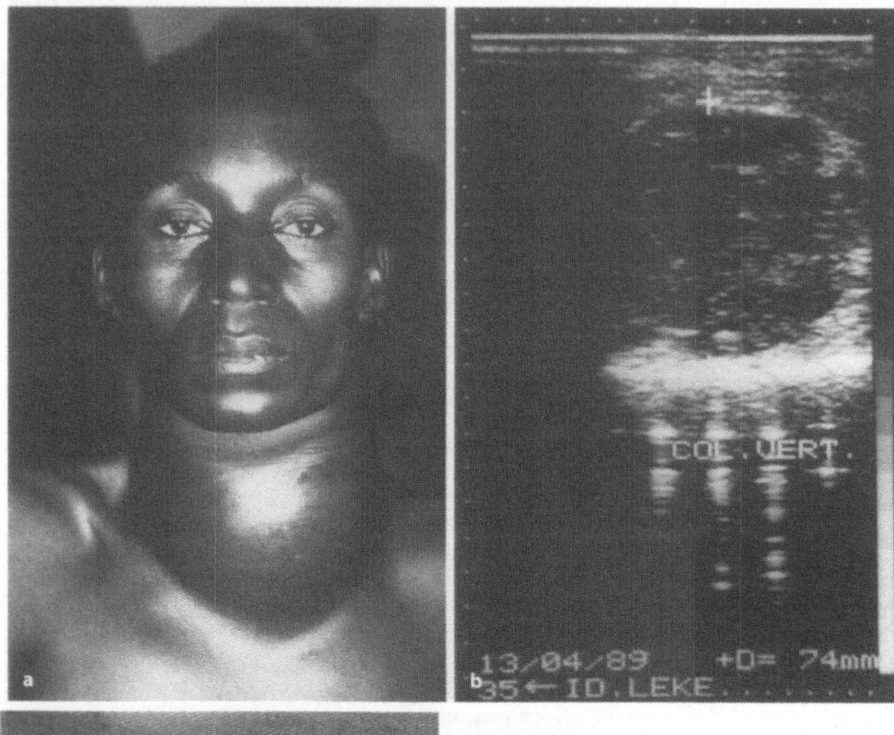

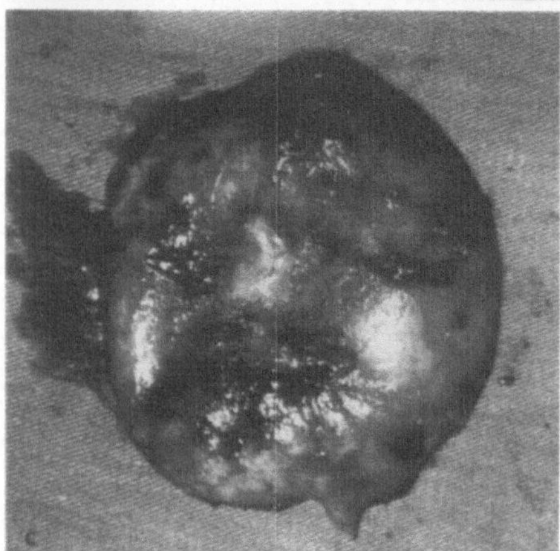

Abb. 9.a Patientin, 40 Jahre, mit schmerzhaft gespannter Struma IV. **b** Halslängsschnitt. Partiell liquide Einschmelzung des Schilddrüsenparenchyms (++), einem Abszeßstadium 2 entsprechend; dorsal angeschnitten die Halswirbelsäule. **c** Operationspräparat (etwa 8 cm Durchmesser)

ermöglichen. Im allgemeinen erlauben Klinik und Sonographie eine eindeutige Diagnosestellung. Im Zweifelsfall oder bei subakuten oder chronisch rezidivierenden Abszessen können Nadelaspiration oder Nadelbiopsie weitere Informationen liefern. In solchen Fällen muß immer die Differentialdiagnose einer malignen Knotenbildung in Betracht gezogen werden.

Abszesse in Körperhöhlen (Abdomen, Pleura-, Perikardhöhle)

Subphrenische, subhepatische Abszesse und Abszesse im kleinen Becken sind klinisch schwer nachweisbar. Die Sonographie erweist sich als ideales Diagnostikum zum Nachweis von intraabdominellen Flüssigkeitsansammlungen. In den Tropen besonders häufig sind Schlingenabszesse, parakolische und retroperitoneale Abszesse auf dem Boden von Typhus und Paratyphus. Gedeckte oder freie intraabdominelle Perforationen werden aber auch gelegentlich bei Ulcera duodeni, Appendicitiden und Adnexitiden beobachtet [1]. Von den intraabdominellen septischen Herden lassen sich die Adnexitis und Cholecystitis sonographisch im allgemeinen gut, die Appendicitis nur gelegentlich nachweisen.

Tuboovarialabszesse stellen eine der häufigsten Abdominalerkrankungen in tropischen Ländern dar. Die Pathomorphologie ist sehr vielfältig, und akute Unterbauchschmerzen bereiten erhebliche differentialdiagnostische Probleme. Die akute Appendizitis, Harnwegsinfektionen und die Extrauteringravidität, noch intakt oder rupturiert, müssen in die Überlegungen mit einbezogen werden. Entsprechend der vielfältigen Pathologie der infektiösen Tuboovarialerkrankungen zeigt sich die Ultraschallmorphologie ebenfalls äußerst bunt.

Folgende Informationen lassen sich durch eine gründliche sonographische Untersuchung gewinnen:
Freie Flüssigkeit in der Bauchhöhle? Abschätzung von Volumen und Qualität dieser Flüssigkeit. Intakte Schwangerschaft? Flüssigkeit (Blut, Eiter), intrauteriner Kindstod, Fremdkörper sowie Gasansammlungen im Cavum uteri? Wanddicke und Konsistenz des Myometrium? Ödem oder sonstige Strukturveränderungen des Endometrium (Hinweise auf Schwangerschaft?). Extrauteringravidität, rupturiert, mit (freier Flüssigkeit im kleinen Becken (Douglas) oder noch intakt (fokale Verdickung eines Eileiters mit manchmal nachweisbarem Foetus)? Adnexitis (randverdickte Eileiter mit Flüssigkeitsverhalt)? Pyosalpinx? Hämatosalpinx? Tuboovarialzyste?

Im Falle einer konservativen Behandlung einer Adnexitis kann die Verlaufskontrolle sonographisch erfolgen. Bei Therapieresistenz und Ausbildung von Tuboovarialabszessen kann durch die Sonographie ggf. eine entsprechende Operationsindikation frühzeitig gestellt werden.

302 unserer Patientinnen wurden unter der sonographischen Diagnose eines akuten Tuboovarialabszesses laparotomiert. Bei 295 Patientinnen konnte die sonographische Diagnose intraoperativ bestätigt werden.

Zusammengefaßt erwies sich die Sonographie in Kombination mit der klinischen Untersuchung als sehr zuverlässig in der Diagnostik von Adnexitiden. Die Differentialdiagnose gegenüber Extrauteringraviditäten, intrauterinem Kindstod, Adnex- und Uterustumoren bereitet im allgemeinen keine Probleme. Die Effizienz von Ultraschalluntersuchungen des Unterbauches läßt sich durch eine gefüllte Harnblase der Patienten wesentlich steigern. Diese dient als Schallfenster.

Flüssigkeitsansammlungen in der *Pleurahöhle* sind häufig eine Begleiterscheinung bei Pneumonie, Tuberkulose und Bronchialkarzinom. Die Entwicklung von Pleuraempyemen ist nicht selten Folge von chronischen Lungenerkrankungen, inadäquater medikamentöser Therapie von Pneumonien und von Immunmangelzuständen. Die frühzeitige Diagnosestellung und Entlastung von Flüssigkeitsansamm-

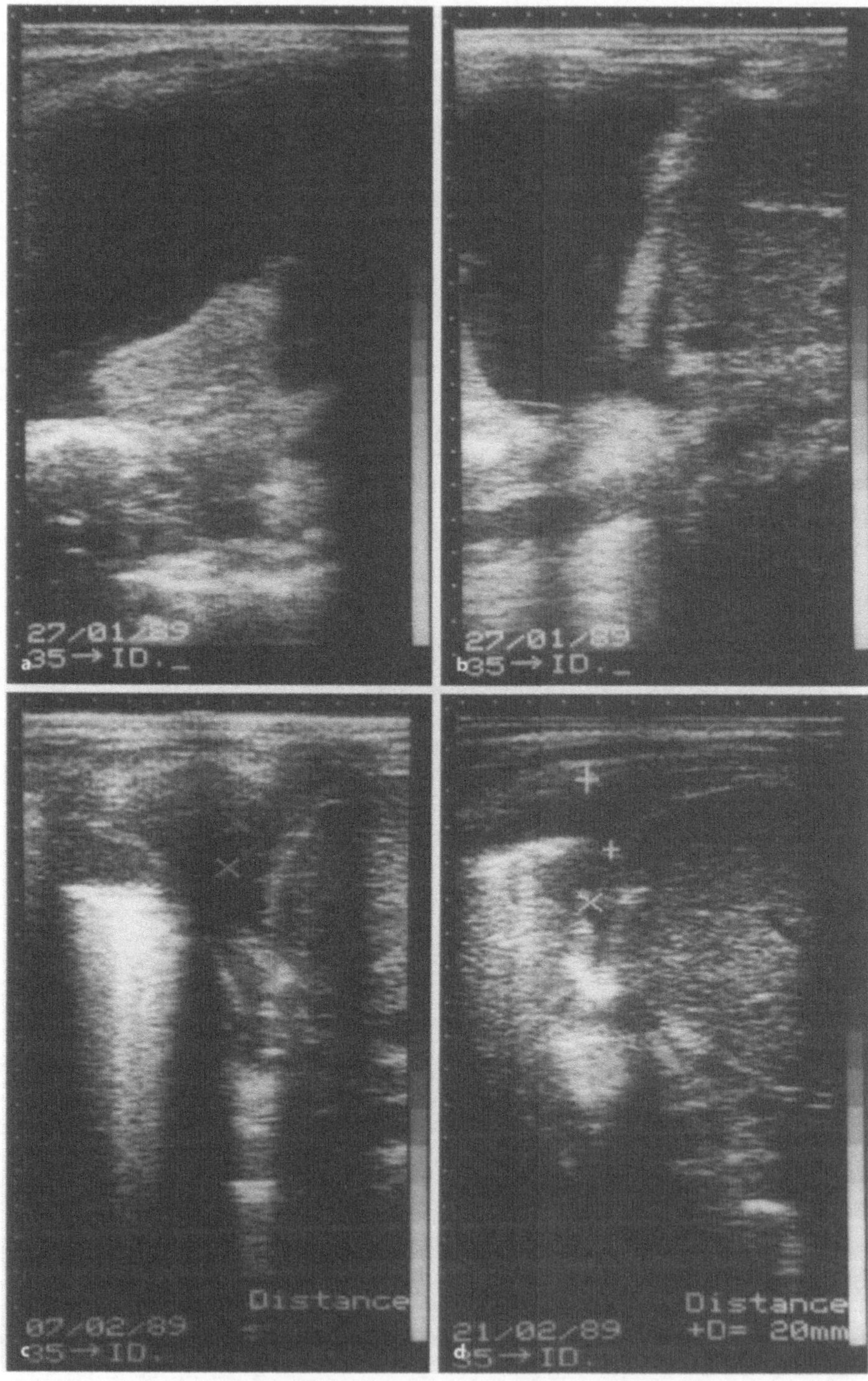

lungen in der Pleurahöhle ist dringlich, um eine Progredienz der Erkrankung oder das Auftreten chronischer entzündlicher Stadien mit einer Eindickung von Eiter und einer bindegewebigen Umwandlung der Pleura im Sinne einer Schwartenbildung (Abb. 10) zu verhindern.

Der sonographische Zugang zur Pleurahöhle erfolgt jeweils interkostal. Gesundes, luftgefülltes Lungengewebe ist nicht schalleitend und daher der sonographischen Untersuchung nicht zugänglich. Ebenfalls setzt die Darstellung des Zwerchfelles einen Pleuraerguß als Schallfenster voraus. Das Zwerchfell stellt sich dann typisch als Doppellinie dar (Abb. 10 c, d). Die Lokalisierung von Pleuraergüssen gelingt i. allg. ohne Schwierigkeiten. Aussagen über Volumina und Qualität der Flüssigkeitsansammlung sind möglich. Sonographiegesteuerte Punktionen und Drainagen können dabei die Diagnosestellung erleichtern und erlauben gleichzeitig eine effektive Behandlung.

Diagnosestellung und Therapie von Flüssigkeitsansammlungen im *Perikard* erfolgen hierzu analog. Der sonographische Zugang erfolgt entweder vom Epigastrium her, parasternal interkostal oder im Fall von gleichzeitigen Pleuraergüssen über einen entsprechenden interkostalen Zugang.

Diskussion

Eitrige Infektionen sind in tropischen Regionen häufig. Während oberflächliche Abszesse der klinischen Diagnostik gut zugänglich sind, bereitet der Nachweis tiefer Abszesse in Muskeln, Gelenken, parenchymatösen Organen und Körperhöhlen häufig große Schwierigkeiten. Im Zweifelsfall oder bei klinischem Verdacht kann letztlich eine Abklärung nur mittels chirurgischer Exploration erzwungen werden. Derartige diagnostische Engpässe sind nicht selten. Gerade hier erweist sich die Sonographie von großem Wert. Gegebenenfalls können Verdachtsdiagnosen durch sonographiegesteuerte Nadelaspiration bestätigt werden und durch bakteriologische und zytologische Analysen ergänzt werden. Sonographiegesteuerte Drainagen des Eiterherdes können chirurgische Eingriffe überflüssig machen und somit eine Einsparung von Risiken und Kosten für den Patienten bedeuten. Die frühzeitige Diagnosestellung von Abszessen erlaubt eine adäquate und effektive Behandlung, septische Komplikationen können vermieden werden. Im Falle einer Adnexitis läßt sich der Krankheitsverlauf unter konservativer Behandlung sonographisch kontrollieren.

Durch eine verbesserte Diagnostik läßt sich die stationäre Aufenthaltsdauer der Patienten verkürzen. Unnötige Patientenverlegungen in häufig weit entfernte Regional- bzw. Spezialkliniken lassen sich in einzelnen Fällen vermeiden. Dieser Aspekt ist in einer Kosten-Nutzen-Analyse ebenso zu berücksichtigen wie die primären Kosten für das Ultraschallgerät und dessen Transport sowie das Vorhalten eines Untersu-

◁

Abb. 10 a, b. Interkostalschnitt rechts bei einer 25jährigen Patientin mit Pleuritis tuberculosa; dorsal große Fibrinzotten. Beginn der tuberkulostatischen Therapie
c Nach 10 Tagen Rückbildung des Pleuraergusses (*x*) und Zunahme der Echodichte; rechts angeschnitten: Diaphragma und Leber
d Nach 4 Wochen nahezu vollständige Resorption des Ergusses (++); dorsal bindegewebige Verdichtung im Sinne einer Schwartenbildung

chungsraumes. Hinzu kommen die Investitionen für eine stabile und zuverlässige Stromversorgung sowie zusätzlich die laufenden Unterhalts- und Wartungskosten [3].

Zusammenfassung

Eitrige Infektionen sind in tropischen Klimazonen häufig, und die Drainage von eitrigen Abszessen ist der häufigste und wichtigste chirurgische Eingriff in der 3. Welt schlechthin. Während oberflächliche Abszesse der klinischen Diagnostik gut zugänglich sind, bereitet die Diagnosestellung bei tiefen Abszessen in Muskeln, Gelenken, parenchymatösen Organen und Körperhöhlen häufig erhebliche Probleme. In derartigen Situationen bietet die konventionelle Ultraschalldiagnostik (B-Scan) eine wertvolle Hilfe. Darüber hinaus erlaubt die sonographiegesteuerte Punktion eine Bestätigung und Präzisierung der Diagnose. Eine entsprechende sonographiegesteuerte Drainage kann in manchen Fällen chirurgische Eingriffe überflüssig machen und somit zur Kosteneinsparung beitragen. Auf der Grundlage unserer Erfahrungen mit über 3820 Sonographien bei 2746 Patienten in Nord-Zaire werden die sonographischen Charakteristika eitriger Abszesse beschrieben. Klinische Beispiele mit der entsprechenden Ultraschallmorphologie werden dargestellt.

Summary

Pyogenic infections are common in tropical countries and draining pus is one of the most frequent surgical operations all over the developing world. While superficial abscesses are easily detectable by clinical means the diagnosis of deeper abcesses in muscels, joints, parenchymatous organs and body cavities is frequently difficult or even impossible. In those situations B-mode ultrasound represents a valuable diagnostic tool.

Furthermore, diagnosis may be confirmed or defined by ultrasound guided needle aspiration and ultrasound-guided drainage. Those measures may save surgical interventions and cost. Based on our experience with more than 3820 ultrasound examinations in 2746 patients of Northern Zaire sonographic characteristics of pyogenic abscesses are defined.

Clinical examples of pyogenic affections with the corresponding ultrasound morphology are presented.

Literatur

1. Ajayi AT, Adejuyigbe O, Makanjuola D (1993) Radiologic and sonographic evaluation of intra-abdominal abscesses in a Nigerian population. East Afr Med J 70: 540–543
2. King M, Bewes P, Cairns J, Thornton J (1990) Primary surgery, vol 1: Non-Trauma. Oxford University Press, Oxford
3. Kurjak A. Breyer B (1986) The use of ultrasound in developing countries. Ultrasound Med Biol 12: 611–621
4. Soubeyrand J, Leonetti P, Moncany G (1986) Pathologie Africaine. Masson, Paris
5. Strecker W, Friedrich JM, Kunz R (1991) Diagnostic échographique de l'abcès hépatique. Méd Trop 51: 459–466
6. Strecker W, Gürtler L, Schilling M, Binibangili M, Strecker K (1994) Epidemiology and clinical manifestation of HIV infection in Northern Zaire. Eur J Epid 10: 95–98

Teil III. Neurologie / Neurotraumatologie

Tropenneurologie

Tropical Neurology

E. Schmutzhard, B. Pfausler und G. Stockhammer

Univ.-Klinik für Neurologie, Anichstraße 35, A-6020 Innsbruck, Österreich

Einleitung

Der Terminus Tropenneurologie datiert mehr als 20 Jahre zurück, als erstmals in den frühen 70ger Jahren zwei Bücher mit dem Titel „Tropical Neurology" Teilaspekte der Tropenmedizin, die Bezug zum Fachgebiet Neurologie hatten, in eher kursorischer Art, unsystematisch und willkürlich zusammengestellt, zusammenfaßten. Erst in den letzten Jahren hat sich die Anerkennung des Spezialgebietes Tropenneurologie durchgesetzt. Dies manifestiert sich durch die Einrichtung eines eigenen Lehrstuhles für „Neurologie Tropicale" in Limoges (Frankreich), sowie im ersten, überaus umfangreichen, systematischen Buch über „Tropical Neurology", von Gustavo Roman herausgegeben.

Ähnlich wie in europäischen Krankenhäusern (Univ.-Klinik Innsbruck 1992: Neurologische Patienten/Gesamtzahl der Patienten: 4555/64 273 [7,1 %]) stellen neurologische Patienten an die 10 % des stationär aufgenommenen Patientengutes in den Tropen (1979: 9,2 %) [4]. Allerdings unterscheidet sich das Diagnosespektrum in tropischen Ländern grundlegend von dem in europäischen bzw. nordamerikanischen Krankenhäusern beobachteten. Außerdem gibt es innerhalb der sog. tropischen Länder auffällige Differenzen. Nicht nur geographische und klimatische, sondern auch soziale und vor allem wirtschaftliche Unterschiede tragen dazu bei. Zudem unterscheidet sich das Krankheitsspektrum entsprechend dem ruralen bzw. urbanen Einzugsbereich des jeweiligen Krankenhauses bzw. der jeweiligen neurologischen Fachabteilung. Eine Vergleichbarkeit des Diagnosespektrums wird durch die unterschiedliche medizinische, insbesondere apparative Infrastruktur erschwert.

Aufgabe dieser Übersicht ist es, die Tropenneurologie in ihrem überaus bunten, breiten und vor allem komplexen Spektrum systematisch sowie anhand von 2 geographischen, aus eigener Erfahrung dargestellten und analysierten regionalen Schwerpunkten (Ostafrika und Südostasien) zu veranschaulichen und mit europäischer Neurologie (in Österreich) zu vergleichen.

Gegenüberstellung des tropenneurologischen Erkrankungsspektrums: Mnero (Tanzania) – Bangkok (Thailand) – Innsbruck (Österreich)

Tabelle 1 zeigt die Bandbreite des Diagnosespektrums an 3 geographisch, klimatisch und sozioökonomisch unterschiedlich gestellten Krankenhäusern aus Ostafrika (rural), Südostasien (urban) sowie Mitteleuropa. Die schwerwiegendsten Unter-

Hefte zu „Der Unfallchirurg", Heft 252
Strecker/Kinzl (Hrsg.), Tropenchirurgie II /
Tropical Surgery II
© Springer-Verlag Berlin Heidelberg 1996

Tabelle 1. Diagnosespektrum im N-S-Vergleich

Diagnose	Region Mnero (Tanzania rural) 1979 n = 184	Bangkok (Thailand urban) 1980–1985 n = 2619	Innsbruck (Österreich) 1985 n = 3525
ZNS-Infektionen	53%	24%	4%
Neurologische Manifestationen von Malnutrition	25%	–	–
Zerebrovaskuläre Erkrankungen	4%	33%	32%
Radikulär/pseudoradikuläre Syndrome	–	–	20%
Epilepsie	6%	8%	8%
Tumoren des Nervensystems	–	9%	6%
Extrapyramidal motorische Syndrome	–	4%	5%
Hirnverletzungen	2%	–	9%
Autoimmunerkrankungen	–	3%	5%
Myasthenie	–	4%	–
Sonstige Erkrankungen	10%	15%	11%

schiede sind die Gewichtung der zerebrovaskulären Erkrankungen, deren Inzidenz im städtischen Bereich Südostasiens vergleichbar mit der mitteleuropäischen ist, vor allem aber die völlig differente Wertigkeit der Infektionskrankheiten des Nervensystems, eine Krankheitsentität, die in Tanzania mehr als die Hälfte der neurologischen Erkrankungen besetzt, in Thailand ca. ein Viertel der neurologischen Patienten betrifft, und in Österreich nur wenige Prozent des Patientengutes umfaßt. Nicht nur die Inzidenz und die Prävalenz spezieller neurologischer Erkrankungen unterscheidet sich in unterschiedlichen geographischen Erhebungsgebieten, auch die Ätiologie bestimmter neurologischer Erkrankungen kann sich merkbar in den jeweiligen regionalen Schwerpunkten unterscheiden: Knapp 7% aller in Thailand diagnostizierten Epilepsien waren auf eine Neurozystizerkose im Sinne einer symptomatischen Epilepsie zurückzuführen, ein Prozentsatz, der aus Mittel- und Südamerika in vergleichbarem Ausmaß bekannt ist [1, 5]. In Innsbruck ist von etwa 500 an der Anfallsambulanz registrierten Epilepsiepatienten nur bei 1 eine Neurozystizerkose als Ursache eines symptomatischen Epilepsieleidens aufgedeckt worden (0,2%). Eine weitere Unterschiedlichkeit im Ätiologiespektrum ergibt sich aus der Gegenüberstellung der Ursachen einer zerebrovaskulär-ischämischen Erkrankung (Schlaganfall) in Bangkok und Innsbruck:

Waren in Bangkok 12% der zerebrovaskulären Ischämien durch eine Endo-Myokarditis-assoziierte Embolie verursacht, so betrug in Innsbruck dieser Prozentsatz lediglich 1,4%. In einem deutlichen Unterschied steht die Prävalenz von chronisch-degenerativen und chronisch-entzündlichen Erkrankungen zwischen dem Norden und dem Süden: Parkinson-Krankheit und multiple Sklerose sind häufig gesehene Krankheitsbilder in Innsbruck, seltener gesehene Krankheitsentitäten in Bangkok, und werden nur in extremen Ausnahmefällen in Tanzania diagnostiziert.

Systematik der Tropenneurologie

Es kann nicht Aufgabe der vorliegenden Übersicht sein, Detailinformationen bzw. diagnostische, therapeutische sowie differentialdiagnostische Probleme von einzelnen tropenneurologischen Krankheitsbildern darzustellen.

Tabelle 2 stellt die wichtigsten ätiologischen Einteilungskriterien systematisch dar. Infektionserreger sind an erster Stelle zu nennen. Sie umfassen neben bekannten Bakterien und Viren auch Pilze, und vor allem Parasiten. Spezielle Tumore stellen charakteristische Krankheitsentitäten in eng umschriebenen geographischen Regionen dar. Ähnliches trifft auf Gifttier- und Wildtierverletzungen zu. Nutritive Ursachen sind ebenfalls geographisch, vor allem aber auch sozial- und sozioökonomisch strukturiert. Das weite Feld der Neurotraumatologie sowie toxische und auch metabolische Ursachen sind in vielen Aspekten weltweit vergleichbar, kann jedoch immer wieder regionale, sogar lokale Eigenarten und Eigenständigkeiten aufweisen (z. B. Fluorose, Mangan-bedingtes Parkinson-Syndrom). Letztlich sind noch hereditäre und heredodegenerative Krankheiten mit besonderer geographischer Schwerpunktsausprägung anzuführen (z. B. OPCA vom Wadia-Typ, Indien), vgl. Tabelle 2.

Tabelle 2. Systematik der tropenneurologiespezifischen Krankheitsentitäten

1.	**Infektionen und Infestationen des Nervensystems (ZNS und PNS)**
1.1	Virale Erkrankungen
1.1.1	Arbovirosen
1.1.1.1	Primäre Meningoenzephalitis
	z. B. Japan B-Enzephalitis, St. Louis-Enzephalitis, Eastern, Venezuelan, Western Equine Enzephalitis, Ilheus-Enzephalitis,
1.1.1.2	Sekundäre, metabolische/hypoxische/hämorrhagische Involvierung des ZNS
	z. B. Dengue-Fieber, Gelbfieber, Kyasanur-Forest-Erkrankung, Kongo-hämorrhagisches Fieber, Chikungunya-Erkrankung.
1.1.2	Rabies
1.1.3	Poliomyelitis
1.1.4	Enterovirus-70-Infektion (hämorrhagische Konjunktivitis mit Plexusneuritis)
1.1.5	Masern
1.1.6	Slow-Virus-Infektionen (Kuru-disease)
1.1.7	Retrovirale Erkrankungen
1.1.7.1	HIV I
1.1.7.2	HIV II
1.1.7.3	HTLV I – tropische spastische Paraparese
1.2	Bakterielle Erkrankungen
1.2.1	Direkte Invasion des Erregers in das Nervensystem
1.2.1.1	Meningokokken Meningoenzephalitis
1.2.1.2	Tuberkulose
1.2.1.3	Pest
1.2.1.4	Brucellose
1.2.1.5	Tularaemie
1.2.1.6	Salmonellose
1.2.1.7	Lepra
1.2.1.8	Endemische Syphilis
1.2.1.9	Borreliose
1.2.1.10	Leptospirose
1.2.1.11	Einzelne Rickettsiosen
1.2.1.12	Anthrax
1.2.1.13	Melioidose
1.2.1.14	Nocardiose

Tabelle 2. (Fortsetzung)

Tabelle 2. (Fortsetzung)

2.2.2	Beriberi
2.2.3	Pellagra
2.2.4	Endemischer Kretinismus
2.2.5	Pantothensäure-Defizienz (burning feet-syndrom)
2.2.6	Funikuläre Myelose
2.2.7	Vitamin B6 Defizienz/Neuropathie
2.3	Tropische Myelo-Neuropathien
2.3.1	Tropische spastische Paraparese
2.3.2	Tropische ataktische Neuropathie – chronische Zyanidintoxikation – Lathyrismus (BOAA Intoxikation)
2.4	Ackee-Disease
3	**Kongenitale/Hereditäre Erkrankungen**
3.1	Enzephalozele
3.2	Kongenitale Subluxation des atlantoaxialen Gelenkes
3.3	Infantiles Tremorsyndrom
3.4	Olivo-Ponto-Zerebelläre Atrophie vom Wadia-Typ (OPCA with slow eye movement and peripheral neuropathy)
4	**Umwelt-assoziierte Erkrankungen**
4.1	Mangan-Exposition – Parkinson-Syndrom mit pathologischem Lachen
4.2	Fluorose – spinale Symptomatik (Vertebrostenose)
4.3	Hitze-assoziierte/bedingte Erkrankungen
5	Neurotoxine bei Gifttierexposition

Geographische Besonderheiten neurologischer Erkrankungen

Bestimmte geographische bzw. klimatische, vor allem auch sozioökonomisch bedingte Unterschiede im Krankheitsspektrum, wurden bereits oben (Gegenüberstellung des tropenneurologischen Erkrankungsspektrums) anhand von einzelnen Erkrankungen beschrieben.

Ein auffälliges Merkmal der weltweiten Neuroepidemiologie sind die geographisch unterschiedlichen Praevalenzen von Erkrankungen wie multiple Sklerose, Parkinson-Syndrom, amyotrophe Lateralsklerose, Demenz, intrakranielle Raumforderungen, sowie die bereits oben beschriebenen Epilepsie und zerebrovaskulären Erkrankungen. Die multiple Sklerose, eine genetisch festgelegte, durch exogene Faktoren in der Kindheit getriggerte Autoimmunerkrankung des Nervensystems, ist bei der eingeborenen Bevölkerung praktisch aller südlicher Länder weitestgehend unbekannt, während in nördlichen Ländern Europas und den USA Prävalenzen von 0,5/1000 Bevölkerung nicht ungewöhnlich sind. Umgekehrt kommt die Kombination Parkinson-Symptomatik, amyotrophe Lateralsklerose und Demenz bei den Chamorros der Insel Guam äußerst häufig vor, bis zu 10 % der Todesfälle werden dieser „Guam-Disease" zugeschrieben. Ätiologisch scheint eine ernährungsbedingte Ursache weitgehend gesichert [2]. Intrakranielle Raumforderungen in den Tropen zeichnen sich durch die relative Seltenheit von Gliomen bei relativem Überwiegen von Meningeomen – abgesehen von allen infektiös entzündlichen Raumforderungen – aus [3].

Die folgende Liste enthält die in tropischen Ländern häufiger oder vorwiegend beobachteten Chirurgie- bzw. Unfallchirurgie-assoziierten neurologischen Erkrankungen.

Chirurgie- und Unfallchirurgie-assoziierte neurologische Erkrankungen

- Tetanus
- Tollwut
- Sekundäre bakterielle Meningitis nach Lumbalpunktion, Spinalanaesthesie etc., inklusive Epiduralabszeßbildung
- Kompressionssyndrome peripherer Nerven nach unzureichend stabilisierten bzw. versorgten Extremitätenfrakturen
- Bluttransfusions-assoziierte Erkrankungen AIDS
- HIV I/II-AIDS
- Hepatitis B/C/D mit im Einzelfall zu beobachtender metabolischer/hepatischer Enzephalopathie und Polyneuritis

Perioperativ und postnatal werden immer noch in manchen tropischen Gegenden Tetanusfälle beobachtet. Bei Wildtierverletzungen im Kopf- und Gesichtsbereich ist in den entsprechenden Endemiegebieten das Auftreten einer Tollwut gelegentlich, trotz aggressivster konservativer und operativer Maßnahmen nicht zu verhindern. Unzureichend stabilisierte bzw. versorgte Extremitätenfrakturen neigen häufiger zur Ausbildung von Kompressionssyndromen peripherer Nerven. Das Fehlen geeigneter strikter Bluttransfusionsbestimmungen war und ist zum Teil heute noch mitverantwortlich für die relativ hohe HIV- und HTLV-Prävalenz, vor allem für die Hepatitis B- (wohl auch C- und D-) Prävalenz in weiten Teilen südlicher Länder [6].

Schlußfolgerungen

Der Terminus Tropenneurologie umfaßt einen weiten Bereich von Infektionen und Infestationen viraler, bakterieller, mykotischer und parasitärer Erreger. Darüber hinausgehend sind ernährungsbedingte bzw. ernährungsassoziierte Erkrankungen des zentralen und peripheren Nervensystems, kongenitale und hereditäre Erkrankungen des Nervensystems, sowie umweltassoziierte Erkrankungen und letztlich Erkrankungen durch Neurotoxine in manchen Regionen von überragender Bedeutung. Nicht alle Erkrankungen des Nordens zeigen die gleiche Inzidenz oder Prävalenz bei der einheimischen Bevölkerung des Südens. Epidemiologische Einflüsse, insbesondere klimatische, soziale, ökonomische und kulturelle Bedingungen, aber auch genetische Faktoren, prägen weltweit die Neurologie, insbesondere die Tropenneurologie.

Zusammenfassung

Das Spezialgebiet der Tropenneurologie hat sich erst in den letzten 20 Jahren als eigene Entität etabliert. Es umfaßt alle Infektionen und Infestationen des zentralen und peripheren Nervensystems sowie der Muskulatur und der hirn- und rückenmarkversorgenden Gefäße. Ernährungsbedingte bzw. -assoziierte Erkrankungen, kongenitale und hereditäre Erkrankungen sowie umweltassoziierte Erkrankungen ergänzen das Spektrum der tropenneurologischen Krankheitsentitäten. Durch Neurotoxine bedingte Krankheitssyndrome – durch Ingestion oder Injektion (Gifttiere) aufgenommen – sind ergänzend zu erwähnen. Neben der systematischen Auflistung werden anhand eigener Erfahrung Nord-Süd- und Süd-Süd-Unterschiede (incl. rural/urban) herausgearbeitet.

Summary

Tropical Neurology has been established – as an entity of its own – only for the past two decades. It comprises all sorts of infections and infestations of the nervous system, the muscles and blood vessels of brain and spinal cord. Diseases due to malnutrition, congenital and hereditary illnesses, environment-associated diseases and syndromes caused by neurotoxic substances supplement the spectrum of tropical neurology. Beside the systematic description of these disease entities, differences – based on the authors' own experience – between North and South as well as South and South (rural/urban) are elaborated.

Literatur

1. Del Brutto OH, Sotelo J (1988) Neurocysticercosis. An update. Rev Infect Dis 10: 1075–1087
2. Hirano A, Malamud N, Elizan TS (1966) Amyotrophic lateral sclerosis and parkinsonism – dementia complex on Guam. Arch Neurol 15: 35–48
3. Imarhiagbe D, Maier A, Schmutzhard E (1991) Neuropathologische Befunde bei intrakraniellen Raumforderungen in Nigeria. Mitt Öst Ges Tropenmed Parasitol 13: 13–16
4. Schmutzhard E, Aichner F (1982) Häufigkeitsverteilung von Erkrankungen in einem ostafrikanischen Buschspital. Mitt Österr Ges Tropenmed Parasitol 4: 123–126
5. Schmutzhard E, Boongird P, Rainer J, Gerstenbrand F, Vejjajiva A (1989) Neurozystizerkose, eine retrospektive Analyse von 55 Thai-Patienten. Mitt Öst Ges Tropenmed Parasitol 11: 89–96
6. Schmutzhard E, Fuchs D, Hengster P et al (1989) Retroviral infections (HIV 1, 2, HTLV 1) in rural NW-Tanzania: Clinical findings, Epidemiology and Association to Infections common in Africa. Am J Epidemiol 130: 309–318

Diagnosis of Pathological Changes in the Infantile Brain by Sonography – Brain Abscess and Hydrocephalus Internus

F. Fassnacht

Nyakahanga Hospital, P.O. Box 110, Karagwe, Tanzania

Pathogens

Most cases of bacterial meningitis in children occurring between the ages of 2 months and 12 years are caused by *Haemophilis influenzae*, *Streptococcus pneumoniae* type B or *Neisseria meningitidis*. In newborns, *Escherichia coli* is most common.

Pathology

In meningococcal meningitis, a meningeal exudate of varying viscosity may be produced. It can also be widely distributed and it may accumulate around veins and venous sinuses, over the convexity of the hemispheres, in the depth of the sulci, in the Sylvian fissures, within the basal cisterns and around the cerebellum [2].

The infection may migrate from the cisterns through the foramina of Luschka and Magendi into the ventricles, followed by involvement of the ventricular ependyma.

The resulting ependymitis may be another pathway for involvement of the cerebral parenchyma leading to brain abscess [3].

Sonographic Diagnosis

The brain is accessible to sonographic examination as long as either fontanelle still has a diameter of 5 mm or more. The normal and pathological components of the brain have the following sonographic characteristics:

1. The choroid plexus and haemorrhages are almost white.
2. Brain substance is medium grey.
3. Clear liquid such as cerebrospinal fluid is black (anechoic).
4. Necrotic tissue and pus are darker than normal tissue (hypoechoic) or black with multiple white dots [1].

A brain abscess shows as liquefied tissue, surrounded by a capsule of increased echogenicity, i.e. a white band (Fig. 1). After 10 days of drainage, echodensity of the necrotic area has increased and the abscess capsule is no longer visible (Fig. 2).

Hydrocephalus internus appears as dilatation of any or all of the four ventricles. In mild cases, only a blunting of the superior corners of the lateral ventricles is visible. In severe cases, the ventricles may occupy most of the intracranial space, compressing the brain substance (Figs. 3, 4).

Hefte zu „Der Unfallchirurg", Heft 252
Strecker/Kinzl (Hrsg.), Tropenchirurgie II /
Tropical Surgery II
© Springer-Verlag Berlin Heidelberg 1996

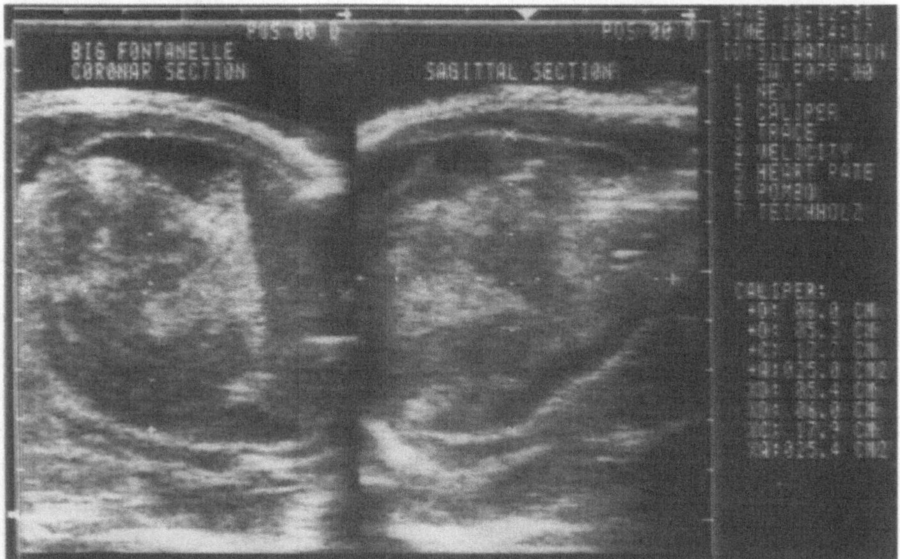

Fig. 1. Brain abscess in a 5-week-old girl. Scan through anterior fontanelle with water bag

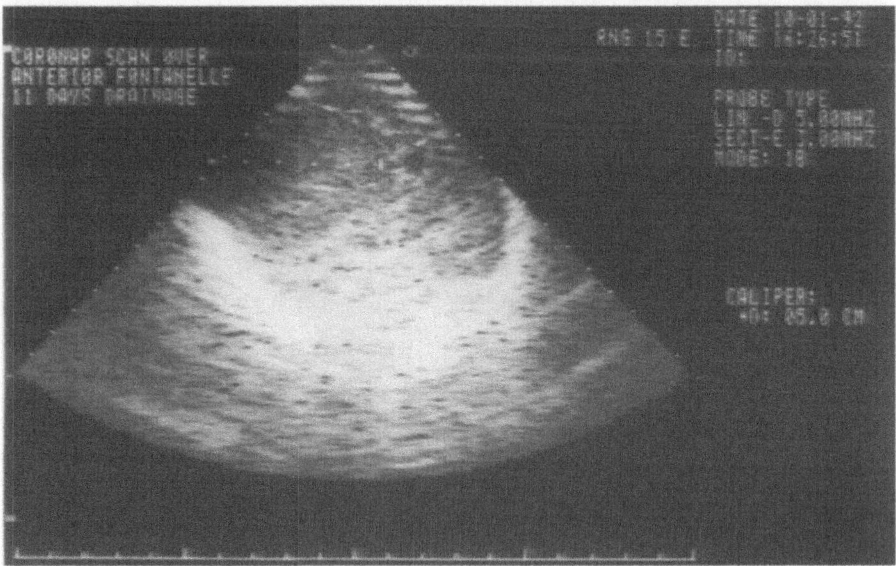

Fig. 2. Same patient as in Fig. 1. Brain abscess after 10 days of drainage

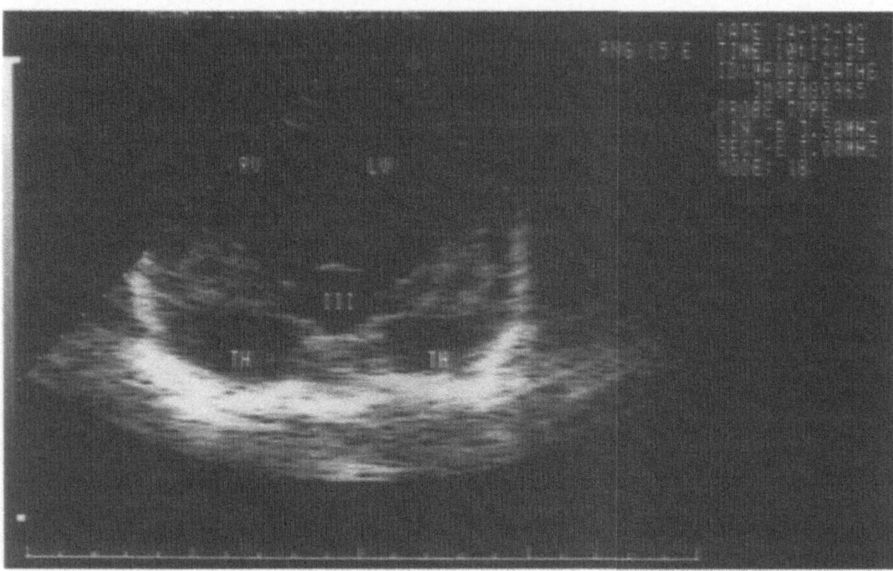

Fig. 3. Hydrocephalus in a 5-month-old girl. Coronal scan

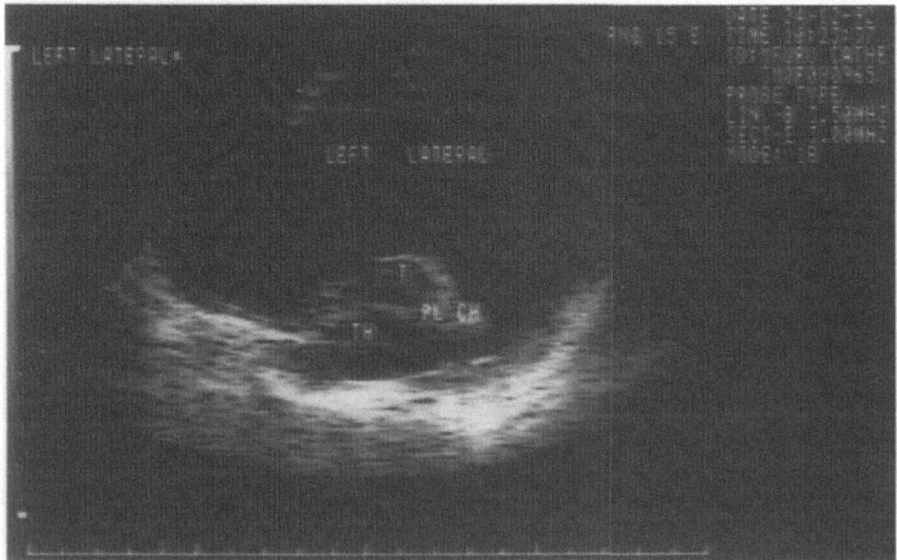

Fig. 4. Same patient as in Fig. 3. Hydrocephalus, lateral sagittal scan

Summary

Bacterial meningitis is a frequent problem in the tropics. Sometimes the diagnosis is not made early enough. Hyrdocephalus internus and brain abcess are two rare, but dangerous complications that are accesssible to sonographic evaluation. Different stages of these conditions are presented.

References

1. Maggio M (1984) Clinical sonography – a practical guide. Little and Brown, Boston
2. Nelson WE, Behrman RE (1996) Nelson textbook of pediatrics. Saunders, Philadelphia
3. Stochdorph O (1974) Lehrbuch der allgemeinen Pathologie und der pathologischen Anatomie. Springer, Berlin Heidelberg New York

Spina bifida und Hydrozephalus – ihre Behandlung am Beispiel Benins

Spina bifida and Hydrocephalus – Therapeutical Considerations in Benin

H.-P. RICHTER[1]

Einleitung

Die Spina bifida gehört zu den dysrhaphischen Störungen, den Störungen des Verschlusses der Neuralrinne. Er geschieht während der 3. Schwangerschaftswoche (18.–21. Tag). Kaudales oder kraniales Ende der Neuralrinne können betroffen sein. Bei der Spina bifida occulta ist die Haut über dem Defekt geschlossen. Sie ist in der Regel klinisch stumm und wird oft zufällig entdeckt, z.B. als unvollständiger Schluß eines lumbalen oder lumbosakralen Wirbelbogens. Aber auch sie kann neurologische Symptome verursachen, wenn sie beispielsweise mit einem intraduralen Epidermoid oder Lipom vergesellschaftet ist.

Die schwerste Form der dysrhaphischen Störungen ist die Spina bifida aperta, bei der die Haut über dem Defekt offen und auch der Wirbelkanal nicht verschlossen ist. Wenn nur die Rückenmarkshäute freiliegen, bei der Meningozele, ist die klinische Situation weit weniger gravierend, als wenn die Neuralplatte und die Cauda equina freiliegen und aus diesem offenen Defekt Liquor nach außen fließt. Diese Myelomeningozele oder Myelozele soll vor allem Gegenstand dieser Ausführungen sein.

Ein Kind mit Myelozele hat in Mitteleuropa mit seinen ethischen Prinzipien, Ressourcen und sozialem Gefüge einen anderen Platz als in einem Land des tropischen Afrika mit seinem Wertesystem und seiner Infrastruktur. Die Erfahrungen des Autors beruhen auf einer mehrjährigen Tätigkeit in einem solchen Land und einigen Besuchen 20 Jahre später.

Myelomeningozele (Myelozele) – das Problem

Die Geburt eines Kindes mit einer Myelozele bedeutet für jede Familie und überall ein dramatisches und vielfach ein ihr Leben von Grund auf veränderndes Ereignis. Die Spina bifida aperta kommt in Nordamerika mit einer Häufigkeit von 1–1,5 pro 1000 Lebendgeburten vor, in Manila, der Hauptstadt der Philippinen, mit 0,03 pro 1000 [5]. Während 2½ Jahren an einem Distriktkrankenhaus im Innern des damaligen Dahomey in Westafrika (heute Benin) mit etwa 1000 Entbindungen pro Jahr sah der Autor lediglich 1 Neugeborenes mit einer Spina bifida aperta (Abb. 1, 2).

Unbehandelt erreichen nur einzelne Kinder mit einer Myelomeningozele das Erwachsenenalter. Mindestens 90 % sind nach 6 Monaten nicht mehr am Leben. Aber

---

1 Neurochirurgische Abteilung der Universität Ulm, Bezirkskrankenhaus, L.-Heilmeyer-Str. 2, D-89312 Günzburg

Hefte zu „Der Unfallchirurg", Heft 252
Strecker/Kinzl (Hrsg.), Tropenchirurgie II /
Tropical Surgery II
© Springer-Verlag Berlin Heidelberg 1996

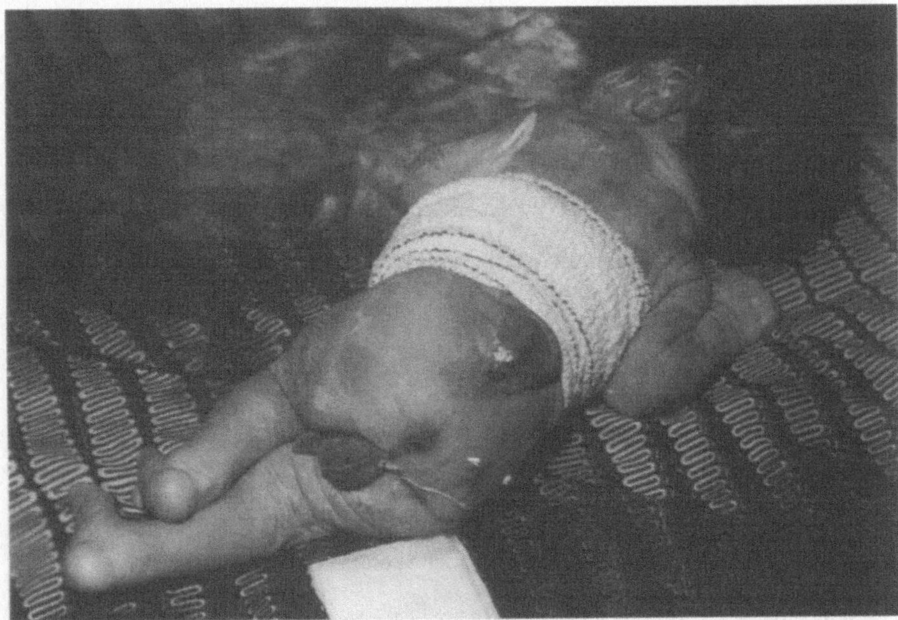

Abb. 1. Neugeborenes mit einer lumbosakralen Myelomeningozele (Savalou, Dahomey – heute Benin). Das Kind konnte in dem Distriktkrankenhaus (Circonscription Médicale) nicht behandelt werden und wurde an das Referenzkrankenhaus an der Küste überwiesen. Sein weiteres Schicksal ist unbekannt. Es ist sehr unwahrscheinlich, daß die Familie mit ihrem Neugeborenen das 200 km entfernte Krankenhaus aufgesucht hat

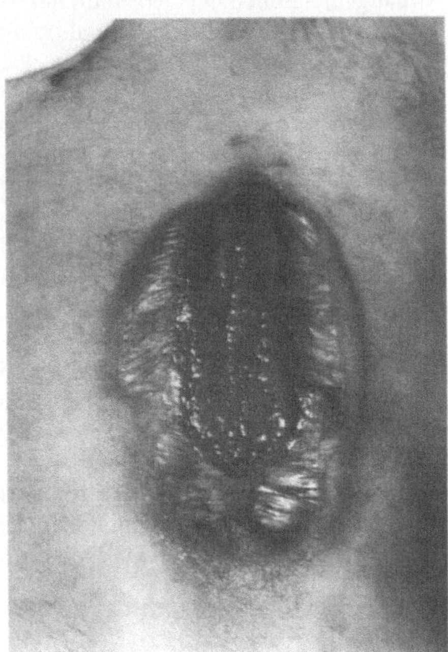

Abb. 2. Große Myelozele bei einem europäischen Kind. Die Area medullo-vasculosa liegt frei. Dieses Kind hatte bei der Geburt bereits zusätzlich einen massiven Hydrozephalus

auch dann, wenn man diesen Kindern das ganze Spektrum medizinischer Möglichkeiten anbietet, ist ihre Zukunft unsicher. Die differenzierteste Publikation zu diesen
Fragen ist noch immer die des englischen Neurochirurgen Lorber aus dem Jahre 1971
[7]. Auch dann, wenn die Kinder aggressiv behandelt worden waren, lebten nach 7–11
Jahren nur noch 41 %, 59 % waren verstorben. Nur 7 % aller aufgenommenen Kinder
und 18 % der Überlebenden waren unabhängig, die anderen waren körperlich und/
oder geistig stark bis extrem behindert. Das hat verschiedene Gründe:

1. Die Myelomeningozele geht in den meisten Fällen mit einer Querschnittslähmung
   einher. Nur 4 der 134 überlebenden Kinder (3 %) waren motorisch normal, die
   Hälfte war rollstuhlpflichtig. Man muß davon ausgehen, daß ein Teil der Kinder,
   die anfangs noch mit Krücken gehen konnten, mit zunehmendem Körpergewicht
   schließlich auch rollstuhlpflichtig geworden ist.
2. 80–90 % der Kinder kommen entweder schon mit einem Hydrozephalus, einer
   Erweiterung der Hirnkammern, zur Welt, oder sie entwickeln einen Hydrozephalus innerhalb der ersten Lebenswochen oder -monate.
3. 83 % der überlebenden Kinder haben Blasenfunktionsstörungen. 43 % leiden an
   chronischen Pyelonephritiden oder/und Hydronephrosen.
4. 30 % der Kinder haben eine Kyphose oder Skoliose.

Die von Lorber verfolgten Kinder waren durchschnittlich 12mal operiert worden.
Versorgung mit unseren medizinischen Möglichkeiten bedeutet, daß auf Familie und
Gesellschaft eine Vielzahl an Problemen zukommt:

1. Kosten für die verschiedenen Operationen, die mit der Spina bifida zusammenhängen, nämlich der Verschluß der Myelozele selbst, die liquorableitende Operation im Falle eines Hydrozephalus (sog. Shuntoperationen), eventuelle orthopädische Eingriffe und Revisionen im Falle eines mechanischen Versagens oder von
   Infektionen des Shuntsystems.
2. Kosten für die medikamentöse Behandlung, z. B. im Zusammenhang mit urologischen Infektionen oder Meningitiden.
3. Ständige urologische Behandlung. 90 % der Kinder haben Miktions- oder Defäkationsstörungen.
4. Orthopädische Behandlung einschließlich eventueller Operationen.
5. Lebenslange geistige und körperliche Rehabilitation. Dazu gehören auch oft notwendige Hilfsmittel wie Rollstuhl und Orthesen.

Die Behandlung eines solchen Kindes mit einer Myelozele setzt voraus, daß es in der
Familie versorgt ist, daß regelmäßige medizinische Kontrollen und Behandlungen
gewährleistet sind und die Mittel zur Verfügung stehen, um die nötigen Behandlungen, seien sie konservativ oder operativ, durchzuführen. Auch wenn die materiellen
Kosten nur *ein* Teil des Gesamtproblems sind, darf man sie nicht unerwähnt lassen.
Macias [8] hat die Kosten der medizinischen Versorgung eines Kindes mit einer Myelozele in Mexiko auf 12 000 US-Dollar pro Jahr geschätzt.

Hydrozephalus

90% der Kinder mit einer Myelozele kommen entweder mit einem Hydrozephalus zur Welt oder entwickeln ihn während der ersten Lebensmonate. Er kann aber auch ohne Spina bifida aperta vorkommen, beispielsweise nach einer Meningitis, bei der die Pacchioni-Granulationen, die Orte der Liquorresorption, verkleben. Folge ist ein Mißverhältnis zwischen Liquorproduktion und -resorption. Solange die Schädelnähte noch nicht verschlossen sind, zeigt sich dieses Mißverhältnis an einer anormalen Zunahme des Kopfumfangs. Unbehandelt kann ein Hydrozephalus zwar in seltenen Fällen zum Stillstand kommen, und bis zu einem gewissen Grad erweiterte Hirnkammern sind auch mit normaler Intelligenz vereinbar. In der Regel führt eine zunehmende Ventrikelweite aber zu einem Verlust an Hirnsubstanz und ist ein behandlungsbedürftiges Geschehen.

Traditionelle Heiler in Südafrika stoßen einen glühenden Draht über ein Nasenloch durch die Siebbeinplatte (vermutlich die Lamina cribrosa als Locus minoris resistentiae) und das Gehirn wohl bis in eine Hirnkammer und schaffen damit für den Liquor einen Abflußweg nach außen. Im günstigsten Fall verschließt sich das Loch in der Schädelbasis, und der Liquor fließt aus dem Ventrikel transzerebral in die basalen Zisternen und von dort in den Spinalkanal, wo er auch resorbiert werden kann. Im ungünstigsten Fall bleibt das Loch in der Schädelbasis offen. Folge sind Rhinoliquorrhoe, Meningitis, evtl. Ventrikulitis und Tod. Andere Heiler umwickeln lediglich den Kopf des Säuglings mit Flachs, um sein weiteres Wachstum zu verhindern [6].

Der therapeutische Standard ist heute eine liquorableitende Operation über ein voll implantiertes System, das den Liquor aus den Ventrikeln entweder als ventrikulo-atrialer Shunt in den rechten Vorhof oder üblicherweise als ventrikulo-peritonealer Shunt in die Bauchhöhle ableitet. Die alleinigen Materialkosten eines bei uns eingesetzten Systems liegen zwischen 1000 und 2500 DM. Aus Ländern außerhalb Europas und Nordamerikas werden jetzt wesentlich billigere Systeme angeboten, unter denen das Chhabra-System aus Indien besondere Aufmerksamkeit verdient (Chhabra 'Z' Flow-System) [2]. Es soll 30 bis 50 US-Dollar kosten. Noch kostengünstiger ist der von Hernandez in Baguio, Philippinen, entwickelte Luisa-Shunt [4], der nur 5 Dollar kosten soll, und der wohl ebenso billige Harare-Shunt aus Zimbabwe [11]. Über beide waren noch keine näheren Einzelheiten zu ermitteln. Aus Indien liegen lange Erfahrungen mit Kindern und Erwachsenen vor, denen lediglich ein ventrikulo-peritonealer Schlauch ohne zusätzliches Ventil implantiert wurde. Die Komplikationsraten dieses einfachen Systems, nämlich Shuntversagen und Infektion, sind nicht häufiger als bei den Patienten mit zusätzlichem Ventil [9].

Die Implantation eines liquorableitenden Systems ist nicht ohne Risiken. Mit zunehmendem Körperwachstum kommt es in der Hälfte der Fälle zu einem Verschluß am distalen Ende des Systems. Mechanisches Versagen und Infektionen sind die häufigsten Komplikationen. Das Infektionsrisiko variiert zwischen den Autoren erheblich, dürfte heute aber etwa bei 7 – 10 % liegen. Die Zahl der notwendigen operativen Revisionen ist höher, wenn der Shunt infiziert ist [10].

Auch ein Kind, bei dem wegen eines Hydrozephalus ein Shuntsystem implantiert worden ist, bedarf regelmäßiger Kontrollen durch einen kompetenten Arzt, selbst dann, wenn der Hydrozephalus isoliert, d.h. ohne Spina bifida auftritt.

Die Realität am Beispiel Benins

Benin (früher Dahomey) ist ein westafrikanisches Land mit einer Fläche von 113000 km^2 und einer Bevölkerung von 5 Millionen [12]. Das Bruttosozialprodukt betrug 1991 380 US-Dollar je Einwohner (Deutschland: 23650 US-Dollar) [12]. Das Land hat kaum Industrie. Hauptwirtschaftszweig ist die Landwirtschaft. Die Bauern verfügen 1mal im Jahr, nämlich zur Zeit der Ernte, über Bargeld. Eine Krankenversicherung gibt es nicht. Benins größte Stadt ist Cotonou mit etwa einer halben Million Einwohner, Sitz der Universität und der medizinischen Fakultät mit dem Centre National Hospitalier et Universitaire (CNHU).

In der Kinderchirurgie des CNHU Cotonou, Referenzkrankenhaus für das gesamte Land Benin (Direktor: Prof. Goudoté), wurden in einem Zeitraum von 10 Jahren 73 Kinder mit Spina bifida aperta behandelt [3]. Nur 53 der 73 Dossiers waren verfügbar. Diese Neugeborenen kamen überwiegend aus dem Departement, zu dem Cotonou gehört (Atlantique), also aus der Nähe der Stadt (39/53, 73,6 %). Die übrigen stammten aus den benachbarten Departements (Ouèmè, Mono und Zou). Kein Kind war aus den nördlichen Départements Borgou und Atacora.

Nur 31 der 53 Kinder konnten weiter verfolgt werden. Die Gründe dafür waren vielfältig: Entweder waren die Familien nicht mehr auffindbar oder beim ausgemachten Termin abwesend. Vielleicht, weil sie befürchteten, vom Krankenhaus noch zu Zahlungen herangezogen zu werden. Nur 3 der 53 Kinder waren operiert worden. Zwei von ihnen entwickelten später einen Hydrozephalus. Eines der beiden Kinder wurde mit einem Shuntsystem versorgt (zu dem Zeitpunkt war vorübergehend ein Neurochirurg am Ort), bei dem anderen stabilisierte sich der Hydrozephalus spontan. Beim 3. operierten Kind kam es zu einer Wunddehiszenz, das Kind verstarb schließlich an deren Folgen.

Acht der 53 Kinder verstarben während des primären, fünf weitere während eines späteren Krankenhausaufenthalts (13/53 = 24,5 %). Siebzehn Kinder waren später gestorben. Die Summe der gesicherten Verstorbenen erhöht sich damit auf 30/53 oder 57 %. Man muß aber davon ausgehen, daß möglicherweise die Mehrzahl der übrigen Kinder auch verstorben ist.

Sieben Mütter gingen mit ihrem Kind nach der Entbindung einfach nach Hause, um ihr Kind von einem Heiler (Guérisseur, „Medizinmann") traditionell behandeln zu lassen. Nach Dossous Angaben [3] wurden mißgebildete Kinder früher ertränkt. Er schreibt, dies komme auch heute noch vor ("... demeure actuel").

Dossou geht auch auf die soziokulturellen Folgen eines mit einer Spina bifida aperta fehlgebildeten Kindes ein. Üblicherweise beschuldigt der Vater die Mutter für die Fehlbildung und verstößt sie nicht selten. Das geschah bei der Hälfte der Primipara mit einem Spina-bifida-Kind, wenn dieses gestorben war. Sechs der besuchten Familien wurden dadurch zerstört. Allerdings wurde eine Mutter, die zunächst aus der Familie ausgeschlossen worden war, nach dem Tod des Kindes wieder in sie aufgenommen.

Bei den Multipara war die Reaktion weniger heftig. Immer wurde aber der Mutter die Schuld an der Fehlbildung gegeben. Üblicherweise meinten die Väter, dies sei die Bestrafung der Mutter für eine Fehltat. Entweder habe sie ein Tabu gebrochen oder etwas anderes Verbotenes getan.

Die Perspektive

In einem Land wie Benin sieht sich eine Mutter nach der Geburt eines Kindes mit einer Spina bifida aperta einer Vielzahl von Problemen gegenüber: Sie erhält die Schuld an der Fehlbildung und wird vielleicht aus der Familie ausgestoßen. Wenn sie den Wunsch nach medizinischer Versorgung ihres Neugeborenen hat, ist das nur in einem einzigen Krankenhaus im Land vielleicht möglich. Lebt sie im Norden des Landes, muß sie dafür an die Küste fahren, dafür benötigt sie einige Tage. Eine Myelomeningozele sollte aber spätestens am Tag nach der Geburt operativ verschlossen werden. Eine wirkliche Chance haben wohl nur die Kinder, die in erreichbarer Nähe zum Referenzkrankenhaus leben. Wenn das Kind eine Behandlung nach unserem Standard erhalten soll, d.h. operativer Verschluß der Myelozele, Behandlung eines eventuell entstehenden Hydrozephalus und anderer begleitender Fehlbildungen und aller Komplikationen, so stellt sich die Frage, wer dies bezahlen soll und kann. Mit sehr wenigen Ausnahmen wird keiner in Benin in der Lage sein, diese Kosten für sein Kind zu tragen. Und es wird auch nur sehr wenige Familien geben, die ein querschnittsgelähmtes, inkontinentes Kind im Rollstuhl zu Hause pflegen und für regelmäßige Kontrollen und Behandlungen von Komplikationen sorgen können. Kein Bauer und kein Arbeiter und Handwerker und kaum ein Staatsbediensteter wird zu alldem in der Lage sein. In einer Dissertation aus Abidjan (Elfenbeinküste) ist von einem jungen Mann die Rede, der wegen einer Myelomeningozele und später eines Hydrozephalus operiert worden war. Er ist paraplegisch, Urin- und Stuhl-inkontinent und lebt seit seiner Geburt in einem Heim – das es dort immerhin gibt. Zum Besucher sagt er: „Ihr Ärzte habt mich am Leben erhalten. Jetzt müßt Ihr euch auch um mich kümmern" (zit. n. [3]). Der Kinderchirurg Goudoté aus Cotonou in Benin stellt die – rhetorische – Frage: „Kann ein inkontinenter Querschnittsgelähmter im heutigen Schwarzafrika wirklich mit Würde leben?" Auch in Europa stellen sich die Neurochirurgen die Frage, ob jedes Neugeborene mit einer Myelomeningozele wirklich operiert werden muß. Schon 1971 schlug Lorber [7] Ausschlußkriterien für eine Operation vor:

- Querschnittslähmung ab dem Segment L2 bzw. L3 oder rostral davon
- Erheblicher Hydrozephalus
- Kyphose
- Andere bedeutende Fehlbildung oder Geburtsschaden

Nicht alle Kinder mit Spina bifida aperta haben eine Myelomeningozele. Meningozelen und Enzephalozelen am kraniozervikalen Übergang, lumbosakrale Meningozelen können vom Erfahrenen in einem tropischen Land wie dem beschriebenen auch unter Umständen erfolgreich operativ behandelt werden, die nicht den von uns gewohnten entsprechen. Zur Behandlung eines Hydrozephalus kann man sich eines kostengünstigen Systems bedienen und ist damit durchaus erfolgreich. Diese aktive Strategie setzt aber voraus, daß ein in der Behandlung und Nachsorge erfahrener Arzt erreichbar ist, z.B. ein Neurochirurg oder ein neurochirurgisch erfahrener Kinderchirurg. Sie setzt auch voraus, daß die Familie im Falle einer Komplikation und auch für die Nachsorge das Krankenhaus erreichen kann, daß die Infrastruktur dafür vorhanden ist und die Familie die Notwendigkeit der Kontrollen verstanden hat und schließlich auch die Kosten tragen kann. Das Beispiel des westafrikanischen Benin, dessen Verhältnisse der Autor über einen Zeitraum von 25 Jahren aus eigener Beobachtung kennt, soll nicht verallgemeinert werden, auch wenn es viele Länder gibt, für die gleiches gilt. Was für alle Länder bleibt, ist die Feststellung, daß es unstrittige Grenzen der Behandelbarkeit gibt, die unabhängig von Infrastruktur, wirtschaftlichem Wohlstand und ähnlichen Faktoren sind und sich allein aus der Aussichtslosigkeit der Erkrankung ergeben. Ob ein Kind, das diese Kriterien nicht erfüllt, behandelt werden kann oder nicht, ergibt sich in der Tat aus den äußeren Gegebenheiten, die von wirtschaftlichen und infrastrukturellen und soziokulturellen Faktoren bestimmt werden.

Literatur

1. Baratta M v. (Hrsg) (1992) Der Fischer Weltalmanach 1993. Fischer, Frankfurt/Main
2. Chhabra DK, Agrawal GD, Mittal P (1993) "Z" Flow Hydrocephalus Shunt, a new approach to the problem of hydrocephalus, the rationale behind its design and the initial results of pressure monitoring after "Z" Flow Shunt implantation. Acta Neurochir 121: 43–47
3. Dossou FMD (1990) Aspects cliniques et évolutifs du spina bifida en milieu béninois. A propos de 53 cas colligés au Centre National Hospitalier et Universitaire (CNHU) à Cotonou. Thèse Mèdicale, Cotonou, No. 492
4. Hernandez FL (1994) Persönliche Mitteilung
5. Humphreys RP (1985) Spinal Dysrhaphism. In: Wilkins RH, Rengachary SS (eds) Neurosurgery, vol 3. New York, McGraw Hill, pp 2041–2052
6. Joubert MJ (1981) A primitive but effective way of treating congenital hydrocephalus. In: Neurological Surgery. Abstracts of the 7th International Congress of Neurological Surgery, München, July 12–18, 1981. Thieme, Stuttgart, S 26. Abstract 2.1.2
7. Lorber J (1971) Results of treatment of myelomeningocele. An analysis of 524 unselected cases, with special reference to possible selection for treatment. Develop Med Child Neurol 13: 279–303
8. Macias R (1986) Surgical considerations in the management of myelomeningocele. Child Nerv Syst 2: 10–12
9. Prusty GK, Reddy AK (1982) Outcome of shunt surgery using unishunt – Our experience at NIMHANS. Proceedings of the Annual Conference of the Neurosurgical Society of India. Cuttack
10. Shurtleff DB, Stuntz JT, Hayden PW (1986) Experience with 1201 cerebrospinal fluid shunt procedures. Pediat Neurosci 12: 49–57
11. Sibanda EN, Levy LF, Makarawo S (1991) Infection after Harare VP-shunt operations. Cent Afr J Med 12: 397–403
12. Statistisches Bundesamt (Hrsg) Statistisches Jahrbuch 1993 für das Ausland

Indikation, Technik und Ergebnisse der Neurolyse bei Lepraneuritis

Indication, Technique and Results of Surgical Neurolysis in Leprosy

S.A. Rath[1] und Y. Al Qubati[2]

Einleitung

Weltweit stellt die Lepra (Aussatz) neben dem Diabetes mellitus eine der Hauptursachen der peripheren Neuropathien dar; die Zahl der Erkrankten wird auf ca. 15 Mio. geschätzt. Lepra ist eine Infektionskrankheit, welche in erster Linie das periphere Nervensystem befällt, sekundär auch die Haut und andere Gewebe. Wahrscheinlich handelt es sich um eine Erkrankung mit hoher Infektiosität, jedoch nur geringer Pathogenität und sehr unterschiedlicher Ausprägung, welche durch die Immunantwort des Betroffenen bestimmt wird [7]. Die Ansteckung erfolgt meist, aber nicht ausschließlich, in den beiden ersten Lebensjahrzehnten. Die Inkubationszeit kann 5 Jahre und länger betragen. Der wahrscheinlichste Hauptübertragungsweg sind Tröpfchen aus dem Nasensekret von Infizierten mit lepromatöser Lepra. Die Erkrankung kommt am häufigsten in Indien und Zentralafrika vor und ist endemisch in Asien, Südamerika, auf den pazifischen Inseln, Neu-Guinea, im Mittleren Osten, in geringerem Maße auch in den südlichen Ländern der Gemeinschaft unabhängiger Staaten (GUS) und in den südlichen Mittelmeeranrainerstaaten, aber auch auf Island. Die höchste Inzidenz findet sich bei dichtgedrängter, schlecht ernährter und ärmerer Bevölkerung vor allem in den Tropen.

Der sehr unterschiedliche Verlauf der Erkrankung hängt von der individuellen Immunantwort ab. Das Zielorgan der Erreger (Mycobacterium leprae) ist die Schwann-Zelle im peripheren Nerven. Kommt es zu keiner zellulären Immunität, so kann sich Mycobacterium leprae ungehindert in der Haut, den peripheren Nerven und dem retikuloendothelialen System vermehren und ungehindert ausbreiten; es kommt zur lepromatösen Variante der Erkrankung. Im anderen Extrem stellt sich eine sehr effektive zelluläre Immunantwort ein, wodurch das bakterielle Wachstum weitgehend unterdrückt wird. Es kommt jedoch zur Bildung von Riesenzellen und Granulomen, woraus massive Gewebeschädigungen resultieren. In diesem Falle liegt die tuberkulöse Variante vor.

Beim lepromatösen Typ kommt es am peripheren Nerven zunächst zur Schwellung und Proliferation der befallenen Schwann-Zellen, später zum Axonverlust und zur Zerstörung der Myelinscheiden und schließlich zu einer dichten hyalinen Fibrose. Im weiteren Verlauf entstehen durch bakteriellen Befall insbesondere an Haut, Knochen und Gelenken erhebliche Schädigungen. Beim tuberkuloiden Typ findet sich eine ausgeprägte zelluläre Immunreaktion mit Lymphozyten, Plasmazellen

---

1 Neurochirurgische Abteilung der Universität Ulm im Bezirkskrankenhaus, D-89312 Günzburg
2 Medinat an nur (City of Light)-Krankenhaus, Ta'iz, Republik Jemen

Hefte zu „Der Unfallchirurg", Heft 252
Strecker/Kinzl (Hrsg.), Tropenchirurgie II /
Tropical Surgery II
© Springer-Verlag Berlin Heidelberg 1996

und Epitheloidzellen. Es bilden sich Granulome mit massiver lymphozytärer Infiltration im Verlauf der peripheren Nerven. Dies führt zu einer merklichen Verdickung und Verhärtung der größeren Nerven und in der Folge zur Fibrose mit völliger Zerstörung der Axone und Schwann-Zellen [4, 5, 6]. Es kommt zunächst zu Sensibilitätsstörungen und Störungen der Schweißsekretion, zuletzt zu einem völligen Funktionsverlust des Nerven.

Entsprechend der Klassifikation von Ridley und Jopling [11] werden heutzutage 5 Formen unterschieden: lepromatöser (LL), Borderline-lepromatöser (BL), Borderline (BB), Borderline-tuberkuloider (BT) und rein tuberkuloider (TT) Typ. Der lepromatöse Typ (LL) ist die Form mit der geringsten, der tuberkuloide Typ diejenige mit der ausgeprägtesten zellulären Immunantwort. Während es bei den tuberkulösen Formen bereits sehr früh zu progredienten Funktionsstörungen peripherer Nerven – u. U. mit Bildung intraneuraler Abszesse – kommt, stellen sich bei der lepromatösen Form erst spät neurologische Ausfälle ein.

Das Mycobacterium leprae gedeiht am besten an den kühleren Stellen des Körpers. Dies erklärt auch die Prädilektionsstellen für den Befall der großen peripheren Nerven. So sind insbesondere der N. ulnaris oberhalb und im Bereich des Ellenbogens, der N. medianus proximal des Handgelenks, der N. peronaeus am lateralen Knie sowie der N. tibialis posterior hinter dem Innenknöchel betroffen. Es fällt auf, daß diese Lokalisationen oberhalb oder im Bereich von physiologischen Engpässen des jeweiligen Nerven liegen. Weitere noch häufig betroffene Nerven sind der N. radialis superficialis am distalen Unterarm und Handrücken, der N. peronaeus superficialis und seine Äste am Fußrücken sowie Äste des N. trigeminus (N. supraorbitalis) und des N. facialis. In der Regel stellen sich zunächst Störungen des Temperaturempfindens, danach Par- und Hypästhesien und zuletzt eine Anästhesie sowie Paresen ein. Im Spätstadium klagen die Betroffenen häufig über starke lokale, aber auch in den Versorgungsbereich des jeweiligen Nerven ausstrahlende Schmerzen. Das Zeichen nach Hoffmann-Tinel ist in diesem Fall typischerweise deutlich positiv.

Die Therapie der Lepra ist in allen Stadien immer primär medikamentös-antibiotisch. Aufgrund der zunehmenden Resistenzentwicklung besteht heutzutage die Behandlung der Wahl in einer Kombinationstherapie mit Dapson, Rifampicin und Clofazimin, und muß meist über mehrere Jahre erfolgen. Gleichzeitig ist häufig die Gabe von Glukokortikosteroiden indiziert [14]. Unter der Gabe von entzündungshemmenden Steroiden stellt sich meist eine Besserung der neurologischen Ausfälle und der Schmerzen ein. Erst wenn unter längerer und intensiver medikamentöser Therapie keine eindeutige Besserung, insbesondere der Schmerzen, auftritt, gilt ein chirurgischer Eingriff mit externer Neurolyse und Epineurotomie als indiziert.

Patientengut und Operationstechnik

Im Oktober und November 1988 wurden im Leprakrankenhaus „Stadt des Lichts" (Medinat an nur – City of light) in Ta'iz in der Republik Jemen bei 11 Patienten (10 Männer, 1 Frau) insgesamt 15 Eingriffe an peripheren Nerven durchgeführt. In allen Fällen lag eine ausgeprägte Nervenschwellung vor, und es hatte sich trotz intensiver stationärer medikamentöser Behandlung keine Besserung der Schmerzen und/

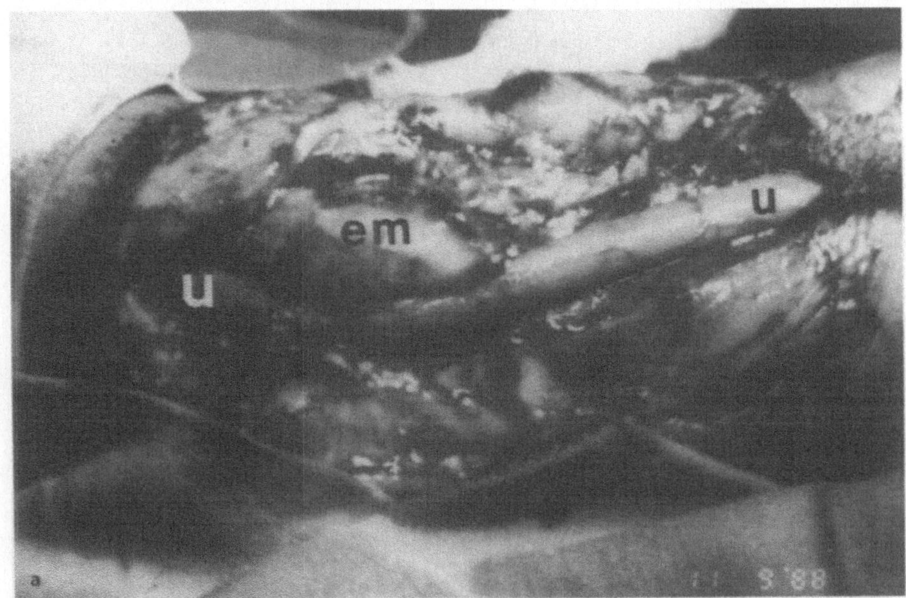

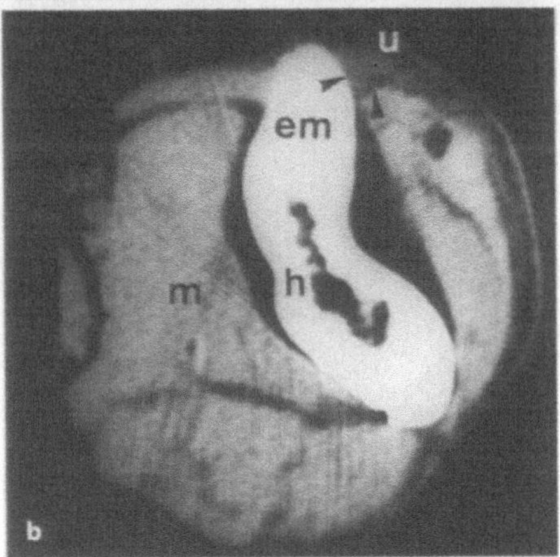

Abb. 1. a Intraoperativer Befund und **b** präoperatives CT bei Lepraneuritis des N. ulnaris am rechten Ellenbogen (*u* N. ulnaris, *em* Epicondylus medialis, *h* Humerus, *m* Muskulatur)

oder der neurologischen Ausfälle eingestellt, so daß die Indikation zur Dekompression und Neurolyse der hauptsächlich betroffenen Nerven bestand.

Sechs Operationen erfolgten am N. ulnaris am distalen Oberarm und Ellenbogen, fünf am N. medianus im Bereich des distalen Unterarms und Handgelenks, drei am N. tibialis posterior in Höhe des Innenknöchels und eine am N. peronaeus oberhalb des Fibulaköpfchens, jeweils in Leitungs- und Lokalanästhesie.

Der betroffene Nerv wurde im Bereich seiner maximalen Schwellung freigelegt und zunächst äußerlich dekomprimiert und anatomische Engpässe gegebenenfalls beseitigt (Abb. 1a, 2a). Es zeigte sich in der Regel eine erhebliche Auftreibung des Nerven auf das 2- bis 3fache der Norm (n. Sunderland). Dies entsprach auch dem im Rahmen einer neuroradiologischen Studie [3] präoperativ erfaßten computertomogra-

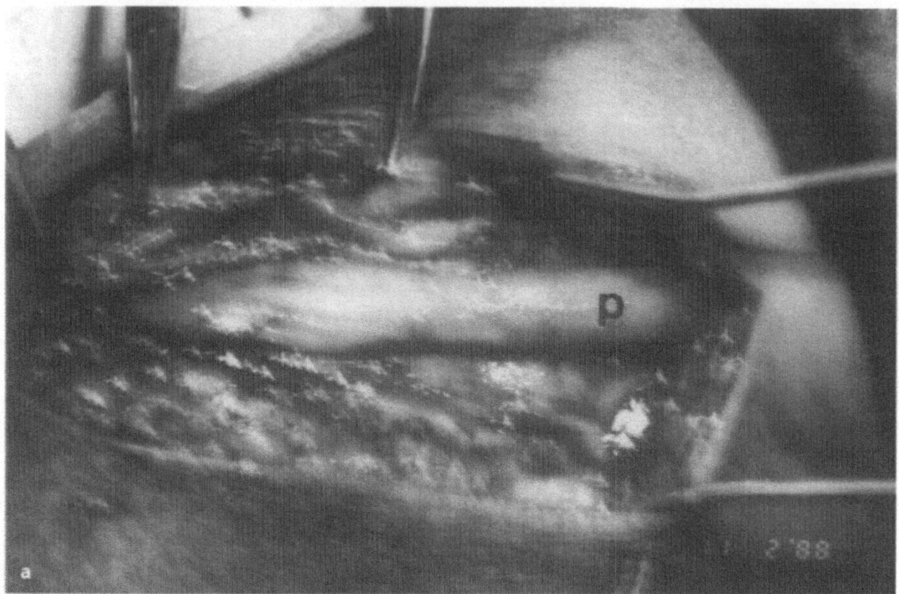

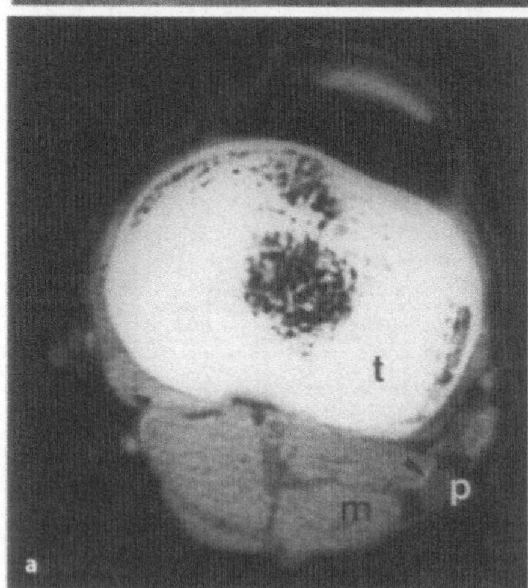

Abb. 2. a Intraoperativer Befund und **b** präoperatives CT bei Lepraneuritis des N. peronaeus am linken Fibulaköpfchen (*p* N. peronaeus, *t* Tibia, *m* Muskulatur)

phischen Befund (Abb. 1b, 2b). Eine Auslösung des betroffenen Nerven aus seinem Bett über längere Strecken wurde möglichst vermieden, um die Blutversorgung nicht allzusehr zu stören. Eine Verlagerung erschien nur in 2 Fällen für den N. ulnaris angezeigt. Nach externer Neurolyse wurde das Epineurium des Nerven 1- bis 2mal unter sorgfältiger Schonung der Blutgefäße in Längsrichtung gespalten. Auf eine interfaszikuläre Neurolyse wurde verzichtet, um die Bildung von Fibrosen zu vermeiden. Es fand sich immer eine ausgeprägte Schwellung der Faszikel, jedoch in keinem Fall eine Abszeßbildung. Auf sorgfältige Blutstillung wurde Wert gelegt; eine Wunddrainage war in keinem Fall nötig. Der postoperative Verlauf war in allen Fällen komplikationslos, insbesondere waren auch keine neurologischen Verschlechterungen oder Wundheilungsstörungen aufgetreten. Bei einer Kontrolluntersuchung nach 50 Monaten konnte das Ergebnis von 12 Eingriffen an 9 Patienten überprüft werden.

Ergebnisse

Vor dem Eingriff bestanden bei 12 von 15 operierten Nerven lokal und im jeweiligen Ausbreitungsgebiet über längere Zeit starke, therapierefraktäre Schmerzen. Wenige Tage nach der Operation wurde in 11 von 12 Fällen eine deutliche Besserung oder Schmerzfreiheit angegeben, nur bei einem Patienten blieben die Schmerzen auf Dauer unverändert. Nach einem Zeitraum von über 4 Jahren hatten sich lediglich bei 1 Leprakranken mit einem Eingriff wieder erhebliche Schmerzen eingestellt, in den übrigen 7 Fällen hielt das gute Operationsergebnis – unter Fortführung der medikamentösen Therapie – an. Das Langzeitergebnis von den 3 weiteren Neurolysen konnte nicht überprüft werden.

Ausgeprägte Sensibilitätsstörungen waren präoperativ für den Versorgungsbereich von 10 der 12 nachuntersuchten Nerven angegeben worden. Kurz nach erfolgter Neurolyse wurde eine Besserung der Gefühlsminderung bzw. Dysästhesien für 7 der 10 betroffenen Nerven angegeben. 50 Monate später fand sich ein unverändertes Ergebnis. Ähnliches gilt auch für die stets erheblichen Störungen der motorischen Funktion der betroffenen Nerven. Eine meist nur mäßiggradige Besserung der Paresen zeigte sich postoperativ nach 7 von 12 Neurolysen, in 5 Fällen bestanden die motorischen Ausfälle unverändert fort. Nach über 4 Jahren ergab sich keine nennenswerte Veränderung des postoperativen Ergebnisses. Die präoperativ bestehenden Atrophien der Muskulatur im Versorgungsbereich von 11 der betroffenen Nerven bildeten sich in keinem Fall wieder zurück. Zu einer Verschlechterung der Schmerzsymptomatik oder des neurologischen Befundes war es weder unmittelbar postoperativ noch langfristig gekommen.

Diskussion

Die Indikation zur Dekompression und operativen Neurolyse bei Lepraneuritis wird nach anfänglichem großen Enthusiasmus [5] zwischenzeitlich sehr zurückhaltend gestellt [9, 12]. Ursache hierfür sind zum einen eine weiterentwickelte und in der Regel sehr effektive medikamentöse Therapie, die eine chirurgische Behandlung der Neuritis meist überflüssig werden läßt, zum anderen Berichte über sekundäre Verschlechterungen einige Jahre nach solchen Eingriffen [1, 2]. Dennoch ist eine neurochirurgische Intervention sowohl im Fall von intraneuralen Abszessen (tuberkuloide Form) als auch bei Patienten mit starker Schmerzsymptomatik angezeigt, wenn sich trotz intensiver antibakterieller und antiinflammatorischer Therapie keine Besserung einstellt oder es gar zu einer weiteren Zunahme der neurologischen Ausfälle kommt [5, 10, 12, 13]. Diese letztere Indikation traf auch für die im Rahmen der vorliegenden Untersuchung operierten Patienten zu. Bei der Operation erfolgte stets zunächst eine äußere Neurolyse und Dekompression des verdickten Nerven, danach eine 1- oder 2fache Längsspaltung der Nervenscheide unter sorgfältiger Schonung der versorgenden Blutgefäße. Dies entspricht den Empfehlungen der meisten Autoren [2, 5, 13]. Dadurch kann auch eine innere Druckentlastung des meist erheblich angeschwollenen Nerven erreicht werden. Auf eine interfaszikuläre Neurolyse, wie von Languillon und Carayon [8] vorgeschlagen wurde, sollte jedoch verzichtet werden, da aufgrund der meist erheblichen fibrös-entzündlichen Verwachsungen eine schonende langstreckige Präparation der einzelnen Faszikel kaum möglich ist und zudem wegen der intraneuralen Plexusbildung die Gefahr einer zusätzlichen Nervenschädigung besteht. Darüber hinaus sind für ein solches Vorgehen unter den Bedingungen der Tropenchirurgie häufig die Voraussetzungen nicht gegeben (Operationsmikroskop, mikrochirurgisches Instrumentarium, bipolare Koagulation).

Postoperativ kam es mit einer Ausnahme stets zu einer sehr guten Besserung der ausgeprägten Schmerzsymptomatik. Nur bei einem Patienten kam es zu einem Rezidiv der Neuralgie. Dies entspricht auch den Erfahrungen der meisten anderen Autoren [2, 10, 13]. Die Patienten, bei denen eine Indikation zu einer operativen Neurolyse besteht, befinden sich meist in einem lange unbehandelten, bereits fortgeschrittenen Stadium der Erkrankung. Dementsprechend finden sich häufig schwere neurologische Ausfälle mit Atrophien der betroffenen Muskulatur. Eine weitgehende oder vollständige Rückbildung des motorischen und sensiblen Defizits darf daher kaum erwartet werden; ein Stillstand einer präoperativ progredienten Symptomatik muß daher häufig bereits als Erfolg des Eingriffs gesehen werden. Im eigenen Patientengut stellte sich immerhin langfristig noch nach 7 von 12 Neurolysen eine wenigstens mäßiggradige Besserung der Motorik und nach 7 von 10 Operationen eine deutliche Abnahme der Hypästhesien und Dysästhesien ein. Die Angaben in der Literatur sind hierüber sehr unterschiedlich [13]. Eine Progredienz neurologischer Ausfälle wurde in der vorliegenden Untersuchung auch nach über 4 Jahren nicht beobachtet.

Zusammenfassung

Lepra ist primär eine Infektionserkrankung peripherer Nerven. Die Behandlung ist zunächst stets medikamentös. Ein operatives Vorgehen am betroffenen Nerven ist nur beim Auftreten intraneuraler Abszesse indiziert, oder wenn trotz optimaler antibakterieller (Dapson, Rifampicin, Clofazimin) und antiphlogistischer Therapie (Glukokortikoide) Schmerzen und neurologische Ausfälle persistieren oder zunehmen. Vier Jahre nach externer Neurolyse und Epineurotomie (12 Eingriffe) fand sich in den meisten Fällen eine dauerhafte gute Schmerzerleichterung oder Schmerzfreiheit mit nur einem Rezidiv. Bei den neurologischen Ausfällen kam es häufig zu Besserungen, sekundäre Verschlechterungen traten nicht auf.

Summary

Leprosy is one of the most common causes of peripheral neuropathy with prevalence in countries and societies with poor economic and nutritional standards, especially in Asia and tropical Africa. The disease is caused by Mycobacterium Leprae and has probably a high infectivity, but only a low pathogenicity. The clinical course of the disease depends on the immunological response of the affected individual. Initial treatment is always medical. Antibacterial drugs (combination of dapsone, rifampicin and clofazimine) should be administered for at least six months, often even for several years. In cases of acute inflammation with neuralgia and neurological deterioration additional therapy with corticoids is necessary. Surgery may be taken into consideration, if medical treatment fails to control pain or to prevent further progression of a neurological deficit. The surgical procedure consists in external decompression and neurolysis of the affected nerve, unroofing of anatomical fibro-osseous tunnels, debridement of the inflamed and fibrotic epineurium and longitudinal incision or partial removal of the nerve sheath. Sometimes transposition of the nerve from superficial subcutaneous location to a deeper plane among muscles, especially in the case of the ulnar nerve, may be indicated. Care should be taken to preserve the blood supply of the affected nerve. Interfascicular neurolysis carries the risk of further traumatisation and should therefore be avoided and reserved for cases with intraneural abscesses.

In a series of 15 procedures on leprotic nerves with external neurolysis and longitudinal epineurotomy (6 ulnar, 5 median, 3 tibial posterior and 1 peroneal nerve) in 11 patients, 9 patients with 12 operations could be evaluated 50 months after surgery. Severe uncontrolled pain was present preoperatively in 9 of 12 cases. In 8 of them marked or complete pain relief could be observed immediately after surgery. Pain recurred only in one nerve within 4 years; one patient remained unchanged. Progressive neuropathy was seen in all of the 12 affected nerves selected for surgery. In 7 of 10 cases with marked loss of sensation and dysesthesia permanent improvement could be noted. Mostly moderate recovery of motor function was observed in 7 of 12 nerves, but no further impairment occurred. Muscle atrophy persisted in all 11 cases.

In conclusion, surgical decompression and careful neurolysis is indicated in selected cases of severe peripheral nerve lesions in leprosy, if despite of intensive and adequate medical treatment pain remains uncontrolled and/or neuropathy is clearly progressive. Immediate and durable satisfying pain relief is achieved in almost all c s with only rare recurrences. Over a 4-years' period, no secondary deterioration of neurological deficit was observed.

Literatur

1. Ameri D (1980) Neurological disorders in leprosy. Rev Neurol Argent 6: 65–76
2. Antia FE, Pandy SS, Dastur DK (1970) Nerve in the arm in leprosy. I. Clinical, electrodiagnostic and operative aspects. Int J Lepr 38: 12–29
3. Barbançon O, Rath SA, Alqubati Y (1989) Hansen's disease: computed tomography findings in peripheral nerve lesions. Ann Radiol 32: 579–581
4. Dastur DK (1955) Cutaneous nerves in leprosy: the relationship between histopatology and cutaneous sensibility. Brain 78: 615–633
5. Dastur DK (1978) Leprosy (an infectious and immunological disorder of the nervous system). In: Vinken PJ, Bruyn GW (eds) Handbook of clinical neurology, vol 33: Infections of the nervous system. North-Holland Publishing, Amsterdam, pp 421–468
6. Job CK, Desikan KV (1968) Pathologic changes and their distribution in peripheral nerves in lepromatous leprosy. Int J Lepr 36: 257–270
7. Jopling WH (1978) Handbook of Leprosy. Heineman Medical Books, London
8. Languillon J, Carayon A (1969) Précis de Léprologie. Clinique et thérapeutique de la lèpre en Afrique Noire. Masson, Paris

9. Minauchi Y, Akihiro I (1987) Leprous neuritis. In: Matthews WB (ed) Handbook of clinical neurology, vol 7: Neuropathies. Elsevier Science Publishers, Amsterdam, p 51
10. Palande DD (1976) Surgical management of acute trunk nerve neuritis in leprosy. Lepr India 48:
   770–774
11. Ridley DS, Jopling WH (1966) Classification of leprosy according to immunity, a five group system.
   Int J Lepr 34: 255–273
12. Sabin TD, Swift TR, Jacobson RR (1993) Leprosy. In: Dyck PJ, Thomas PK (eds) Peripheral neuropathy. Saunders, Philadelphia London Toronto Montreal Sidney Tokyo, pp 1354–1379
13. Selby RC (1974) Neurosurgical aspects of leprosy. Surg Neurol 2: 165–177
14. World Health Organization (1980) A guide to leprosy control. WHO, Geneva

Spondylitis tuberculosa – ein aktuelles Problem

Spondylitis tuberculosa – a Problem of Actual Importance

M. RICHTER-TURTUR[1] und E. SCHMIDT-RAMSIN[2]

Einleitung

Seit Einführung der Chemotherapie (Streptomycin SM 1945, Isoniazid INH 1952, Rifampicin RMP 1970, Pyrazinamid PZA, Ethambutol EMB, Thiacetazon) ist die Tuberkulose (Tb) behandelbar und heilbar.

Der effektive Einsatz der antituberkulösen Chemotherapie und die stetige Verbesserung der Lebensbedingungen führte bis in die Mitte der 80er Jahre zu einer kontinuierlichen Abnahme der Tuberkulose in den Industrienationen. Demgegenüber kam es unter den Bedingungen der Armut und der Verelendung auf der südlichen Halbkugel bzw. in den Ländern der Dritten Welt zur stetigen Zunahme [14]. In Anbetracht der dort wesentlich höheren Inzidenz ist das Infektionsrisiko in Afrika und Asien nach wie vor über 100fach höher als bei uns.

Weltweit blieb damit die Tuberkulose die verbreitetste und schwerwiegendste Infektionskrankheit.

Epidemiologie

Die Tuberkulose übertrifft zahlenmäßig die Malaria als Todesursache. Ein Drittel der etzt lebenden Weltbevölkerung, d. h. 1,7 Mrd. Menschen, sind nach einer kürzlich erstellten Studie der WHO infiziert durch das Mycobacterium tuberculosis. Bei weltweit ähnlichen Durchseuchungsraten ist die klinische Manifestation in Ländern der Armut wesentlich höher als bei uns. Afrika verzeichnet mit 272/100 000 Einwohnern die weltweit höchste Inzidenzrate (Tabelle 1), 22mal höher als bei uns.

Seit 1986 wurde auch in den USA eine Trendwende der bis dahin stetig um 6 % abnehmenden Tb-Inzidenz beobachtet und für 1990 bereits eine Zunahme um 9,4 %

Tabelle 1. Tuberkuloseinzidenz

1/3 der Weltbevölkerung (1,7 Mrd.)	
Mortalität	3 Mio./Jahr
Klinische Manifestation	
Afrika	272/100 000
Deutschland	12/100 000

---

1 Chirurgische Abteilung, Kreiskrankenhaus, Moosbauerweg 5 – 7, D-82515 Wolfratshausen
2 Thoraxchirurgie, Zentralkrankenhaus, Unterbrunner Str. 85, D-82131 Gauting

Hefte zu „Der Unfallchirurg", Heft 252
Strecker/Kinzl (Hrsg.), Tropenchirurgie II /
Tropical Surgery II
© Springer-Verlag Berlin Heidelberg 1996

gegenüber 1989 festgestellt. In den USA ist dabei besonders die verarmte, großstädtische Risikobevölkerung betroffen [3].

Diese durchaus dramatische Entwicklung ist seit 1990 auch in Europa zu verzeichnen [15]. Wie in den USA hängt dies einerseits mit den dramatisch veränderten sozialen und politischen Verhältnissen insbesondere in Osteuropa zusammen, andererseits wird dies aber auch durch die veränderte epidemiologische Problematik der Kombination von HIV-Infektion und Tuberkulose verursacht [11].

Weltweit wird der HIV-bedingte Anteil der Tb-Erkrankungen derzeit auf 4% geschätzt, allerdings mit erheblichen lokalen Unterschieden, in Afrika z. T. in bis zu 35% der Fälle [8]. 80% der kombiniert HIV-/Tb-Infizierten leben in Entwicklungsländern.

Während nicht HIV-Infizierte nur in 10% der Fälle extrapulmonale Tuberkulosemanifestationen entwickeln, trifft dies für HIV-Infizierte in 24–45% der Fälle zu. Tuberkulosepatienten mit dem Vollbild der AIDS-Erkrankung haben in bis zu 70% extrapulmonale Tuberkulosemanifestationen [2].

Während in unseren Breiten die klinisch manifeste Tuberkulose immer noch ein seltenes Ereignis darstellt, gehört sie im Tropenkrankenhaus zum täglichen Geschehen. Sind bei uns eher ältere Patienten mit reaktivierten Infekten oder geschwächter Abwehrlage betroffen, erkranken in Afrika Patienten aller Altersstufen [13].

Pathophysiologie

Die Tuberkulose wird verursacht durch Übertragung des Mycobacterium tuberculosis (als Tröpfcheninfektion) oder (seltener) durch orale Aufnahme des Mycobacterium bovis insbesondere durch infizierte Kuhmilch. Bei immunstarken, gesunden Individuen läuft die Tuberkuloseinfektion ohne klinische Manifestation ab. Sie führt zur latenten Tuberkulose mit Ausbildung einer zellvermittelten Immunität. Nur bei 3–5% der Infizierten kommt es zum Primärstadium mit Ausbildung eines sog. Primärkomplexes, d.h. exsudativ-entzündlichem Primärherd der Lunge und einer Lymphknotenreaktion am Hilus. Die Entwicklung des Makrophagen-Antigen-Komplexes als Grundlage der Hypersensitivitätsreaktion vom verzögerten Typ dauert etwa 6–12 Wochen.

Vor dem Eintreten der Tuberkulinkonversion, während der Phase des Primärkomplexes, kann es als Frühgeneralisation lymphogen oder hämatogen zur klinisch (noch) inapparenten Streuung in andere Lymphknotengegenden und in andere Organe, z. B. Niere, Leber, Milz, Meningen, in die dorsalen Lungenoberfelder und schließlich auch in die Knochen, insbesondere die Wirbelkörper, kommen.

Knochentuberkulose

Etwa 10–15% der extrapulmonalen Tuberkulose betreffen die Knochen und Gelenke. Das Skelett kann überall infiziert werden, am häufigsten jedoch die Wirbelsäule, wobei alle Höhen, bevorzugt jedoch die Lendenwirbelsäule, betroffen sein können.

Tabelle 2. Häufigkeit extrapulmonaler Tuberkulose (Nach Lukas 1986) (15 % der Gesamthäufigkeit)

	%
Urogenital	36
Lymphknoten	36
Knochen und Gelenke	12
Meningen	3
Sonstige	13
	100

Spondylitis tuberculosa

Eine extrapulmonale Manifestation der Tuberkulose stellt bei immunkompetenten Patienten mit etwa 15 % eher ein seltenes Ereignis dar, bei nur etwa 1 % aller Tuberkulosekranken, d. h. 12 % aller extrapulmonalen Manifestationen, liegt eine Knochen- und Gelenkbeteiligung vor (Tabelle 2).

Bei HIV-infizierten Patienten dagegen ist dies wesentlich häufiger der Fall. Im Zusammenhang mit einer Immundefizienz treten in letzter Zeit auch gehäuft multifokale Infektionen am Skelett auf [12].

Die Extremitäteninfektion beginnt stets an der Synovia oder im Bereich des subchondralen Knochens oder an beiden Stellen gleichzeitig. Neben der Wirbelsäule ist von den peripheren Knochen mit 42 % das Kniegelenk am häufigsten betroffen [10].

Bevorzugte Lokalisation der Skelettuberkulose ist die Wirbelsäule. Spondylitiden sind primär am Wirbelkörper, nahe der unteren oder oberen Deckplatte lokalisiert. Von dort breitet sich die Infektion über den ganzen Wirbelkörper und das angrenzende Knorpel- und Diskusgewebe aus. Die entzündliche Zerstörung der Spongiosa führt zur Deformität und pathologischen Fraktur mit entsprechender Kyphosierung und evtl. neurologischen Ausfällen.

Diagnose

Differentialdiagnostisch sind in erster Linie nichtspezifische Infektionen, aber auch Tumoren oder auch Stoffwechselerkrankungen, wie z. B. Gicht, zu erwägen.

Der Tuberkulintest fällt in der Regel positiv aus, ist jedoch nicht beweisend für eine klinische Manifestation. Unspezifische entzündliche Knochen- oder Gelenkerkrankungen sind damit nicht ausgeschlossen. Bei positiven Tuberkulintestergebnissen sind im übrigen vorausgehende BCG-Impfungen zu berücksichtigen. Bei immunsupprimierten Patienten (Steroidtherapie, HIV) kann der Tuberkulintest falsch-negativ sein. Allgemeine Entzündungsparameter sind nicht zuverlässig erhöht.

Im Frühstadium der Erkrankung bestehen unspezifische Allgemeinsymptome, während die lokalen Symptome, insbesondere die Schmerzhaftigkeit, oft erst nach Monaten auftreten. Neben der allgemeinen Symptomatik mit Leistungsknick, Ermüdbarkeit und Appetitlosigkeit steht dann die lokale Symptomatik der Wirbelsäule bei der Spondylodiszitis im Vordergrund. Die im weiteren Verlauf möglichen Komplikationen galten früher als Pott-Trias: Gibbus, Abszeß, Lähmung.

Es findet sich ein Klopf-, Stauchungs- und Bewegungsschmerz. Entsprechend der lokalen Raumforderung oder der zunehmenden Gibbusbildung können radikuläre Ausfälle oder auch Zeichen einer Querschnittlähmung vorliegen.

Als zusätzliche Komplikation können im weiteren Verlauf typischerweise Senkungsabszesse auftreten. Lumbale Abszesse folgen dem M. psoas, unterwandern das Leistenband und erscheinen am Oberschenkel, vorwiegend in der Adduktorenloge. Abszesse der Brustwirbelsäule können Pleuraempyeme verursachen. Spondylitiden der Halswirbelsäule schließlich können als zervikale Abszesse und Fisteln hervortreten oder zu schwerster eitriger Mediastinitis führen.

Bakteriologie

Nur Bakteriologie oder Histologie können den eindeutigen diagnostischen Nachweis erbringen. Unter den „einfachen" Arbeitsbedingungen eines peripheren Distriktkrankenhauses ist die mikroskopische Untersuchung des nach Ziehl-Neelsen oder Kinyoun gefärbten Eiters die wichtigste Methode. Allerdings ist die bakterielle Besiedlung in anaeroben Läsionen von Knochen und Gelenken gering, so daß der Keimnachweis nur selten gelingt.

Die bakteriologische Keimanzüchtung erfordert entsprechende labormäßige Voraussetzungen. Gut bewährt haben sich die Verwendung von Loewenstein-Jensen-Agar und die Bactec-Methode [5].

Histologie

Unabhängig von der Lokalisation laufen beim Eindringen des Mykobakteriums stets identische Gewebsreaktionen ab:

Die initial unspezifisch entzündliche Reaktion mit Ödem und Vermehrung neutrophiler Zellen wird gefolgt von einer Invasion mononukleärer Phagozyten, die die Bakterien inkorporieren. Diese Phagozyten reifen zu Epitheloidzellen, die sich gemeinsam mit Lymphozyten zu einem granulomatösen Tuberkel gruppieren. Einige der Epitheloidzellen formieren sich sekundär zu mehrkernigen Riesenzellen. Im Zentrum des Tuberkels kommt es schließlich zu Nekrose und „Verkäsung". Tuberkelbakterien können über lange Zeit im Gewebe abgekapselter Nekroseherde (extra- oder intrazellulär) als „dormant persistors" oder in verkalkten Herden persistieren und bei Verminderung der Abwehrlage auch Jahre nach der Erstinfektion reaktivieren [4].

Der histologische Nachweis einer verkäsenden Nekrose ist beweisend für das Vorliegen einer Tuberkulose. Granulome ohne Nekrose können differentialdiagnostisch auch auf andere Erkrankungen wie Lepra, Kokzidiomykose, Sarkoidose, M. Crohn etc. hinweisen.

Während die mikroskopische Routinediagnostik mittel HE-gefärbter Präparate erfolgt, sollte beim fehlenden Nachweis von Tuberkulosebakterien die wesentlich empfindlichere Auraminfärbung angeschlossen werden.

Röntgendiagnostik

Im peripheren Krankenhaus wird allenfalls ein einfaches Röntgengerät zur Verfügung stehen. Folgende wichtige Kriterien der spezifischen Spondylodiszitis gilt es zu beachten:

Bandscheibennahe Osteolyse mit zunehmender Destruktion des Zwischenwirbelraumes, sklerosierender Randsaum, verdickter Weichteilschatten durch paravertebrale Abszedierung, Wirbelkörperdestruktion mit kyphotischem Achsenknick (Abb. 1).

Bei thorakalem Befall kann die Thoraxaufnahme eine Verbreiterung des Mediastinums durch paravertebralen Abszeß zeigen.

Im Lumbalbereich ist in der Abdomenübersichtsaufnahme die Aufhebung des Psoasrandes als Hinweis auf einen Senkungsabszeß zu werten. Dieser kann ggf. auch mit Hilfe der Sonographie im Retroperitoneum nachgewiesen werden (Abb. 2).

Falls eine entsprechende Durchleuchtungsmöglichkeit und intrathekal geeignetes Kontrastmittel verfügbar sind, kann die Myelographie als relativ einfache Untersuchungsmethode wichtige Informationen liefern. Dies gilt insbesondere für Patienten mit neurologischen Ausfällen (Abb. 3).

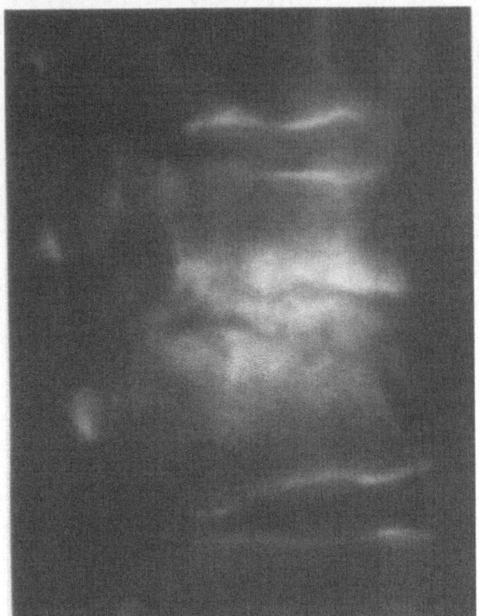

Abb. 1. Seitliche Röntgenaufnahme einer akuten Spondylodiszitis von LWK 1/2

Abb. 2. Sonographie eines retroperitonealen Senkungsabszesses (++) im M. psoas

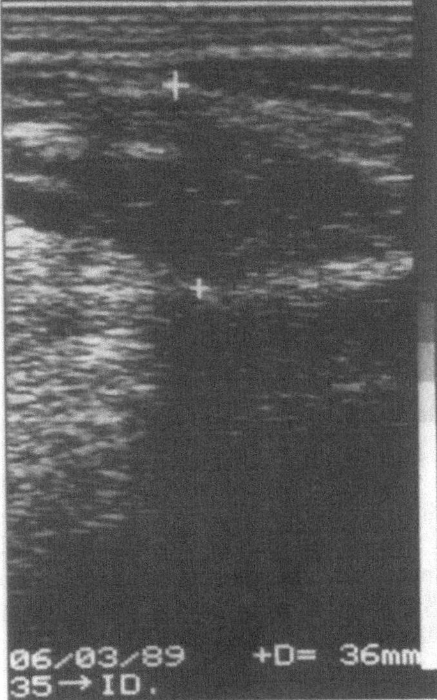

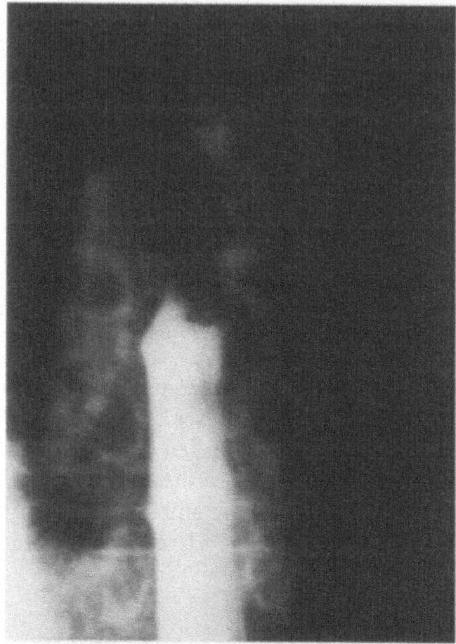

Abb. 3. Myelographie: Kompletter Kontrastmittelstop bei Epiduralabszeß

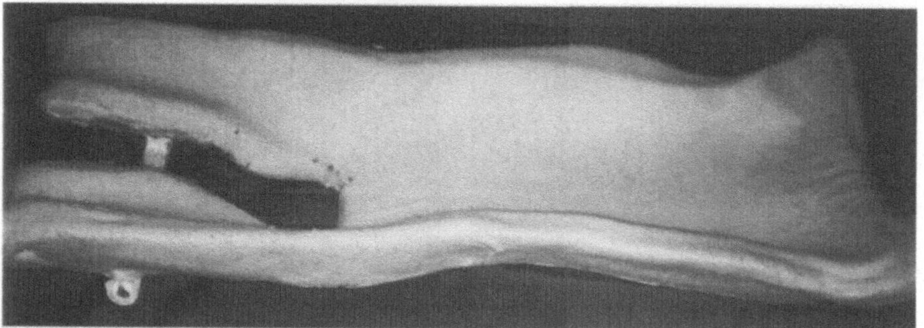

Abb. 4. Gipsbett zur Langzeitruhigstellung nach Spondylodese

Therapie

Zwei Grundsätze sind bei der Behandlung der Spondylitis tuberculosa zu beachten:

In 1. Linie handelt es sich um eine Infektion, die durch die heute mögliche und sehr effektive antituberkulöse Chemotherapie behandelt wird.

In 2. Linie handelt es sich um eine chirurgisch-orthopädische Erkrankung, die neben der Chemotherapie durch chirurgisch-orthopädische Maßnahmen wie Ruhigstellung, Operation (Abszeßausräumung, Arthro- bzw. Spondylodese), und physikalische Therapie behandelt werden muß.

Antituberkulöse Chemotherapie

Die heute üblichen Standardkombinationen sind in Tabelle 3 aufgeführt.

Das wichtigste Medikament ist INH, das stets in Kombination mit RMP zur Verhinderung von Resistenzen angewendet werden soll. Die Zugabe von PZA erlaubt die Verkürzung der Therapiedauer. Eine 4er-Kombination ist nur bei schwerwiegenden Prozessen wie einer Spondylitis notwendig. Etwaige Nebenwirkungen müssen fortlaufend kontrolliert werden.

Tabelle 3. Behandlungsschemata der antituberkulösen Chemotherapie bei extrapulmonaler Tuberkulose (*INH* Isoniazid, *RMP* Rifampicin, *PZA* Pyrazinamid, *SM* Streptomycin, *EMB* Ethambutol).

Initialphase (2–3 Monate)	Stabilisierungsphase (7–10 Monate)
INH, RMP, PZA (SM oder EMB) tgl.	INH, RMP tgl.
INH, RMP, PZA (SM oder EMB) tgl.	INH, RMP 2–3/Woche

Chirurgisch-orthopädische Therapie

In Anlehnung an das von der MRC (Medical Research Council Working Party) [7] in den 70er Jahren in mehreren großen randomisierten Studien erarbeitete Behandlungskonzept folgen wir einem 5phasigen Behandlungsschema (Tabelle 4).

Tabelle 4. 5-Phasen-Therapieschema bei Spondylitis tuberculosa

Phase 1	2 Wochen Immobilisierung, antituberkulöse Chemotherapie
Phase 2	3. Woche operative Ausräumung und Spanspondylodese, Ruhigstellung (Flachlagerung, Gipsbett) (s. Abb. 4)
Phase 3	4 Wochen Fortführung der Chemotherapie
Phase 4	6. Woche Mobilisierung mit Rumpf- oder Minervagips
Phase 5	10 Monate ambulante Chemotherapie

Nur bei massiv raumfordernden Abszessen oder beim Vorliegen einer neurologischen Ausfallssymptomatik muß die operative Maßnahme je nach den vorhandenen operativen Möglichkeiten des Krankenhauses vorgezogen werden.

Indikation, Zeitpunkt und Ausmaß der operativen Intervention und die Frage der Ruhigstellung sind immer wieder Gegenstand lebhafter Diskussionen. Während unter den hiesigen Bedingungen heutzutage optimale Voraussetzungen für wirbelsäulenchirurgische Eingriffe mit den Maßnahmen der Dekompression, Achsenkorrektur und interner Stabilisierung gegeben sind, gelten im peripheren Krankenhaus völlig andere Bedingungen.

Die weltweit randomisierten Untersuchungen der "Medical Research Council Working Party on Tuberculosis of the Spine" haben hierzu maßgebliche Aussagen geliefert. Entscheidend ist die effektive medikamentöse Therapie.

Unter Behandlungsbedingungen in Ländern der Dritten Welt ergaben sich dabei keine signifikant besseren Ergebnisse zwischen stationärer oder ambulanter Behandlung. Auch die Frage der Behandlung mit oder ohne Gipsruhigstellung ergab in der

Langzeitbeobachtung keine eindeutig besseren Ergebnisse zugunsten der Ruhigstellung. Abgesehen von der eindeutigen Indikation zur operativen Entlastung und Ausräumung von raumfordernden Abszessen bietet die operative Spanspondylodese wohl den Vorteil eines rascheren ossären Durchbaus. Auch die konservative Therapie führt jedoch, unter der Voraussetzung einer effektiven Chemotherapie, letztendlich zur ossären Konsolidierung.

Als Fazit sollte daher die operative Intervention unter den Bedingungen des peripheren Krankenhauses äußerst kritisch gestellt werden. Als entscheidende Kriterien sind die lokale Dringlichkeit des Befundes und die technisch-operativen Möglichkeiten des Krankenhauses zu berücksichtigen.

Schema zur Differentialindikation der Therapie bei Spondylitis tuberculosa

Konservativ:
6–8 Wochen Gipsschale, anschließend Stützkorsett
– bei Fehlen von Abszessen und Sequestern
– bei Fehlen von neurologischen Ausfällen

Operativ:
Abszeßausräumung und Spanspondylodese
– bei Abszeß, Sequester
– bei neurologischem Defizit

Operative Technik

Ziel des operativen Vorgehens ist stets die Ausräumung des abszedierenden und sequestrierenden Herdes und die Ausfüllung der „Wirbelkaries" mit autologer Spongiosa und/oder kortikospongiösem Span.

Die Technik der Vertebrotomie ist in der Wahl des Zuganges vom jeweils betroffenen Wirbelsäulenabschnitt und von der lokalen Ausdehnung bestimmt. In Anbetracht der in aller Regel ventralen Lokalisation der Erkrankung sollte nur von ventral, d. h. transzervikal, transthorakal oder retroperitoneal zugegangen werden. Thorakal und lumbal kann zur Eingrenzung der Operation auch der dorsolaterale Zugang, d. h. die Kostotransversektomie oder die Lumbotomie mit Osteotomie eines lumbalen Processus transversus, günstig sein.

Eine Laminektomie als alleinige Maßnahme gilt als obsolet, da hierdurch die Destabilisierung der Wirbelsäule gesteigert wird und langfristig ein Postlaminektomiesyndrom zu befürchten ist. Als Ausnahmeindikation kann die Laminektomie bei rein dorsalen Lokalisationen oder bei Verdacht auf Epiduralabszeß dennoch sinnvoll sein.

Ergebnisse

Literaturangaben über Infektausheilung und knöchernen Durchbau als Zeichen der lokalen Sanierung bei Spondylitis schwanken zwischen 46 und 92% [10].

Die Nachuntersuchung einer eigenen Patientengruppe, die unter mitteleuropäischen Verhältnissen operativ versorgt worden war, ergab bei 127 Fällen eine knöcherne Konsolidierung im Bereich der Hals- und Brustwirbelsäule von 100%, im Bereich der Lendenwirbelsäule waren dagegen nur 50 % durchbaut. Die Patienten mit nicht durchbauten Segmenten zeigten allerdings keine klinischen Beschwerden. Eine dauerhafte Infektausheilung konnte in 98 % erreicht werden.

Zusammenfassung

Die Tuberkulose ist im Rahmen der weltweiten Pandemie und der Kombination HIV-Tuberkulose ein Problem von erneut zunehmender Aktualität. Als bevorzugte extrapulmonale Lokalisation kommt der Spondylitis tuberculosa dabei besondere Bedeutung zu. Unter den Bedingungen des peripheren Distriktkrankenbauses war die Spondylitis in den Tropen seit jeher ein alltägliches Problem.

Als primäre Behandlung ist die antituberkulöse Kombinationschemotherapie äußerst wirksam. Als zusätzliche Maßnahme kann auch die operative Abszeßausräumung und Spanspondylodese indiziert sein. Die Bedingungen des peripheren Distriktkrankenhauses erfordern hierzu eine besonders kritische Abwägung der Indikationsstellung.

Summary

Tuberculosis is still worldwide an endemic disease. Besides of the high incidence in developing countries, even in industrialized countries it is of increasing importance as a result of social problems and immune deficiency. As frequent extrapulmonary localisation spondylitis tuberculosa is of particular importance in the daily clinical work of the peripheral district hospital in the tropics. The primary therapy is the antituberculous chemotherapy. Nevertheless the operative drainage of an abscess or the decompression in case of neurologic deficit can be additionally indicated.

Literatur

1. Eichenlaub D (1993) Tuberkulose. In: Lang W (1993) Tropenmedizin in Klinik und Praxis. Thieme, Stuttgart, S 252–260
2. Eichenlaub D (1993) HIV-Infektion und Tuberkulose. In: Lang W (1993) Tropenmedizin in Klinik und Praxis. Thieme, Stuttgart, S 261–263
3. Goldmann KP (1988) Aids and tuberculosis. Tubercle 69: 71–72
4. Lahreche H (1988) Pathology. In: Martini M (ed) Tuberculosis of the bones and joints. Springer, Berlin Heidelberg New York
5. Lang W (1993) Tropenmedizin in Klinik und Praxis. Thieme, Stuttgart
6. Lukas W (1986) Epidemiologie der Knochen- und Gelenktuberkulose in der Bundesrepublik. In: Weber U (Hrsg) Knochen und Gelenktuberkulose. Perimed, Erlangen
7. Medical Research Council (1978) Five year assessment of controlled trials of ambulatory treatment, debridement and anterior spinal fusion. J Bone Joint Surg (Br) 64/4: 393–398
8. Ochel K (1994) Tuberkulose und HIV/AIDS. Missionsärztliches Institut Würzburg, Eigendruck
9. Raub HE (1992) Späterhebungen nach Spanspondylodesen tuberkulöser Spondylitiden. Dissertation, Universität München
10. Richter-Turtur M, Thetter O, Raub HE, Häußinger K, Schweiberer L (1993) Tuberkulose von Knochen und Gelenken. Unfallchirurg 96: 192–199
11. Shafer W, Jones WD (1991) Relapse of Tuberculosis. Tubercle 72: 149–151

12. Shannon FB (1990) Multifocal cystic tuberculosis of bone. J Bone Joint Surg (Am) 72/7: 1089–1092
13. Vasil P (1989) Disease of the internal organs in patients with bone and joint tuberculosis. Probl Tuberkul 10: 36–38
14. WHO (1994) Weekly epidemiological record. WHO Genf 69: 77–84
15. WHO (1995) Weekly epidemiological record. WHO Genf 70: 21–28

Probleme der Neurotraumatologie in Ghana

Problems of Neuro-traumatology in Ghana

J.W. HIADZI

Department of Surgery, Komfu Anokye Teaching Hospital, School of Medical Sciences,
University of Science and Technology, Kumasi/Ghana

Am Beispiel von Kumasi, der zweitgrößten Stadt in Ghana mit etwa 800 000 Einwohnern, sollen Probleme der Neurotraumatologie, Infrastruktur, Diagnostik und Therapie betreffend, veranschaulicht werden.

Die Stadt Kumasi liegt zentral in der südlichen Landeshälfte von Ghana im ursprünglichen Regenwaldgebiet. Sie bildet den wichtigsten Verkehrsknotenpunkt im Landesinneren von Ghana. In der Nähe sind bedeutende Holzverarbeitungsanlagen und Goldbergwerke angesiedelt. Arbeitsunfälle, u.a. aus den Bereichen der genannten Industrien, und Verkehrsunfälle werden in der städtischen Zentralklinik, dem Komfo Anokye Teaching Hospital (KATH), versorgt.

Diese Klinik erfüllt sowohl die Funktion der medizinischen Basisversorgung als auch die einer Universitätsklinik. Das KATH beherbergt 800 Betten, davon entfallen 270 Betten auf die chirurgische Abteilung. Durchschnittlich sind über 50 % der chirurgischen Betten traumatologisch belegt. Das KATH ist das traumatologische Zentrum im Landesinneren von Ghana.

Patienten und Methoden

Alle neurotraumatologischen Patienten, die im Fünfjahreszeitraum Januar 1988 bis Dezember 1992 im KATH zur stationären Aufnahme kamen, wurden einer Analyse unterzogen.

Schädel-Hirn-Traumata (SHT)

Die erste Gruppe mit SHT umfaßt 506 Patienten. Hauptursache von Schädel-Hirn-Verletzungen waren während des gesamten Beobachtungszeitraumes Verkehrsunfälle (Abb. 1). Besonders betroffen war die Gruppe der Fußgänger.

Weitere wichtige Ursachen für Schädel-Hirn-Traumata waren isolierte, direkte Gewalteinwirkungen auf den Kopf sowie Stürze aus großer Höhe mit etwa jeweils 10 % der Gesamtmorbidität. Durchschnittlich wurden jährlich etwa 100 Patienten mit Schädel-Hirn-Verletzungen versorgt.

Eine Analyse der Altersverteilung (Abb. 2) zeigt eine deutliche Gefährdung von Kindern, Jugendlichen und jungen Erwachsenen. Die Geschlechtsverteilung bleibt während der Jahre weitgehend konstant. Insgesamt sind 332 (65,6 %) männliche und 174 (34,4 %) weibliche Patienten betroffen. Im genannten 5-Jahres-Zeitraum verstar-

Hefte zu „Der Unfallchirurg", Heft 252
Strecker/Kinzl (Hrsg.), Tropenchirurgie II /
Tropical Surgery II
© Springer-Verlag Berlin Heidelberg 1996

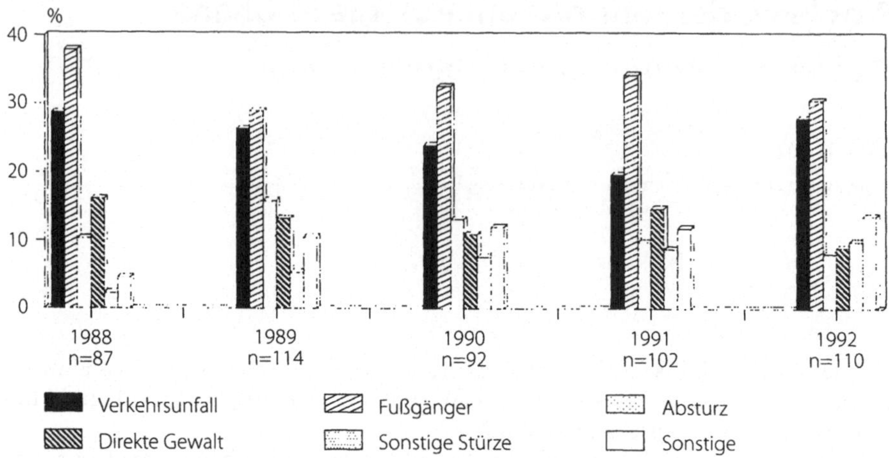

Abb. 1. SHT: Unfallursachen (Komfo Anokye Teaching Hospital 1988–1992)

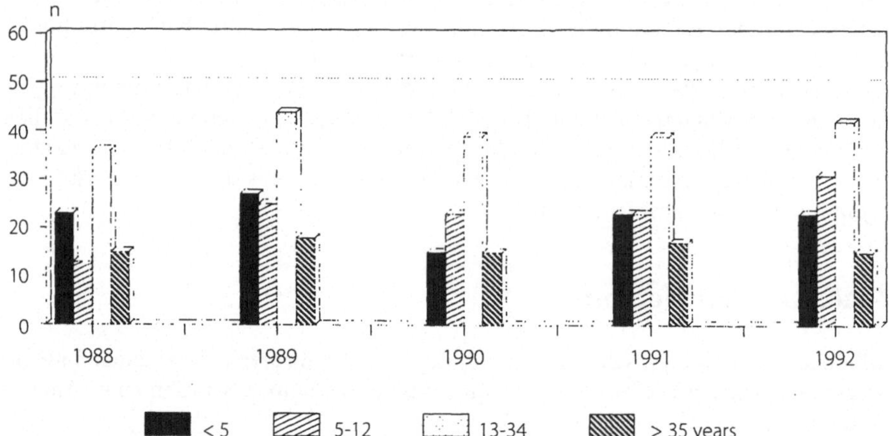

Abb. 2. SHT: Altersverteilung (Komfo Anokye Teaching Hospital 1988–1992)

ben 13 Patienten, einer Gesamtletalität von 2,6 % entsprechend. Die Letalitätsraten sind dabei mit zunehmendem Alter ansteigend. Von den über 35jährigen Patienten (n=80) verstarben 8 am SHT, einer Letalität von 10 % entsprechend. Hauptursache waren in erster Linie epidurale Blutungen.

Wirbelsäulenverletzungen

Hauptursachen und jahresbezogene Morbidität von Wirbelsäulen-(WS-)Verletzungen sind in Abb. 3 zusammengefaßt. Auch hier zeigt sich die große Bedeutung von Verkehrsunfällen und die besondere Gefährdung von Fußgängern. Stürze aus großer

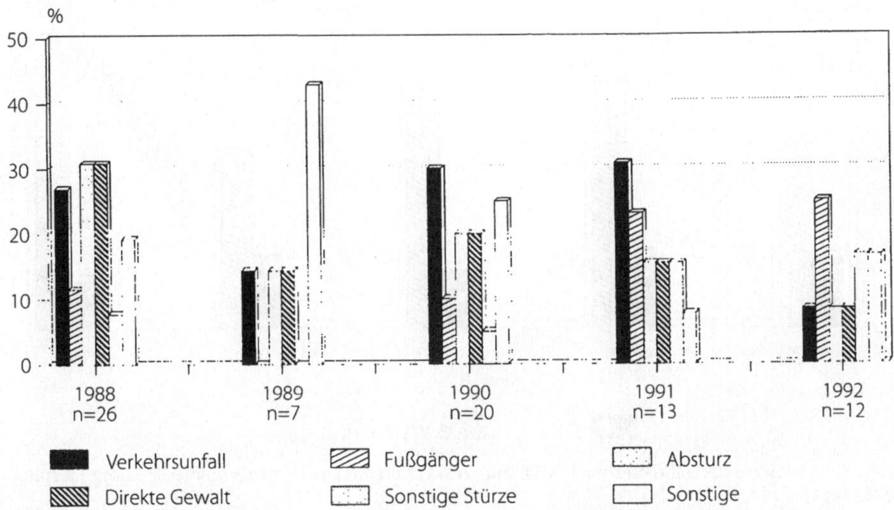

Abb. 3. WS-Verletzungen: Unfallursachen (Komfo Anokye Teaching Hospital 1988–1992)

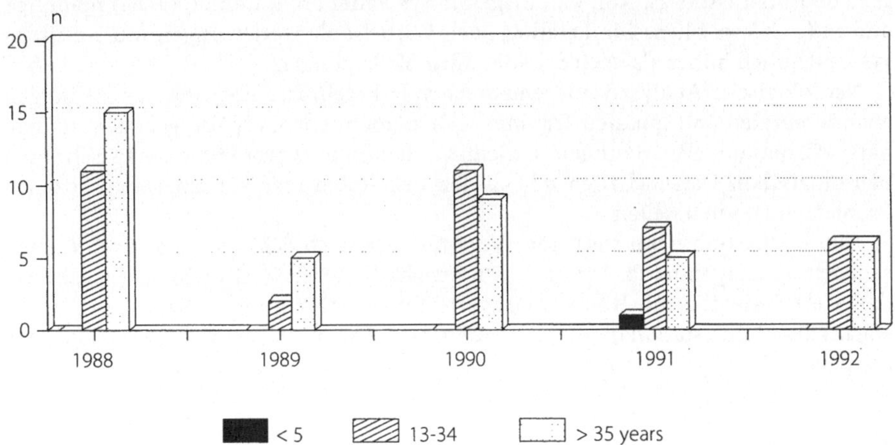

Abb. 4. WS-Verletzungen: Altersverteilung (Komfo Anokye Teaching Hospital 1988–1992)

Höhe, gehäuft bei der Ernte von Palmfrüchten und bei Arbeiten in der Holzindustrie, sind eine weitere wichtige Ursache von WS-Verletzungen. Unter der Rubrik „sonstige" Ursachen ist insbesondere das Tragen von Kopflasten als häufige Unfallursache erwähnenswert. Vorwiegend sind davon Frauen betroffen, die schwere Lasten, wie Schüsseln und Eimer mit Wasser, auf dem Kopf tragen. Beim Stolpern kommt es dabei nicht selten zu einer zervikalen Wirbelverletzung mit spinaler Beteiligung. Bei diesem Unfallmechanismus waren Tetraplegien besonders häufig.

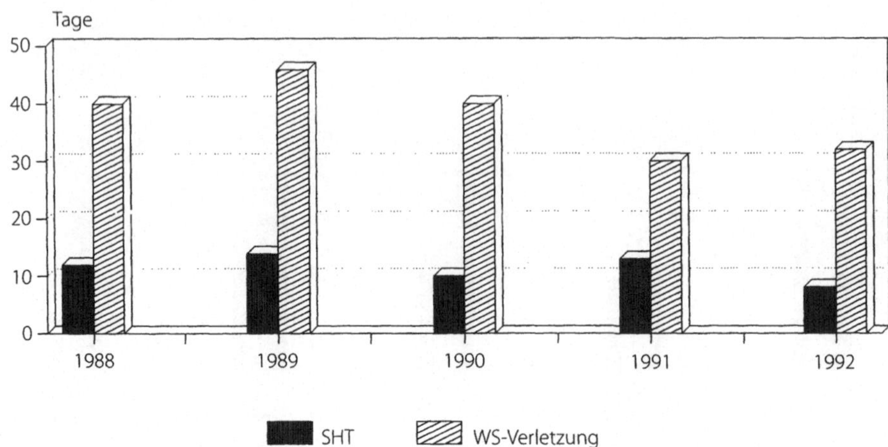

Abb. 5. Stationäre Verweildauer nach SHT und WS-Verletzungen (Komfo Anokye Teaching Hospital 1988–1992)

Im Gegensatz zum SHT waren bei den WS-Verletzungen vorwiegend ältere Erwachsene betroffen (Abb. 4). Von den insgesamt 78 Patienten waren 60 (77%) männlich und 18 (23%) weiblich. Die Letalität nach Wirbelsäulenverletzungen war mit n=23 (38%) deutlich höher als nach Schädel-Hirn-Verletzungen.

Neurologische Analysen und entsprechende Ergebnisse über die Langzeitfolgen nach zerebralen und spinalen Traumen stehen noch aus. Als Spätfolge, insbesondere nach Wirbelsäulenverletzungen, ist jedoch eine hohe Morbiditätsrate an schweren neurologischen Dauerschäden mit all den bekannten medizinischen und sozialen Problemen zu unterstellen.

Die durchschnittliche stationäre Verweildauer nach Schädel-Hirn- und Wirbelsäulenverletzungen ist in Abb. 5 zusammengefaßt. Daraus ist nicht zu entnehmen, daß viele Patienten mit Rückenmarkverletzungen häufig monatelang, ja mitunter sogar 1 bis 2 Jahre stationär betreut werden, bis sie an ihren spinalen Komplikationen sterben.

Diagnostik

Neben der klinischen Diagnosestellung ist von den bekannten bildgebenden Verfahren nur die Möglichkeit der Nativröntgendiagnostik gegeben. Die Möglichkeit der Myelographie wurde bisher nicht genutzt.

Sonstige bildgebende Verfahren wie Computertomographie, Sonographie oder gar Kernspintomographie, sind nicht vorhanden. Bedauerlicherweise ebenfalls nicht vorhanden ist die Möglichkeit der Röntgendurchleuchtung.

Therapie

Patienten mit Verletzungen des zentralen Nervensystems werden in erster Linie konservativ behandelt. Der Verletzungsform entsprechend wird situationsgerecht gelagert und ggf. extendiert. Medikamentös werden gelegentlich Diuretika angewandt.

Klinisch eindeutige epidurale Hämatome werden operativ entlastet. Aber auch hier sind die operativen Möglichkeiten, bedingt durch ein sehr dürftiges Instrumentarium, sehr limitiert.

Bedarfsweise werden gelegentlich Patienten nach Accra geflogen. Dort sind die Behandlungsmöglichkeiten günstiger, nicht zuletzt durch die Anwesenheit aller drei Neurochirurgen des Landes. Die Möglichkeiten einer modernen Wirbelsäulenchirurgie sind jedoch auch hier nicht gegeben.

Diskussion

1. Präventivmedizinisch ist eine fortlaufende Erziehung aller Verkehrsteilnehmer anzustreben. Diese Verkehrserziehung muß selbstverständlich auch die Fußgänger einschließen und diese zur Beachtung von Verkehrsregeln anhalten.
2. Die Ausbildung sämtlicher Kraftfahrer, aber auch der sonstigen Bürger, in Erster Hilfe muß forciert werden. Derzeit sind die beiden unfallchirurgischen Abteilungen, das KATH in Kumasi und das Korle Bu Teaching Hospital in Accra, bemüht, eine derartige Erste-Hilfe-Ausbildung landesweit voranzutreiben.
3. Die Erstversorgung unfallverletzter Patienten muß durch entsprechend ausgebildete Rettungsmannschaften verbessert werden. Derzeit ist zu bezweifeln, daß insbesondere Verletzte mit Schädel-Hirn- und Wirbelsäulentraumen, sowohl bei ihrer Bergung als auch bei den entsprechenden Transporten, adäquat behandelt werden.
4. Die bildgebende Diagnostik muß zunächst für die beiden traumatologischen Zentren Accra und Kumasi dringlichst verbessert werden. Hierbei ist neben der Etablierung der Computertomographie auch die Möglichkeit einer intraoperativen Durchleuchtung von größter Bedeutung. In diesem Zusammenhang müssen einheimische Techniker mit dem Umgang und insbesondere der Wartung dieser Geräte vertraut gemacht werden.
5. Das entsprechende chirurgische Instrumentarium für Operationen am Schädel und an der Wirbelsäule ist zu etablieren bzw. zu komplettieren.
6. Die neurotraumatologische Ausbildung ghanaischer Chirurgen ist dringlichst zu forcieren.
7. Die Rehabilitationsmöglichkeiten nach zerebralen und spinalen Verletzungen sind zu verbessern. Die Bedeutung der Physiotherapie muß gestärkt werden.

Die volkswirtschaftlichen Auswirkungen und individuellen Leiden der neurotraumatologischen Patienten müssen insbesondere von der politischen Seite neu gewürdigt werden. Erst durch ein entsprechendes Verständnis kann die nötige Unterstützung für die Etablierung adäquater Versorgungsmöglichkeiten von Schädel-Hirn- und Wirbelsäulenverletzten erwartet werden.

Zusammenfassung

Im Zeitraum 1988–1992 wurden 506 Patienten mit Schädel-Hirn-Traumen (SHT) und 78 Patienten mit Wirbelsäulen-(WS-)Verletzungen in Komfu Anokye Teaching Hospital, Kumasi/Ghana, stationär betreut. Hauptursachen in beiden Patientengruppen waren Verkehrsunfälle, mit jeweils hoher Beteiligung von Fußgängern, sowie Stürze aus großer Höhe. Die Gesamtletalität lag in der SHT-Gruppe bei 2,6 % und in der WS-Gruppe bei 38 %. Verbesserungsvorschläge bezüglich Diagnostik und Versorgung neurotraumatologischer Patienten in Ghana werden angegeben.

Summary

506 patients with head injuries and 78 patients with spinal injuries were hospitalized in the Komfu Anokye Teaching Hospital, Kumasi/Ghana, during the period 1988–1992. In both groups of patients road traffic accidents were the most important etiology followed by falls from height. In road traffic accidents knocked down pedestrians were particularly concerned. Letality was 2,6 % after head injuries and 38 % after spinal injuries. Diagnostic was limited to clinical means and standard X-ray investigation. No computed tomography, ultrasound or intraoperative radioscopy was disposable.

Therapy was basically conservative. Only epidural hematomas of the skull were treated by craniotomy. Proposals are given to overcome deficiencies of transport, diagnostics and treatment of patients with head and spine injuries.

Das Schädel-Hirn-Trauma: Ursachen, Diagnostik und Therapie in Entwicklungsländern

Head Injuries: Their Causes, Diagnostics and Treatment in Developing Countries

E.-P. Mues[1], R.J. Wirbel[2] und M. Strowitzki[3]

Einleitung

Unsere Erfahrungen im Umgang mit Schädel-Hirn-Verletzten basieren auf der ärztlichen Tätigkeit in einem Distriktkrankenhaus im Nordwesten Lesothos. Die Daten wurden in den 4 Jahresberichten (1987–1990) gesammelt [19]. Aufgrund seiner besonderen geopolitischen Lage im Herzen Südafrikas ist Lesotho unmittelbar von den enormen politischen und sozialen Umwälzungen der letzten Jahre betroffen. Eine Arbeitslosigkeit von über 30% und die hohe Zahl von Wanderarbeitern, die ihren Lebensunterhalt in den Minen Südafrikas verdienen, schüren soziale Unruhen, die sich immer wieder in gewalttätigen Auseinandersetzungen entladen. Darüber hinaus gehört Lesotho zu den Ländern mit der höchsten Zahl Unfallverletzter und -toter pro registriertem Kraftfahrzeug.

Vom 1.1.1987 bis 31.12.1990 waren von insgesamt 5090 stationären Aufnahmen auf die Männerstation des Distriktkrankenhauses von Leribe/Lesotho 2217 (44%) unfallbedingt. Von den insgesamt 3909 unfallchirurgischen Patienten waren 2217 (57%) Männer, 966 (25%) Frauen und 726 (18%) Kinder. Bei den Männern hatten 434 (20%) der traumatologischen Patienten Schädel-Hirn-Verletzungen, während bei den Frauen lediglich 79 (8%) und bei den Kindern ebenfalls 79 (11%) eine solche Verletzung erlitten.

Im gleichen Zeitraum wurden insgesamt 54 Schädeltrepanationen/Kraniotomien durchgeführt, d.h. bei 9% aller Schädel-Hirn-Verletzungen.

Die krankenhausinterne Gesamtletalität nach Schädel-Hirn-Trauma belief sich insgesamt auf 8% (Männer 9%, Frauen 9%, Kinder 6%).

Eine detaillierte Aufschlüsselung der Daten ergibt sich aus den Abb. 1 a–c.

In den westlichen Industrienationen Europas und Amerikas sind Schädel-Hirn-Traumata nach neueren Statistiken zu 60–70% durch Verkehrsunfälle bedingt [2, 24]. Bei rund 2/3 der Verkehrstoten in Deutschland waren die Schädel-Hirn-Verletzungen die wesentliche Todesursache [2, 6, 9, 24]. Derzeit ergibt sich eine Häufigkeit von ca. 300 000 Schädel-Hirn-Verletzungen pro Jahr in Deutschland, eingerechnet die leichteren Fälle [2, 6]. Trotz des gut ausgebildeten Rettungssystems mit Sofortver-

1 Chirurgische Klinik, Abteilung für Allgemeine Chirurgie, Abdominal- und Gefäßchirurgie, Universität des Saarlandes, Oscar-Orth-Str., D-66421 Homburg/Saar
2 Chirurgische Klinik, Abteilung für Unfallchirurgie, Universität des Saarlandes, Oscar-Orth-Str., D-66421 Homburg/Saar
3 Neurochirurgische Klinik, Abteilung für Allgemeine Neurochirurgie, Universität des Saarlandes, Oscar-Orth-Str., D-66421 Homburg/Saar

Hefte zu „Der Unfallchirurg", Heft 252
Strecker/Kinzl (Hrsg.), Tropenchirurgie II /
Tropical Surgery II
© Springer-Verlag Berlin Heidelberg 1996

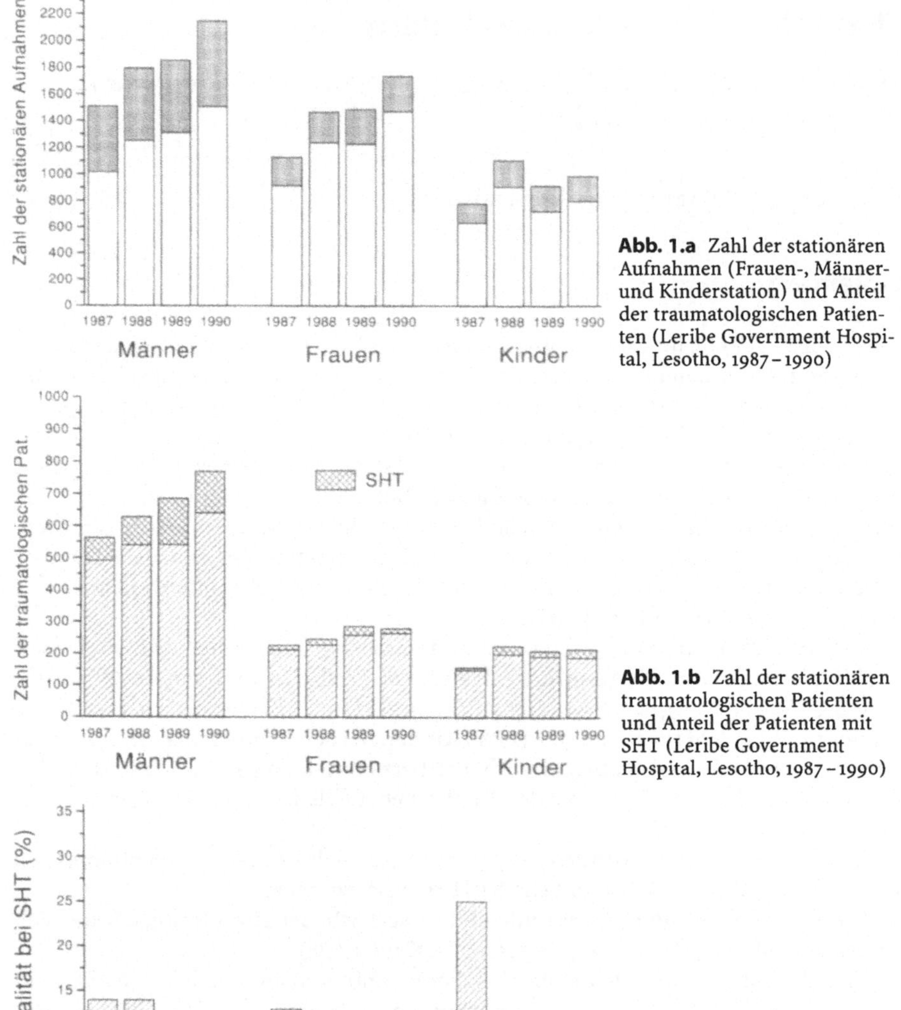

Abb. 1.a Zahl der stationären Aufnahmen (Frauen-, Männer- und Kinderstation) und Anteil der traumatologischen Patienten (Leribe Government Hospital, Lesotho, 1987–1990)

Abb. 1.b Zahl der stationären traumatologischen Patienten und Anteil der Patienten mit SHT (Leribe Government Hospital, Lesotho, 1987–1990)

Abb. 1.c Letalität der stationären Patienten mit SHT (Leribe Government Hospital, Lesotho, 1987–1990)

sorgung und Sicherung der Vitalfunktionen am Unfallort sowie der Möglichkeit des schnellen Transportes in neurochirurgische Zentren, besteht eine hohe Frühletalität. Diese ist abhängig von der Schwere der Schädel-Hirn-Verletzungen und beträgt bis zu 50 % [24].

In Entwicklungsländern bietet sich eine ganz andere Situation. Obwohl der private PKW-Gebrauch bei weitem noch nicht so verbreitet ist, haben Verkehrsunfälle bei den oft schlechten Straßenverhältnisssen, dem häufig katastrophalen Zustand der Fahrzeuge und einer fehlenden Sicherung der Insassen in einer bis zu 10mal höheren Rate pro 10 000 Fahrzeuge einen tödlichen Ausgang [10]. Dabei entfallen beispielsweise in Afrika ca. die Hälfte der Ursachen für Schädel-Hirn-Traumata auf Verkehrsunfälle, während rund 50 % durch sonstige Formen der direkten Gewalteinwirkung bedingt sind [16]. Je nach Region stehen dabei eher „traditionelle" Unfallursachen (z. B. Sturz aus großer Höhe) oder Verletzungen aufgrund kriegerischer Auseinandersetzungen oder Gewaltverbrechen im Vordergrund. Letztere führen häufiger zum Auftreten offener Schädel-Hirn-Traumata. Einen besonderen Stellenwert nehmen dabei Schußverletzungen des Kopfes ein. Die Häufigkeit von Schädel-Hirn-Traumata im Vergleich zur Gesamtzahl der Verunfallten ist regional ebenfalls sehr unterschiedlich und abhängig von der Dichte des Straßenverkehrs und dem Auftreten sozialer Unruhen und regionaler Konflikte.

Wie eine Studie von Mock et al. [17] in Ghana zeigt, erreichten von 400 verletzten Patienten lediglich 41 % das nächstgelegene Krankenhaus innerhalb der ersten 24 h, 15 % sogar erst nach über 1 Woche. Die Bergung von Patienten mit Schädel-Hirn-Trauma in Entwicklungsländern ist also häufig schwierig, der Transport zur nächstgelegenen Gesundheitseinrichtung (z. B. Distriktkrankenhaus) langwierig, und eine Primärversorgung am Unfallort in der Regel nicht möglich. Demzufolge sterben viele Patienten bereits vor Erreichen von Krankenhäusern an den Folgen von Ateminsuffizienz oder Verbluten.

Klassifikation

Schädel-Hirn-Traumata (SHT) lassen sich einteilen

1. in offene/geschlossene SHT (wobei die Eröffnung des intraduralen Raumes für die Einteilung maßgeblich ist)
2. nach ihrem Schweregrad in
   SHT I° (früher: Commotio): Hier besteht eine Bewußtlosigkeit von maximal 1 h. Klinisch imponieren Übelkeit, Erbrechen und eine Amnesie. Die Symptome persistieren bis zu 3 Tagen. Bleibende Schäden sind die Ausnahme.
   SHT II° (früher: leichte Contusio): Die Bewußtlosigkeit kann bis zu maximal 24 h andauern. Pathomorphologisch ist von intrazerebralen, evtl. petechialen Einblutungen auszugehen. Mit bleibenden Schäden muß gerechnet werden. Diese hängen von Ausmaß und Lokalisation der Einblutungen ab.
   SHT III° (früher: schwere Contusio, Compressio): Die Bewußtlosigkeit kann, muß aber nicht länger als 24 h anhalten. Hier stehen als pathologisch-morphologische Substrate sich ausbreitende Hämatome, ein ausgeprägtes Hirnödem oder eine stark imprimierte Schädelfraktur im Vordergrund. Insbesondere nach verspätet einsetzender Therapie sind bleibende Schäden bis hin zum Tod des Patienten wahrscheinlich.

Ein raumforderndes intrakranielles Hämatom tritt in einer Häufigkeit von 2–10 % aller SHT auf. Die Hämatome lassen sich aufgrund ihrer Lage zur Dura mater wie folgt einteilen:

Das *Epiduralhämatom* bildet sich zwischen Tabula interna der Kalotte und Dura mater aus. Es wird meist durch den Einriß eines Astes der A. meningea media hervorgerufen. Nach sofortiger Entlastung und Blutstillung haben die Epiduralhämatome insgesamt eine gute Prognose [10]. Die überwiegende Mehrzahl der Epiduralhämatome ist mit einer Schädelfraktur vergesellschaftet.

Lebensbedrohliche Epiduralhämatome treten nach Angaben von Bull et al. in etwa 1 % aller SHT auf [3].

Subduralhämatome sind zwischen Dura und Gehirnoberfläche lokalisiert und meist durch Brückenveneneinrisse (subakute Subduralblutung) bedingt. Perakute Subduralhämatome sind oft Folge einer arteriellen Blutung. Chronische Subduralhämatome treten bei Alkoholikern und älteren Patienten nach nur geringfügigem Trauma auf und werden oft erst nach einer mehrwöchigen Latenzzeit symptomatisch. Aufgrund der häufig begleitenden primären Hirnläsion haben die akuten Subduralhämatome die schlechteste Prognose aller intrakraniellen extrazerebralen Hämatome mit einer Letalität von bis zu 90 % [9, 14, 24].

Epi- und Subduralhämatome liegen meist temporal (75 %). Selten frontal und parietal (je 9 %), kaum okzipital (4 %) und nur ausnahmsweise im Bereich der hinteren Schädelgrube (3 %) [6].

Intrazerebrale Blutungen, welche klinisch bei fehlender Seitensymptomatik beim Erwachsenen ohne Computertomographie kaum zu diagnostizieren sind, können nur mittels neurochirurgischer Spezialkenntnisse und abhängig von ihrer Lokalisation operativ angegangen werden.

Diagnostik

Der exakten klinisch-neurologischen Untersuchung bei Aufnahme sowie der Verlaufskontrolle des Bewußtseinszustandes des Patienten kommt eine überragende Bedeutung bei der Beurteilung des Schweregrades eines SHT sowie der Indikationsstellung zur operativen Therapie unter den Bedingungen eines Entwicklungslandes zu.

Entscheidende Hinweise kann bereits eine möglichst präzise *Anamnese* liefern, sei es durch den noch ansprechbaren Patienten selbst oder durch dessen Angehörige oder sonstige Begleitpersonen. Bei einem bewußtlosen Patienten sollte immer nach dem Auftreten des sog. *„freien Intervalls"* (*lucid interval*) gefragt werden. Dabei tritt bei einem primär bewußtseinsklaren oder wieder aufgeklarten Patienten nach einem Intervall von einigen Minuten bis Stunden (selten auch Tagen) eine Bewußtlosigkeit und zunehmende Komatiefe ein. Diese ist Ausdruck einer sich ausdehnenden intrakraniellen Raumforderung und muß immer an die Möglichkeit eines Epiduralhämatoms denken lassen. Außerdem sollte nach Übelkeit, Erbrechen, Kopfschmerz und Schwindel sowie nach einem vorbestehenden Krampfleiden, der Einnahme von Alkohol, Medikamenten oder traditioneller Medizin gefragt werden.

Wie bei allen traumatisierten Patienten wird die *klinische Untersuchung* mit der Prüfung der Vitalfunktionen eingeleitet. Bei instabilen Kreislaufverhältnissen mit entsprechenden Schocksymptomen müssen zunächst andere Verletzungen ausge-

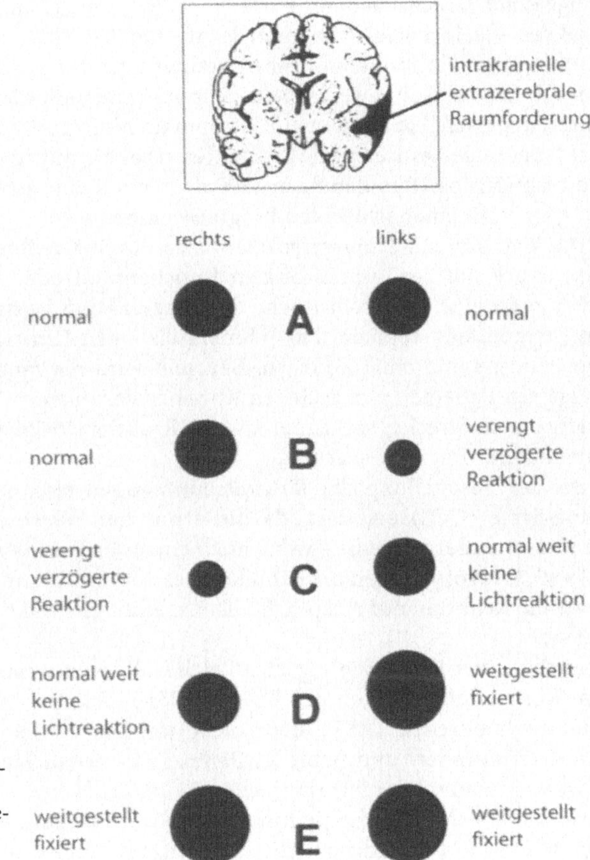

Abb. 2. Veränderungen der Okulopupillomotorik nach einem SHT mit einer sich einseitig ausbildenden intrakraniellen, extrazerebralen Raumforderung (z. B. Epiduralhämatom) (Nach King u. Bewes 1987)

schlossen werden. Hier sind insbesondere thorakale und abdominelle Verletzungen, z. B. eine intraabdominelle Blutung nach Milzruptur, aber auch ein spinaler Schock nach Wirbelfraktur (besonders im HWS-Bereich) mit Rückenmarkverletzung zu nennen. Ein isoliertes SHT führt in der Regel primär nicht zu Tachykardie und Hypotension, sondern bei auftretendem Hirndruck zu Hypertension, unregelmäßiger und Cheyne-Stokes-Atmung und durch Vagusreizung zu Bradykardie (Cushing-Reflex).

Bei der körperlichen Untersuchung eines Schädel-Hirn-Traumatisierten sollte eine genaue Inspektion des Kopfes erfolgen. Hier gilt es, nach Wunden, Prellmarken und sonstigen äußeren Verletzungszeichen zu fahnden. Auf Blut- und/oder Flüssigkeitsaustritte aus Nase und Ohr ist besonders zu achten. Ein positiver Glucosetest im Sekret ist verdächtig auf Liquor und spricht für eine offene Schädelfraktur.

Die wichtigsten klinisch-neurologischen Parameter bei einem SHT sind die *Pupillenreaktion*, die *Reaktion auf Schmerzreize*, die *Bewußtseinslage* sowie die *Reflexprüfung* [12, 18].

Bei der Beurteilung der Pupillenreaktion (Abb. 2) sind Größe und Lichtempfindlichkeit die wichtigsten Parameter. Die einseitige, lichtunempfindliche Pupille weist infolge einer Druckschädigung des N. oculomotorius an der Schädelbasis auf eine intrakranielle, ipsilaterale Raumforderung hin. Die Phase der vorübergehenden ipsilateralen Konstriktion ist nur sehr kurzfristig nachweisbar und klinisch meist nicht relevant. Eine einseitig weitgestellte Pupille kann außerdem durch ein direktes Bulbustrauma, nach Applikation von Atropin und infolge einer Schädigung des N. opticus (dabei ist der konsensuelle Lichtreflex erhalten) auftreten. Beidseitig weitgestellte und reaktionslose Pupillen nach SHT deuten auf eine schwere Hirnschädigung hin und gehen mit einer schlechten Prognose einher.

Die *Reaktion auf Schmerzreize* läßt sich durch Kneifen, Reiben über dem Brustbein, Druck auf den supraorbitalen Knochenrand oder auf das Nagelbett prüfen. Dabei kann eine unterschiedliche Schmerzreaktion zwischen supraorbital und an den Extremitäten appliziertem Schmerzreiz einen Hinweis auf das Vorliegen einer Querschnittssymptomatik liefern. Beurteilt wird die motorische Reaktion, die bei komatösen Patienten von gezielten Abwehrmechanismen, über ungerichtete Beugesynergismen, Strecksynergismen bis zur Reaktionslosigkeit reichen kann. Auch auf Seitendifferenzen wird geachtet.

Bei der Feststellung der *Bewußtseinslage* hat sich die Prüfung der Glasgow-Coma-Scale (GCS) etabliert, da diese mit der Schwere des SHT korreliert. Es kommt ihr außerdem eine – wenn auch eingeschränkte – prognostische Wertigkeit zu [2, 7]. Geprüft werden die Fähigkeit des Augenöffnens, die motorische Reaktion sowie die Reaktion auf Ansprache. Der maximale Punktwert beträgt dabei 15 (Tabelle 1).

Auch bei der *Reflexprüfung* ist auf eine Halbseitensymptomatik zu achten. Neben dem Kornealreflex sollten der Bizeps- (BSR), Triceps- (TSR), Patellar- (PSR) und Achillessehnenreflex (ASR) untersucht werden. Als pathologische Reflexe sind Knips-, Trömmner- und Babinski-Reflexe zu werten. Eine Hemiparese findet sich meist kontralateral der intrakraniellen Raumforderung.

Eine übersichtliche und praktikable Dokumentation der neurologischen Parameter sowie von Puls, Blutdruck, Atemfrequenz und Temperatur erlaubt die Anwendung der "Head-injury-chart" nach Saunde [12]. Dabei liefert insbesondere die regelmä-

Tabelle 1. Glasgow-Coma-Scale (GCS)

		Punkte
Augenöffnung	spontan	4
	auf Ansprache	3
	auf Schmerzreiz	2
	nicht erzielbar	1
Motorische Reaktionen	auf Aufforderung	6
	gezielte Schmerzabwehr	5
	ungezielte Fluchtreaktion	4
	mit Beugesynergismen	3
	mit Strecksynergismen	2
	keine	1
Reaktion auf Ansprache	orientiert	5
	konfuse Sätze	4
	unangemessene Wörter	3
	unverständliche Laute	2
	keine	1
Gesamtpunktzahl		

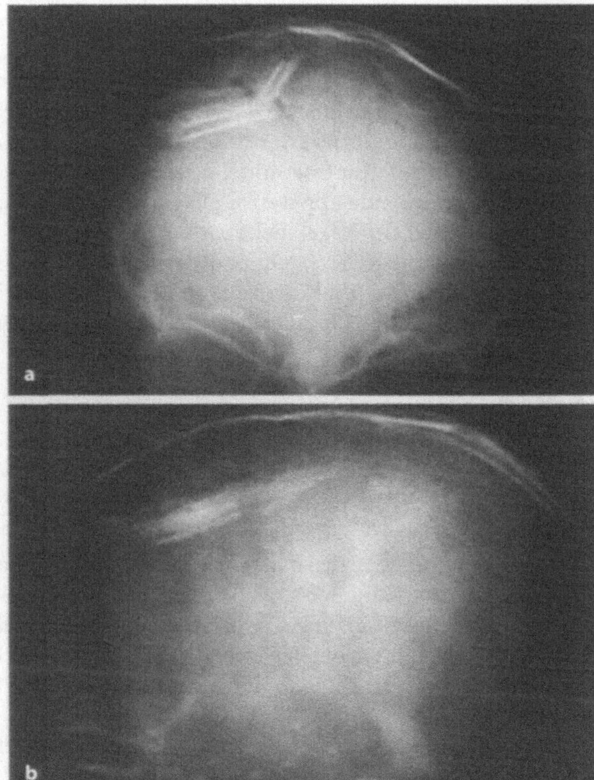

Abb. 3a, b. Nativröntgen-
aufnahme einer imprimierten
Schädelfraktur in 2 Ebenen

ßige Verlaufskontrolle (Verbesserung, Verschlechterung der Bewußtseinslage) eine
wichtige Entscheidungshilfe für das weitere therapeutische Vorgehen.

Während in den westlichen Industrienationen der Einsatz der kraniellen Computertomographie aus der Diagnostik des Polytraumatisierten und Schädel-Hirn-Verletzten nicht mehr wegzudenken ist, steht diese Möglichkeit in den meisten Entwicklungsländern im Notfall nicht zur Verfügung. Wenn überhaupt, verfügen lediglich
Privatkliniken und städtische Zentren über solche Einrichtungen. In den Distriktkrankenhäusern beschränken sich die apparativen Möglichkeiten auf die Anferti-
gung von Nativaufnahmen des Schädels und der HWS, die aufgrund personeller Engpässe und unzureichender Stromversorgung häufig nur tagsüber verfügbar sind.

Die *Nativröntgendiagnostik* (Abb. 3 a, b) sollte in ihrer Bedeutung auch nicht über-
schätzt werden. Bei der häufig ungenügenden Bildqualität ist eine Interpretation
erschwert und ein Frakturnachweis im Schädelbasisbereich nahezu unmöglich.
Wichtiger als Nativaufnahmen des Schädels (in 2 Ebenen und ggf. Hinterhauptsauf-
nahmen) sind (besonders seitliche) Aufnahmen der HWS, da in ca. 5–20 % bei SHT
mit Begleitverletzungen im Bereich der Halswirbelsäule gerechnet werden muß [6].
Eine adäquate Primärtherapie nach Schädel-Hirn-Trauma ist auf alle Fälle auch ohne
Röntgendiagnostik allein aufgrund der klinischen Diagnostik möglich.

Die Wahrscheinlichkeit eines intrakraniellen, extrazerebralen Hämatoms erhöht sich um das Dreifache mit dem Nachweis einer Schädelfraktur (insbesondere im temporoparietalen Bereich). Darüber hinaus wird von Watters et al. [23] auf die Möglichkeit der Durchführung einer Karotisangiographie zum Nachweis posttraumatischer intrakranieller Raumforderungen durch direkte Punktion der A. carotis communis und Applikation von Kontrastmittel hingewiesen.

Eine weiterreichende apparative Diagnostik (EEG, CCT) steht unter den gegebenen Umständen in der Regel nicht zur Verfügung.

An essentiellen Laborwerten sind der Hb-Wert und die Blutgruppe zu untersuchen und ggf. gekreuzte Blutkonserven bereitzustellen. Im weiteren Verlauf sollten außerdem regelmäßige Blutzuckeruntersuchungen erfolgen.

Therapie

Allgemeinmaßnahmen

Das Freimachen der Atemwege und die Sicherung der Atmung sowie die Aufrechterhaltung des Kreislaufs gehören zu den unmittelbaren Primärmaßnahmen. Je nach Atemtätigkeit und Reflexverhalten wird hierzu die Intubation notwendig. Ein primärer Hirnschaden wird durch eine fortbestehende Hypoxie mit Hirnödem weiter verschlimmert. Eine zusätzliche Aspirationspneumonie verschlechtert die Prognose drastisch. Insbesondere bei begleitenden schweren Gesicht- oder Kehlkopfverletzungen sollte bei Unmöglichkeit einer Intubation auch die Tracheotomie erwogen werden.

Alle bewußtseinsgetrübten oder bewußtlosen Patienten werden zunächst in stabiler Seitenlage mit in etwa 15° angehobenem Oberkörper gelagert. Besonders zu achten ist dabei auf eine mögliche Begleitverletzung der Halswirbelsäule. Im Zweifelsfall sollte bei Lagewechsel die HWS unter leichtem Zug gehalten und mittels einer eigens vorgefertigten Zervikalstütze ruhiggestellt werden.

Zur Aspirationsprophylaxe und möglichen späteren Ernährung dient eine Magensonde. Ein Blasenkatheter ist zur exakten Flüssigkeitsbilanzierung unentbehrlich. Außerdem stellt eine prall gefüllte Blase eine häufige Ursache für zunehmende Unruhe beim bewußtseinsgetrübten Schädel-Hirn-Verletzten dar.

Falls eine Beatmung notwendig wird, sollte eine kontrollierte Hyperventilation erfolgen, da hierdurch der Hirndruck gesenkt werden kann. Sofern keine Schocksymptome bestehen, sollten intravenös nicht mehr als $0,5-1$ ml/kg KG/h an kristallinen Lösungen verabreicht werden [9], um der Entstehung eines Hirnödems nicht weiter Vorschub zu leisten.

Beim offenen SHT muß selbstverständlich eine Tetanussimultanimmunisierung erfolgen, sofern kein Impfschutz besteht.

Folgende Symptome nach SHT machen eine stationäre Aufnahme und Beobachtung über mindestens 24 h erforderlich [23]:

- posttraumatische Bewußtlosigkeit, unabhängig von deren Dauer
- fokal neurologische Zeichen (z. B. Hemiparese, Aphasie)
- Amnesie
- Schwindel

- ausgeprägter Kopfschmerz und Erbrechen
- verschwommenes Sehen
- Schädelfrakturen und/oder Liquorfistel
- Begleitverletzungen
- erheblicher Alkoholgenuß

Konservative Therapie

Alle Formen der primären Bewußtseinsstörung ohne klinisch-neurologische Seitendifferenz oder Pupillenstörung sowie die sich im Verlauf verbessernde Bewußtseinslage werden zunächst konservativ behandelt. Dabei zielen die therapeutischen Maßnahmen insbesondere auf eine Bekämpfung des Hirnödems ab. Wie bereits beschrieben, muß einer weiteren Hirnschädigung durch eine adäquate Oxygenierung mit Schockbekämpfung begegnet werden. Zur Senkung des Hirndruckes sollte eine Anhebung des Oberkörpers um ca. 15° erfolgen. Insbesondere bei Patienten mit schwerem SHT (GCS <8) kann eine Osmotherapie (z.B. Mannit 0,5–0,75 g/kg KG) in Kombination mit einer diuretischen Medikation (z.B. Furosemid 0,5–1 mg/kg KG) versucht werden [6, 9, 12]. Ein gesicherter Nachweis für den Nutzen der Osmotherapie liegt bisher allerdings nicht vor.

Schädel-Hirn-Verletzte neigen zu Hyperpyrexie und Hypoglykämie, beides Zustände, die zu einer sekundären Schädigung des Gehirns führen. Mittels physikalischer Maßnahmen (z.B. feuchte Wadenwickel) und medikamentöser Therapie (Paracetamol, Metamizol, Chlorpromazin) sollte die Körpertemperatur unter 38°C gehalten werden. Eine kontinuierliche Infusion mit hochprozentiger Glucoselösung (z.B. 500 ml Glucose 20%/24 h) dient zur Hypolglykämieprophylaxe nach schwerem SHT.

Über die Notwendigkeit einer generellen antikonvulsiven Therapie nach schwerem SHT bzw. im Anschluß an eine Schädeltrepanation existieren keine einheitlichen Empfehlungen [4, 20]. Eine frühe Prophylaxe mit Phenytoin (2 × 250 mg i.v., bzw. 3 × 100 mg über die Magensonde) oder alternativ mit Phenobarbital (50–200 mg i.m. alle 6–8 h, Tageshöchstdosis 600 mg) bis zu 1 Monat nach dem Trauma kann jedoch einem Krampfanfall und damit einer weiteren Hirnschädigung vorbeugen.

Eine antibiotische Therapie scheint die Häufigkeit von infektiösen Komplikationen (Meningitis, Abszeß) im Zusammenhang mit offenen Frakturen und Schädelbasisfrakturen zu reduzieren [5]. Dabei kommen insbesondere Penicilline und Chloramphenicol i.v. bzw. Sulfonamide über die Magensonde zur Anwendung.

Eine generelle Steroidgabe zur Hirnödemprophylaxe kann derzeit nicht empfohlen werden, da die Morbidität und Gesamtüberlebensrate dadurch nicht verbessert werden kann [2, 6, 9, 24].

Die wesentlichen konservativen Maßnahmen nach SHT sind wie folgt zusammengefaßt:

- Freimachen der Atemwege, Sicherung der Atmung, Kreislaufstabilisierung
- bei kontrollierter Beatmung Hyperventilation
- Behandlung von Begleitverletzungen
- Lagerung mit leicht erhöhtem Oberkörper, bei Aspirationsgefahr ohne Intubationsmöglichkeit stabile Seitenlage
- Wundversorgung und Tetanusimmunisierung bei Kopfplatzwunde

- Senkung der Körpertemperatur <38 °C
- Glucoseinfusion als Hypoglykämieprophylaxe
- falls erforderlich Sedierung (z. B. Diazepam, Chlorpromazin)
- *keine Steroide*
- *intensive Pflege*
  fakultativ:
- Osmotherapie, Diuretika
- Krampfanfallprophylaxe mit Phenytoin bzw. Phenobarbital

Operative Therapie: Schädeltrepanation

Bei Fehlen einer subtileren Diagnostik mittels Computertomographie ergibt sich in Entwicklungsländern häufiger die Indikation zur diagnostischen Schädeltrepanation.

Die klinische Untersuchung macht bei den folgenden Befunden eine notfallmäßige Trepanation erforderlich [12, 19]: beim Nachweis

1. eines anamnestisch angegebenen „freien Intervalls"
2. einer Verschlechterung der Bewußtseinslage (trotz konservativer Therapie)
3. einer neurologischen Seitensymptomatik (z. B. Hemiparese) mit entsprechenden Veränderungen der Okulopupillomotorik (einseitig weitgestellte Pupille).

Darüber hinaus muß eine notfallmäßige Versorgung bei weit offenen und erheblich imprimierten Schädelfrakturen erfolgen.

Es muß nochmals betont werden, daß insbesondere bei mangelnder apparativer Diagnostik die Entscheidung zur Durchführung einer Schädeltrepanation großzügig gestellt werden sollte. Ein in korrekter Technik angelegtes Bohrloch bedeutet in der Regel keine wesentliche zusätzliche Belastung für einen Patienten mit schwerem SHT. Demgegenüber stellt die Trepanation und ggf. Erweiterung zur Kraniotomie die einzig sinnvolle therapeutische Maßnahme bei einem sich ausbreitenden Epiduralhämatom dar.

Da bei vielen Schädel-Hirn-Verletzungen eine primäre Schädigung des Gehirns auch ohne intrakranielle, extrazerebrale Raumforderung vorliegen kann, profitieren allerdings insgesamt nur ca. 10 % aller schweren Schädel-Hirn-Traumata von einer Trepanation [1, 12, 16, 19].

Für die Durchführung einer Schädeltrepanation sind keine komplizierten, von der Stromversorgung abhängigen Geräte erforderlich. An Instrumenten sind ein Perforator oder ein einfacher Handbohrer ausreichend [12, 16]. Darüber hinaus werden ein kleiner Luer, ein Dissektor und ein Set zur Versorgung größerer Wunden benötigt.

Eine detaillierte Beschreibung der unter einfachen Bedingungen durchführbaren Schädeltrepanation liefert das Kapitel "Head injuries" aus dem Buch *Primary Surgery – Trauma* von M. King [12].

Als Narkoseform empfiehlt sich eine Intubationsnarkose mit Äther oder Halothan unter gezielter Hyperventilation. In diesem Fall ist auch die Verwendung von Ketamin nicht kontraindiziert, da durch die Hyperventilation der hirndrucksteigernde Effekt antagonisiert werden kann. Falls keine Möglichkeit zur kontrollierten Beatmung besteht, kann der Eingriff auch in Lokalanästhesie unter zusätzlicher Gabe von Analgetika (z. B. 100 mg Pethidin) erfolgen.

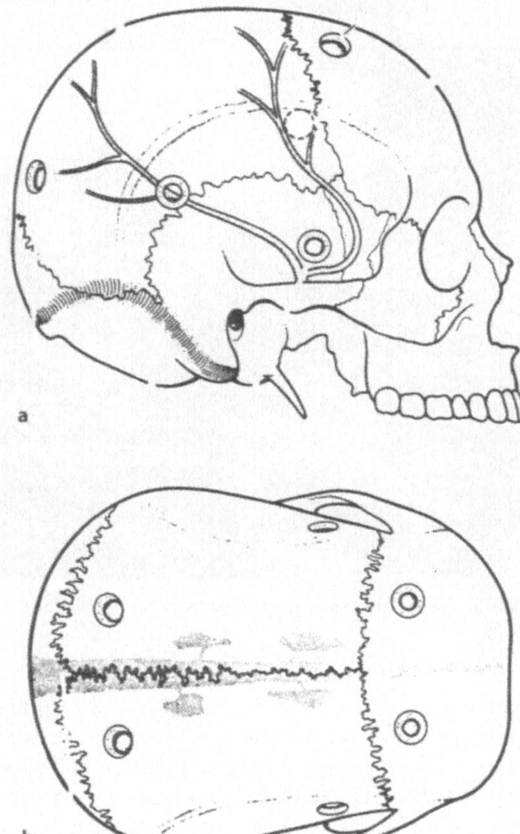

Abb. 4a, b. Plazierung der Bohrlöcher bei der Schädeltrepanation
(abgewandelt nach [12])

Die Bohrlöcher sollten primär auf der Seite der dilatierten Pupille bzw. kontralateral
der Seite der Hemiparese angelegt werden. Da die meisten epi- oder subduralen
Hämatome, wie oben beschrieben, temporal liegen [14], sollte das 1. Bohrloch in der
Mitte einer gedachten Linie zwischen Orbitahinterrand und Meatus acusticus exter-
nus, 2 cm oberhalb des Jochbogens zu liegen kommen (Abb. 4 a, b). Die beiden näch-
sten Bohrlöcher sind ca. 3 cm parasagittal der Mittellinie frontal und okzipital anzu-
legen. Dabei ist besonders auf den Verlauf des Sinus sagittalis zu achten, da eine ver-
sehentliche Eröffnung zu einer unstillbaren Blutung und der Auslösung einer Luft-
embolie führen kann. Falls sich bei allen 3 Bohrungen trotz entsprechender Klinik
kein pathologischer Befund ergibt, ist auf der kontralateralen Seite in gleicher Weise
vorzugehen. Es ist zu berücksichtigen, daß subdurale Hämatome in bis zu 20 % der
Fälle bilateral auftreten.

Bei Nachweis eines ausgeprägten Hämatoms wird das Bohrloch mittels Luer oder
besser noch mit einer Gigli-Säge zur Kraniotomie erweitert. Die Blutungsquelle ist
dann eindeutiger zu lokalisieren, und die Koagel können nach Spülung mit Ringer-
Lösung leichter entfernt werden. Dabei ist auf eine schonende Druckentlastung zu

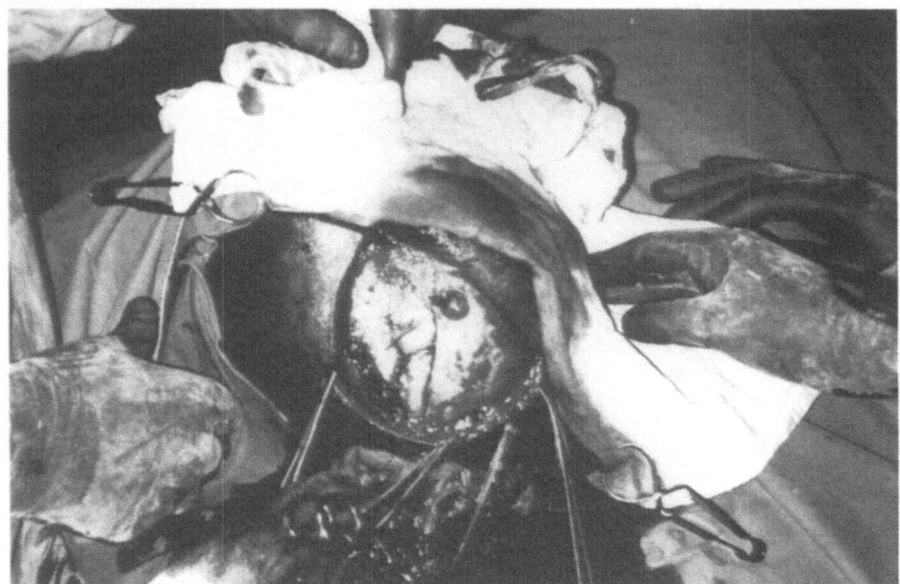

Abb. 5. Durchführung einer Schädeltrepanation (Leribe Government Hospital, Lesotho)

achten. Bei Frakturen ist in erster Linie ein epidurales Hämatom an der Kreuzungsstelle zwischen Frakturlinie und Verlauf der A. meningea media zu erwarten [13] und das Bohrloch entsprechend zu plazieren. Wegen zusätzlicher Verletzungs- und Impressionsgefahr sollte bei Frakturen das Bohrloch am intakten Schädeldach neben der Fraktur plaziert werden (Abb. 5). Nach Hämatomausräumung und Blutstillung müssen impaktierte Knochenfragmente entfernt und imprimierte Teile angehoben werden. Nach ausgiebiger Spülung mit Ringerlösung erfolgt dann der primäre Wundverschluß, wobei eine Drainage ohne Sog epidural eingelegt wird.

Die Dura sollte als Infektionsbarriere nach Möglichkeit verschlossen werden. Dabei können plastische Verfahren (z. B. Fascia lata) zum Einsatz kommen [9, 12].

Blutungen aus spritzenden Kopfgefäßen wie der A. temporalis und occipitalis werden mit einer Klemme gefaßt und unterbunden. Besonders gefährlich sind Blutungen aus eröffneten venösen Blutleitern. Hier ist eine Blutstillung lediglich durch eine Hochlagerung des Kopfes sowie eine Tamponade mit feuchten Kompressen und Fingerdruck zu erreichen. Zur definitiven Versorgung ist beispielsweise das Aufsteppen von Muskelstückchen auf den Sinusdefekt geeignet. Blutungen aus der eröffneten A. meningea media und deren Ästen müssen lokalisiert und gezielt umstochen werden. Sickerblutungen aus der Diploe der Kalotte lassen sich mit Knochenwachs versiegeln.

Verletzungen im Bereich der Schädelbasis können zu Einrissen der A. carotis im Bereich des Sinus cavernosus und konsekutiv zur Ausbildung einer Fistel zwischen A. carotis interna und venösem Sinus führen. Dies kann klinisch durch Auskultation des Schädels und das Auftreten einer ausgeprägten Chemosis, evtl. mit pulsierendem Exophthalmus, diagnostiziert werden. In der Regel führt dies aber nicht zu einer akut bedrohlichen Situation. Die Behandlung sollte einer Spezialklinik vorbehalten bleiben.

Heftige Blutungen aus dem Nasen-Rachen-Raum lassen sich notfallmäßig stillen, indem Urinkatheter als Beloque-Tamponaden eingesetzt werden. Diese werden in je einen Nasengang eingeführt, durch Aufblasen des Ballons blockiert, angezogen und vor der Nasenscheidewand miteinander verknotet.

Offene Frakturen und Schädelbasisfrakturen

Kopfplatzwunden sind den Regeln der Wundversorgung entsprechend zu behandeln, wobei ein primärer Wundverschluß nach Anfrischen der Wundränder innerhalb von 24 h nach dem Trauma möglich ist. Die beste Blutstillung wird dabei mittels durchgreifender Nähte unter Fassen von Galea und Haut erreicht. Ausgedehntere Skalpierungsverletzungen können mit Hilfe lokaler Verschiebeplastiken und anschließender Meshgraftdeckung primär versorgt werden.

Vor Verschluß einer Kopfplatzwunde muß mittels Palpation und Inspektion des freiliegenden Knochens eine offene Schädelfraktur ausgeschlossen werden. Bei Vorliegen eines offenen SHT kommt dem subtilen Wunddébridement mit Entfernung sämtlicher Fremdkörper, impaktierter Knochenfragmente und zerstörter Gehirnmasse eine entscheidende Bedeutung für die Prophylaxe schwerer Komplikationen wie intrazerebraler Abszesse zu.

Eine geschlossene imprimierte Schädelfraktur sollte operativ angehoben werden, falls die Impressionstiefe mehr als Kalottenbreite beträgt.

Schädelbasisfrakturen gehen häufig mit schweren Hirnschäden einher und erreichen eine Letalität von bis zu 80 % [23]. Eine chirurgische Therapie ist meist nicht möglich. Eine zusätzliche antibiotische Therapie ist sowohl bei Schädelbasisfrakturen mit Verdacht auf Liquorfistel als auch bei allen offenen Frakturen für 3–5 Tage indiziert.

Penetrierende Verletzungen und Schußverletzungen sind entsprechend den Regeln zur Behandlung offener Schädel-Hirn-Verletzungen anzugehen. Metallische Fremdkörper und Knochenanteile, die außerhalb des Schußkanals liegen, sollten in situ belassen werden [4].

Eine Revision des gesamten Schußkanals ist nicht erforderlich. Eine schwere intrazerebrale Blutung mit Ventrikeleinbruch kann jedoch eine neurochirurgische Intervention mit Ausräumung des Hämatoms und Ventrikeldrainagen erforderlich machen.

Kindliches SHT

Im Krankenhaus von Leribe/Lesotho betrug die Anzahl stationärer Aufnahmen wegen SHT bei Kindern im Zeitraum 1.1.1987 bis 31.12.1990 insgesamt 79. Das entspricht einem Anteil von 2,6 % der gesamten stationären Aufnahmen der Kinderstation und 10 % der verletzungsbedingten Aufnahmen im Kindesalter in diesem Zeitraum. Die Mortalität betrug 6 %, repräsentiert damit aber sicherlich nicht das tatsächliche Risiko eines Kindes, an den Folgen eines schweren SHT zu versterben, da aufgrund der oft sehr langen Transportwege und fehlenden Primärversorgung eine unbekannte Zahl von Kindern bereits vor Erreichen des Krankenhauses ihren schweren Verletzungen erlag.

Schädel-Hirn-Verletzungen im Kindesalter stellen ein besonderes Problem dar. Im Gegensatz zum Erwachsenen können Blutungen aus offenen Schädelverletzungen

Tabelle 2. Children's Coma Scale (CCS)

1. Augenreaktionen
   4 Augenfolgebewegungen
   3 Äußere Augenmuskeln intakt, reaktive Pupillen
   2 Keine Pupillenreaktion oder Störungen der äußeren Augen-
      muskeln
   1 Keine Pupillenreaktion und Lähmung der äußeren Augen-
      muskeln

2. Verbale Reaktion
   3 Schreien
   2 Spontanatmung
   1 Apnoe

3. Motorische Reaktion
   3 Beugung und Streckung
   2 Gezielte Abwehr auf Schmerzreize
   1 Schlaffer Muskeltonus

Maximale Punktzahl: 11   Minimale Punktzahl: 3

bzw. Kephalhämatome oder subgaleale Hämatome insbesondere im Säuglings- und Kleinkindesalter schnell zum hypovolämischen Schock führen. Schädelfrakturen sind häufig und bedürfen einer längerfristigen Kontrolle, da es besonders zwischen dem 1. und 3. Lebensjahr aufgrund einer Steigerung des intrakraniellen Druckes zu einem Wachsen der Fraktur kommen kann. Eine exakte Beurteilung des Bewußtseinszustandes des Kindes erlaubt die klinische Untersuchung anhand der Glasgow Coma Scale für Kinder (Children's Coma Scale, CCS, Tabelle 2).

Mehr noch als im Erwachsenenalter sollte die Indikation zur stationären Aufnahme nach SHT im Kindesalter großzügig gestellt werden, da eine Dekompensation infolge primär klinisch nicht nachweisbarer intrakranieller Raumforderung rasch einsetzen kann, und eine Intervention dann ohne Zeitverzögerung erfolgen muß.

Zur Diagnostik kann bei Kleinkindern – falls vorhanden – der transkranielle Ultraschall herangezogen werden.

Die konservativen therapeutischen Maßnahmen entsprechen neben der Notfallversorgung im wesentlichen denen des Erwachsenenalters (s. S. 156 f). Mannitol 20 % sollte in einer Dosis von 2,5 ml/kg KG über einen Zeitraum von 15 – 20 min verabreicht werden. Darüber hinaus können Barbiturate (Thiopental 4 – 8 mg/kg KG) zu einer weiteren Senkung des intrakraniellen Druckes beitragen [14].

Eine Schädeltrepanation im Kindesalter muß bei Hinweis auf eine intrakranielle, extrazerebrale Raumforderung (sub-, epidurales Hämatom, Impressionsfraktur) erfolgen. Dabei ist auf einen äußerst behutsamen Umgang mit dem Bohrer zu achten. Im Säuglings- und Kleinkindesalter erstrecken sich epidurale Hämatome häufig breitflächig von frontal bis okzipital, so daß eine ausgedehnte, notfalls beidseitige Freilegung notwendig werden kann.

Sogenannte „Ping-pong-Ball-Frakturen" stellen nur ausnahmsweise eine Indikation zur operativen Freilegung und Elevation dar. Nach King et al. sollte vorher ein Versuch unternommen werden, den eingesunkenen Kalottenanteil mittels einer geburtshilflichen Saugglocke anzuheben [12].

Obwohl es bei nahezu allen Fällen von schwerem SHT im Kindesalter zu zerebralen Anfällen innerhalb der ersten 24 h nach einem Trauma kommt, persistieren diese nur in ca. 5 – 10 % als posttraumatische Epilepsie [8].

Komplikationen nach SHT

Eine konsequente Nachuntersuchung aller stationären Patienten mit Schädel-Hirn-Trauma mit Feststellung der Verletzungsfolgen und aufgetretenen Komplikationen ist unter den Bedingungen eines Distriktkrankenhauses kaum durchführbar. Eine retrospektive Untersuchung scheitert häufig an der mangelnden Dokumentation, zumal wichtige Unterlagen, wie der Entlassungsbrief, im Falle Lesothos vom Patienten selbst in Form der sog. „bukanas" mitgeführt werden und dem Krankenhaus damit verloren gehen.

Die folgende Auflistung möglicher Komplikationen als Folge von Schädel-Hirn-Verletzungen ergibt sich aus einer Synthese von Einzelerfahrungen im Umgang mit diesen Patienten im Krankenhaus Leribe/Lesotho und den aus der Literatur gewonnenen Daten.

Die Häufigkeit wesentlicher Komplikationen nach SHT in einem Industrieland ist in Tabelle 3 wiedergegeben.

Allgemeine Komplikationen nach SHT umfassen das Auftreten eines Lungenödems ("neurogenic pulmonary oedema" [14]), einer (Aspirations-) Pneumonie sowie einer Verbrauchskoagulopathie, durch die es zu einer weiteren Zunahme intrakranieller Blutungen kommen kann. Eine Hypothalamus-Hypophysen-Schädigung kann sowohl zur Hypophysenvorderlappeninsuffizienz als auch zum Diabetes insipidus durch Sistieren der ADH-Sekretion führen.

Tabelle 3. Komplikationen nach Schädel-Hirn-Trauma (Nach Kunz et al. [13])

Hydrozephalus	2,8 %
Chronische Sub- und Epiduralhämatome	1,2 %
Hirnabszesse	0,9 %
Meningitis	0,3 %
Außerdem: posttraumatische Epilepsie	nach Literaturangaben zwischen 7 und 39 %

Posttraumatischer Hydrozephalus

Die Ausbildung eines posttraumatischen Hydrozephalus ist häufig Folge einer intraventrikulären Blutung, Subarachnoidalblutung oder Kontusion im Bereich der hinteren Schädelgrube. Die Symptome sind unspezifisch und häufig von einem Durchgangssyndrom überlagert. Das Auftreten zusätzlicher neurologischer Veränderungen mit allmählicher Verschlechterung der Bewußtseinslage sollte deshalb nach Möglichkeit die Verlegung des Patienten in eine neurochirurgische Abteilung zur Folge haben. Eine klinische Abgrenzung zu chronisch subduralen Hämatomen ist schwierig. Letzte Sicherheit kann häufig erst die kranielle Computertomographie geben. Therapeutisch ist eine Shuntimplantation meist nicht zu umgehen.

Chronische Subduralhämatome

Chronische Subduralhämatome treten insbesondere nach Schädel-Hirn-Verletzungen älterer Patienten und bei Alkoholikern auf. Die Diagnosestellung wird dadurch erschwert, daß unspezifische Symptome wie Merkschwäche und Desorientiertheit sich erst Wochen nach einem Trauma bemerkbar machen und oft nicht mehr mit diesem in Zusammenhang gebracht werden. Bei Auftreten einer Bewußtseinstrübung mit Halbseitensymptomatik wird differentialdiagnostisch eher an einen apoplektischen Insult gedacht. Auch hier ist die Diagnosestellung unter den Bedingungen eines Entwicklungslandes schwierig. Die Therapie besteht in einer Bohrloch-Trepanation mit Drainage.

Meningitis; intrakranielle, posttraumatische Abszesse

Die Rate an posttraumatischer Meningitis beläuft sich nach offenen Schädelfrakturen in verschiedenen Studien auf 0 – 13 % [5], wobei eine besondere Gefährdung nach Schädelbasisfrakturen und Schußverletzungen besteht. Bei letzteren tritt in einer Häufigkeit von rund 10 % eine intrakranielle Abszedierung auf.

Der Verdacht auf eine posttraumatische Meningitis ergibt sich einerseits aus der Anamnese (Schädelbasisfraktur mit Liquorfistel, offene Schädelfraktur), andererseits aus klinischen Infektionszeichen und positivem Kernig-Zeichen mit Nackensteifigkeit.

Die Diagnose wird gesichert durch eine Liquorpunktion, wobei vorher *unbedingt* eine Spiegelung des Augenhintergrundes zum Ausschluß einer Stauungspapille erfolgen muß. Intrakranielle Abszesse äußern sich darüber hinaus durch eine häufig akut einsetzende Verschlechterung der Bewußtseinslage mit Herdsymptomatik.

Bereits prophylaktisch sollte wie oben beschrieben eine antibiotische Therapie bei allen offenen Schädel-Hirn-Verletzungen erfolgen. Die antibiotische Therapie einer manifesten posttraumatischen Meningitis ist wie folgt [12]:

– 2 Mio. I. E. Benzylpenicillin sofort, dann 1 Mio. I. E. alle 6 Stunden (in schweren Fällen zusätzlich 10 000 I. E. intrathekal 1mal täglich für 5 Tage)
+ Chloramphenicol 50 – 100 mg/kg KG/Tag

Bei Penicillinresistenz sollte Streptomycin 1 g i. m. + 50 mg in 1 ml NaCl 0,9 % intrathekal verabreicht werden.

Hirnabszesse müssen darüber hinaus operativ entlastet und drainiert werden. Eine persistierende Liquorfistel erfordert eine spezifische neurochirurgische Therapie.

Prognose

Die Beurteilung der Prognose eines Patienten mit Schädel-Hirn-Trauma ist abhängig von folgenden Parametern [23]:

1. der besten Glasgow-Coma-Scale innerhalb der ersten 24 h:

GCS	"Unfavourable outcome", d. h. schwere Behinderung oder Tod (Univ. Teach. Hospital, Lusaka)
3–5	90%
6–8	30%
9–10	20%
11–15	10%

2. der Dauer der posttraumatischen Amnesie
3. dem Nachweis einer Schädelfraktur
4. dem Verletzungsmuster und zusätzlichen Begleitverletzungen

Art der Verletzung	Letalität
Epiduralhämatom	20–30%
Akutes Subduralhämatom	60–90%
Schwere Hirnkontusion	80–90%
Chron. Subduralhämatom	5–20%

5. dem Alter

Eine Zusammenstellung von Watters et al. [23] zeigt einen "favourable outcome" (Überleben ohne wesentliche Behinderung) in 20% der in Glasgow, Rotterdam und Los Angeles versorgten Patienten mit einer GCS von 3–5, während lediglich 9% der in Lusaka versorgten Patienten mit der gleichen GCS überlebten. Beim Vergleich der Gruppe der Patienten mit einer GCS >9 war der Ausgang mit 80% Überlebensquote jedoch gleich. Insgesamt betrug die Gesamtletalität der Patienten mit Schädel-Hirn-Trauma auf der Intensivstation der Universitätsklinik von Lusaka 58% [21].

Dabei handelt es sich in Entwicklungsländern allerdings, wie bereits erwähnt, um eine positive Selektion von Patienten. Aufgrund der schlechten Infrastruktur mit langen Transportzeiten und fehlender Primärversorgung erreichen Polytraumatisierte und Patienten mit Atem- bzw. Kreislaufinsuffizienz häufig nicht mehr lebend das Krankenhaus.

Rund 5% aller Patienten nach Schädel-Hirn-Trauma behalten eine bleibende schwere Behinderung zurück [17]. Die Rehabilitation von Patienten mit einer solchen Behinderung ist durch das Fehlen entsprechender Einrichtungen erschwert und bedeutet für die Familien häufig eine extreme psychische und finanzielle Belastung.

Schlußfolgerungen

Der Patient mit Schädel-Hirn-Trauma kann auch mit den limitierten Möglichkeiten eines Distriktkrankenhauses in einem Entwicklungsland erfolgreich behandelt werden, sofern die grundlegenden Prinzipien der Primärbehandlung mit Sicherung der

Vitalfunktionen und damit Prävention sekundärer Hirnschäden, sowie im weiteren Verlauf die Orientierung am klinischen Untersuchungsbefund unter besonderer Berücksichtigung der Glasgow-Coma-Scale zur Festlegung der operativen oder konservativen Therapie eingehalten werden. Die häufig geübte fatalistische Einstellung von Ärzten ohne spezielle neurochirurgische Ausbildung gegenüber Patienten mit Schädel-Hirn-Trauma ist deshalb nicht gerechtfertigt.

Die Förderung präventiver Maßnahmen, wie beispielsweise die Verbesserung der Verkehrssicherheit, und der Ausbau eines Rettungswesens auf der Basis der existierenden Dorfgesundheitsposten ("village health posts") und Gesundheitszentren ("health centres") kann darüber hinaus maßgeblich zu einer Senkung der Todesfälle und Behinderungen nach Schädel-Hirn-Trauma beitragen.

Zusammenfassung

Bei der Diagnostik und Therapie des Schädel-Hirn-Traumas ergeben sich unter den Bedingungen eines Entwicklungslandes gewisse Besonderheiten. Die Diagnostik und Entscheidung zur operativen Therapie beschränkt sich neben der konventionellen Röntgenschädelaufnahme im wesentlichen auf den klinischen Aufnahmebefund und dessen engmaschige Verlaufskontrolle in der frühen Hospitalisationsphase während der ersten 24–48 h.

Dabei beeinflussen die Stabilisierung von Atmung und Kreislauf sowie die Erkennung und Behandlung von Begleitverletzungen maßgeblich die weitere Versorgung des Schädel-Hirn-Verletzten.

Die suffiziente Therapie von epi- und subduralen Hämatomen sowie offener Schädel-Hirn-Traumata mit einfachen chirurgischen Mitteln wird beschrieben. Dabei ist ein rasches Handeln bei primär gutem Ausgangszustand entscheidend, denn Patienten mit bereits ausgebildeten Streckmechanismen, beidseitiger Pupillenerweiterung und persistierender Ateminsuffizienz haben selbst nach operativer Versorgung bei fehlender Beatmungsmöglichkeit kaum eine Überlebenschance.

Die Prognose und Rehabilitation der Schädel-Hirn-Verletzten in Entwicklungsländern wird darüber hinaus wesentlich durch die Sorgfalt bei der Pflege der Patienten während des stationären Aufenthaltes und die Möglichkeiten zur Reintegration in die Familien bestimmt.

Summary

There exist special characteristics in diagnosis and treatment of head injuries under the conditions of a developing country. Diagnosis and indication for operative treatment is mainly based on the initial clinical examination, X-ray of the skull and the trend in the level of consciousness within the first 24 to 48 hours. The stabilization of respiration and circulation and the detection and treatment of accompanying injuries have a major influence on the further care of the head-injured patient.

The effective treatment of epi- and subdural haematoma and open head-injuries with simple surgical methods is described. Rapid intervention in a patient with a still satisfying general condition is essential. Once symptoms of decerebration with persistent respiratory failure have developed, even after operative treatment patients will hardly be able to survive without ventilation.

Prognosis and rehabilitation of head-injured patients in developing countries is frequently determined by careful nursing and the possibility of reintegration into the families.

Literatur

1. Antoniadis G, Richter HP (1993) Maßnahmen bei traumatischen extrazerebralen Blutungen. Unfallchirurg 96: 582–586
2. Bock WJ (1982) Schädel-Hirn-Trauma: wann allgemeine, wann neurochirurgische Behandlung? Chirurg 53: 471–476
3. Bull HG, Ganzer U, Grüntzig J, Schirmer M (1987) Der Schädelbruch. Urban & Schwarzenberg, München Wien Baltimore
4. Coupland RM, Pesonen PE (1992) Craniocerebral war wounds: non-specialist management. Injury 23 (1): 21–24
5. Demetriades D, Charalambides D, Lahoo M, Pantanowitz D (1992) Role of prophylactic antibiotics in open and basilar fractures of the skull: a randomized study. Injury 23 (5): 377–380
6. Frowein RA, Schlitz F, Firsching R (1985) Schwere Schädel-Hirn-Verletzungen: Erstversorgung und Transport. Notfallmedizin 11: 260–277
7. Gennarelli TA, Spielmann GM, Langfitt TW et al. (1982) Influence of the type of intracranial lesion on the outcome from severe head injury. A muliticentre study using a new classification system. J Neurosurg 56: 26–32
8. Hahn YS, Fuchs S, Fkabbery AM, Barthel MJ, McIone DG (1988) Factors influencing posttraumatic seizures in children. Neurosurgery 22: 864–867
9. Hartwig E, Dirks B, Oldenkott P, Pfenninger E, Helm M, Kinzl L (1993) Versorgung des Schädel-Hirn-Verletzten am Unfallort und bei der Klinikaufnahme. Unfallchirurgie 96: 564–568
10. Jacobs G, Sayer S (1983) Road accidents in developing countries. Transport and Road Research Laboratory, Crowthorne, Berks, UK, Suppl. Rep. 807
11. Levy LF (1988) Care of the head-injured patient using minimal resources. Baillière's Clinical Tropical Medicine and Communicable Diseases – vol 3, no 2, pp 233–256
12. King M, Bewes P (1987) Primary-Surgery. Vol 2, Trauma. Oxford Medical Publications/GTZ
13. Kunz U, Mauer U, Waldbaur H, Oldenkott P (1993) Früh- und Spätkomplikationen nach Schädel-Hirn-Trauma. Unfallchirurg 96: 595–603
14. Liesegang J (1981) Unabweisbare Akutsituationen für die Allgemeinchirurgische Abteilung – Schädel-Hirn-Verletzungen. Langenbeck Arch Chi 355: 335–339
15. Maier-Hauff K, Gatzounis G, Börschel M (1993) Das kindliche Schädel-Hirn-Trauma. Unfallchirurg 96: 604–608
16. Miller ES (1985) Management of severe head injuries in a non-neurological centre. J R Coll Surg Edinb 30: 82–87
17. Mock Ch, Adzotor KE, Conklin E, Denno D, Jurkovich G (1993) Trauma outcomes in the rural developing world: comparison with an urban level I trauma centre. J Trauma 35/4: 518–523
18. Pitts LH (1983) Neurological evaluation of the head injury patients. Clin Neurosurg 29: 203–223
19. Schmidt W, Kohler U, Olusola EOO, Mues EP. Annual Reports Leribe Government Hospital, 1987–1990
20. Todorow S, Oldenkott P (1986) Praktische Hirntraumatologie, 2. Aufl. Deutscher Ärzteverlag, Köln
21. Watters DAK, Sinclair JR (1988) Outcome of severe head injuries in Central Africa. J R Coll Surg Edinb 23: 35–38
22. Watters DAK, Wilson IH, Sinclair JR, Ngandu N (1989) A clinical sickness score for the critically ill in Central Africa. Int Care Med 15: 467–470
23. Watters D, Wilson I, Leaver R, Bagshawe A (1991) Care of the critically ill patient in the tropics and sub-tropics. Macmillan, London Basingstoke
24. Wüllenweber R (1984) Die Toleranz von Schädel-Hirn-Verletzten gegenüber den Faktoren Zeit und Transport. Langenbeck Arch Chir 364: 79–83

Wirbelsäulenverletzungen – ein tropenchirurgisches Problem

Injuries of the Spine – a Problem in Tropical Surgery

M. Richter-Turtur[1], J.K. Adase[2] und B. Kühlein[2]

Wirbelsäulenverletzungen sind per se kein spezifisch tropenmedizinisches Problem. Es sind die besonderen Begleitumstände in den Ländern der Armut, ungenügende Rettungsmittel und -infrastruktur, fehlende diagnostische Möglichkeiten, insuffiziente Behandlungseinrichtungen, die Wirbelverletzungen hier besonders problematisch und tragisch werden lassen.

Epidemiologie

Unfallverletzungen haben in Entwicklungsländern eine stetig zunehmende Bedeutung [8]. 70 % aller Wirbelverletzten sind jünger als 40 Jahre [9], davon 83 % männlich. Es handelt sich demnach vorwiegend um junge, wirtschaftlich aktive Menschen, bei denen die schweren Folgen dieser Verletzungen bis hin zur Invalidisierung um so weitergehendere Auswirkungen haben. Neben der persönlichen Tragik solcher Traumata wohnt ihnen auch eine erhebliche sozialökonomische Bedeutung inne.

Häufigste Ursache von Wirbelsäulenverletzungen in Entwicklungsländern sind, wie hierzulande, Verkehrsunfälle. Daneben finden sich aber nahezu gleich häufig „traditionelle" Ursachen wie Sturz vom Baum oder Hüttendach oder, dies eine spezifisch afrikanische Ätiologie, das Tragen von schweren Kopflasten als Ursache von Wirbelsäulenverletzungen (Abb. 1). Gerät ein Träger solcher schweren Kopflasten ins Stolpern, so kann die beim Sturz nachfolgende Last zu schwersten Flexionen oder axialen Stauchungen mit entsprechenden Frakturen oder Luxationen führen (Abb. 2).

Erstversorgung und Diagnose

Jeder Polytraumatisierte, jeder Bewußtlose und jeder Patient, bei dem anamnestisch ein entsprechender Verletzungsmechanismus bekannt ist, muß bis zum Nachweis des Gegenteils als wirbelsäulenverletzt gelten. Die Verletzung kann instabil sein. Bis zur genauen klinischen Beurteilung bzw. bis zur Durchführung der notwendigen Röntgendiagnostik muß das Vorliegen einer Instabilität angenommen werden. Entspre-

---

1 Chirurgische Abteilung, Kreiskrankenhaus D-82515 Wolfratshausen
2 Chirurgische Universitätsklinik Innenstadt, D-80336 München

Hefte zu „Der Unfallchirurg", Heft 252
Strecker/Kinzl (Hrsg.), Tropenchirurgie II /
Tropical Surgery II
© Springer-Verlag Berlin Heidelberg 1996

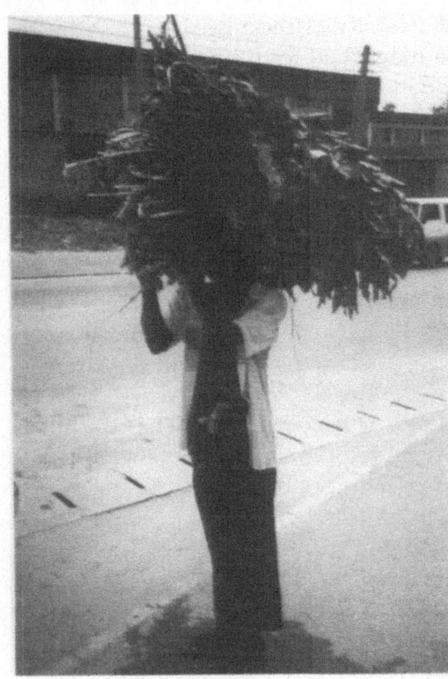

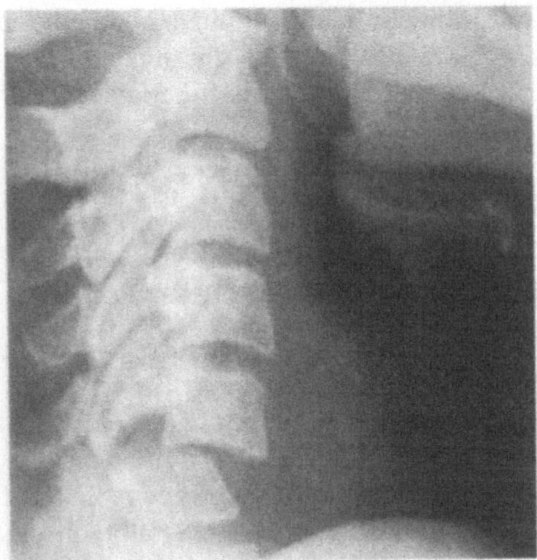

Abb. 2. Komplette HWS-Luxation nach Sturz mit Kopflast (seitliche Röntgenaufnahme)

Abb. 1. Arbeiter mit schwerer Kopflast. Ein Sturz mit solchen Lasten führt häufig zu schweren Wirbelverletzungen insbesondere der Halswirbelsäule

chend vorsichtig muß jeder Verletzte geborgen und transportiert werden. Es empfiehlt sich, bei Bergung und Umlagerung nach dem Gabelstapler- und Extensionsprinzip zu verfahren:

Der Verletzte wird von mindestens 3 Helfern gleichmäßig angehoben, während von 2 weiteren Helfern ein axialer Zug auf Kopf und Füße ausgeübt wird, um die verletzte Wirbelsäule zu strecken.

Klinische Untersuchung

Als erstes Diagnostikum dient die klinische Untersuchung mit besonderer Berücksichtigung des neurologischen Status (sensible Ausfälle? motorische Ausfälle? Verletzungsebene? Paraplegie/-parese, Quadriplegie/-parese, radikuläre Ausfälle?). Bei Bewußtlosen Prüfung der Reaktion auf Schmerzreize! Dabei ist die *fortlaufende Dokumentation* und Kontrolle auf klinische Änderungen zu berücksichtigen.

Neurologische Defizite haben der Höhenlokalisation der Verletzung entsprechende Charakteristika. Das sensible Niveau entspricht dem zugehörigen Dermatom mit zunehmender Distalisierung. Eine differenzierte fachneurologische Untersuchung ist unter den gegebenen Umständen oft nicht möglich, eine standardisierte Untersuchung mit wenigen, gewichtigen Parametern jedoch äußerst sinnvoll [4]. Folgende Befunde (mit der jeweiligen segmentalen Zuordnung) sollen erhoben werden:

Zur Motorik: Ellenbeugung (C5), Faustschluß (C8), Kniestreckung (L3), Fußhebung (L4). Dabei sollen auch die für den Patienten möglichen Kraftgrade nach der oben erwähnten Standardklassifikation notiert werden.

Zur Sensibilität: Prüfung der Berührungssensibilität von Handkante (C8) und Ferse (S1), jeweils seitengetrennt.

Charakteristika der einzelnen Regionen

Zervikale Läsionen oberhalb C3 verursachen neben der Quadriplegie eine lebensbedrohliche Atemlähmung. Zwischen C5 und C7 entsteht eine Quadriplegie oder Quadriparese mit Lähmung der Hände, der Interkostalmuskulatur und des Zwerchfelles, ab C7 eine Paraplegie oder -parese.

Bis C7 entspricht die knöcherne Läsion der neurologischen Ebene. Darunter besteht eine zunehmende Distalbetonung. Der zervikothorakale Übergang, d.h. das Segment HWK 5/6, ist besonders häufig von Verletzungen betroffen.

Verletzungen der Brustwirbelsäule, insbesondere mit Dislokation bzw. Translation des Spinalkanales, verursachen häufig neurale Läsionen, da das thorakale Spinalkanallumen besonders wenig Reserveraum gegenüber dem Myelon bietet.

Die Wirbel des thorakolumbalen Überganges (BWK 10 – LWK 1) sind am allerhäufigsten von Verletzungen betroffen. Neurologisch sind diese Läsionen durch den hier betroffenen Konus-Kauda-Übergang gekennzeichnet. Inkomplette neurologische Ausfälle können hier bei Verlust der Blasenkontrolle (Konusverletzung) mit erhaltener Beinmotorik (unbeschädigte Wurzeln) verbunden sein. Durch die anatomische Projektion der Wurzeln liegt das sensible Niveau bei Verletzungen in diesem Bereich tiefer als das anatomisch-segmentale. Wegen der besseren Regenerationsfähigkeit sind Wurzelkompressionsverletzungen prognostisch günstiger als Rückenmarksverletzungen. Dies gilt allerdings nicht bei Kaudadurchtrennungen.

Röntgendiagnostik

Unter den Bedingungen eines afrikanischen Distriktkrankenhauses ist selten ein Röntgengerät vorhanden, und noch seltener ein funktionstüchtiges. Dennoch sollte bei jedem Verdacht auf eine Wirbelsäulenverletzung die Durchführung von Röntgennativaufnahmen dringend angestrebt werden. Anhand folgender einfacher Kriterien können Wirbelverletzungen identifiziert werden:

Seitliche Aufnahmen: Wirbelkörperhöhe, Vorder- und Hinterkante, achsengerechte Spinalkanalbegrenzung, Zwischenwirbelabstand.

Frontale Aufnahmen: Wirbelkörperhöhe, Deckplattenkonfiguration, Zwischenwirbelabstand, Abstand der Bogenwurzeln!

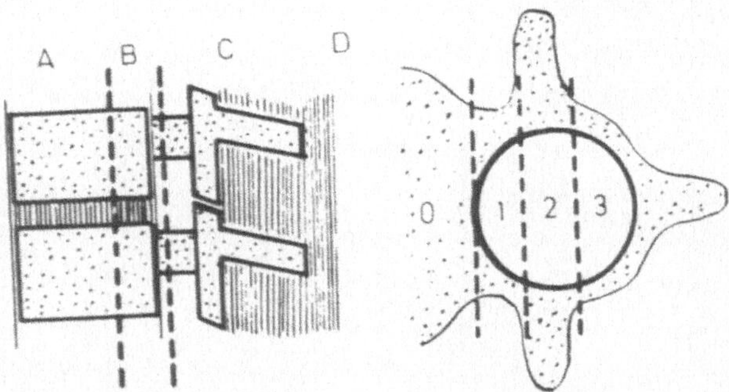

Abb. 3. Dreisäulenschema
(Nach Wolter 1985)

Klassifikation

Diverse Dreisäulenschemata zur Beurteilung von Wirbelsäulenverletzungen wurden
vorgeschlagen. Zur groben Einschätzung der Stabilität erwies sich uns das ABC-
Schema nach Wolter [10] am praktikabelsten. „A" steht für die vordere, „B" für die
mittlere und „C" für die hintere Säule (Abb. 3). Mit den Ziffern 0–3 wird die jeweilige
Spinalkanaleinengung bezeichnet, und zwar gedrittelt. Die einfache Abschätzung der
Stabilität ergibt sich aus der Zahl der betroffenen Säulen. A ist stabil, AB kann poten-
tiell instabil sein und ABC ist eindeutig instabil.

Neben dieser schlichten, aber auch unter „einfachen" Bedingungen praktikablen
Klassifikation hat sich in letzter Zeit vermehrt die neue Klassifikation nach Magerl
durchgesetzt, die inzwischen als offizielle AO-Klassifikation gilt [5]. Sie ermöglicht
eine genauere funktionell-morphologische Definition.

Damit bietet diese Einteilung eine bessere Grundlage für die Entwicklung des therapeutischen Konzeptes. Gemäß dem nach Schweregraden abgestuften ABC-Dreier-
gruppen-Schema der AO sind 3 Grundtypen nach dem zugrunde liegenden Verletzungsmuster definiert: Kompression, Distraktion und Rotation.

Die weiteren Untergruppen ergeben sich aus den zusätzlichen morphologischen
Kriterien des Verletzungsmusters, die teilweise nur mit Hilfe differenzierterer radio-
logischer Methoden (CT) identifiziert werden können. Einen raschen Überblick über
diese Klassifikation ermöglicht die von Grüber erstellte Synopsis (Abb. 4).

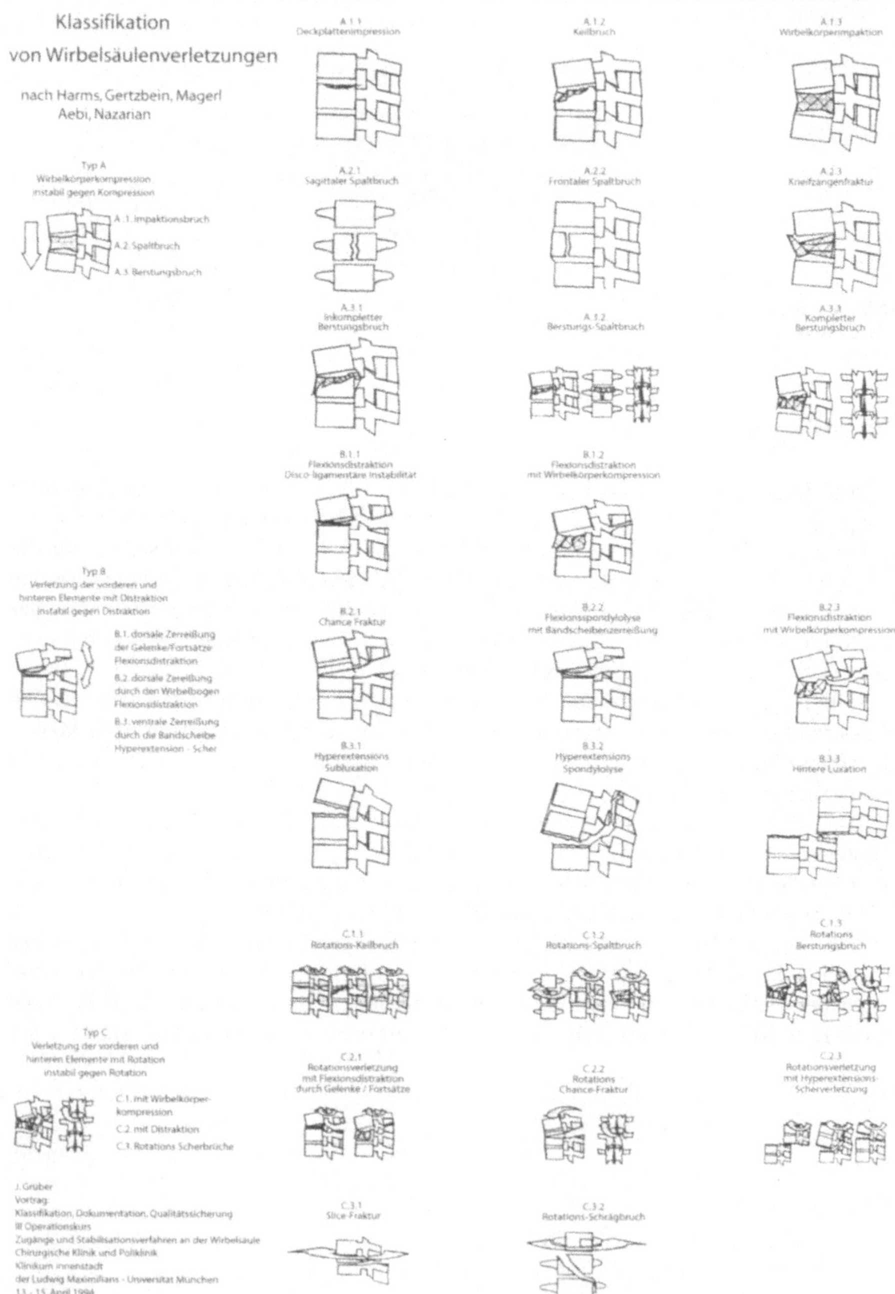

Abb. 4. Synopsis der AO-Klassifikation von Wirbelsäulenverletzungen von J. Grüber (1994) (Nach Magerl et al. 1994)

Therapie

Die üblichen allgemeinen Maßnahmen bei Patienten mit schweren Verletzungen zur Kreislaufstabilisierung und eventuellen Volumensubstitution etc. sollen hier nicht erörtert werden. Es werden vielmehr die wirbelsäulenspezifischen Maßnahmen dargestellt:

Akutmaßnahmen

Offene Verletzungen an der Wirbelsäule sind selten, sie entstehen insbesondere als Stich- oder Schußverletzungen. Sie erfordern die sofortige Wundversorgung mit Débridement und Wundverschluß unter Einlegen von Drainagen. Bei Eröffnungen der Dura sollte diese möglichst verschlossen werden. Defekte lassen sich am besten mit Faszienstreifen (M. erector trunci oder fascia lata) decken.

Geschlossene Reposition – Dekompression: Wirbelsäulenverletzungen mit neurologischer Ausfallssymptomatik, insbesondere solche mit inkomplettem Querschnitt, stellen eine Indikation zur sofortigen, notfallmäßigen Reposition dar, sofern die Nativröntgendiagnostik gröbere Dislokationen vermuten läßt.

Das Prinzip des Repositionsmanövers an der BWS und LWS ist jeweils die Extension und Hyperlordosierung. Dies kann sowohl im ventralen als auch im dorsalen Durchhang durchgeführt werden. Zur Anästhesie eignet sich sowohl die lokale Einspritzung von dorsolateral (nur mit entsprechend langer Kanüle!) als auch die Anwendung einer kurzen Vollnarkose. Im Interesse einer problemlosen Narkose ist der dorsale Durchhang mit guter Zugänglichkeit des Patienten wesentlich günstiger. Thorakale und lumbale Berstungsfrakturen werden dabei methodisch am einfachsten mit 4 Personen extendiert und lordosiert, d.h. je 2 Helfer extendieren den Patienten (Glisson-Schlinge am Kopf oder langes Tuch unter die Axillen und Zug an den Füßen), und 2 weitere Helfer spannen ein unter dem Patienten in Verletzungshöhe durchgezogenes Tuch deckenwärts. Solch ein Repositionsversuch ist nur innerhalb der ersten Woche nach der Verletzung sinnvoll, da zu einem späteren Zeitpunkt bereits eine Weichteilverkürzung stattgefunden hat.

Das Repositionsmanöver an der HWS bei der typischen Facettenluxation (Abb. 5) besteht in einer kombinierten Bewegung der Extension, Flexion und Rotation zur jeweiligen Gegenseite des zu reponierenden Gelenkes. Eine optimale Führung des Kopfes bei der Repositionsbewegung ist durch die Montage eines Halofixateurringes

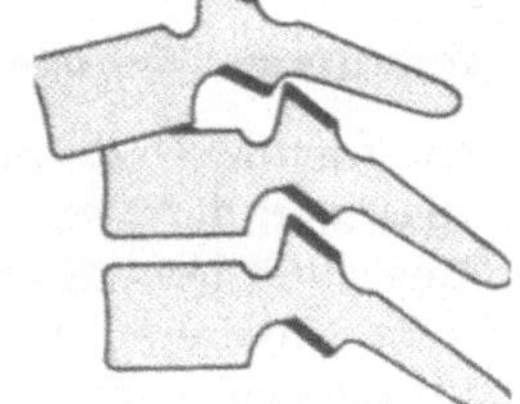

Abb. 5. Schema der typischen HWS-Facettengelenkluxation mit Verhakung der Gelenkfortsätze. Zur Reposition muß die Luxationsbewegung in umgekehrter Reihenfolge nachvollzogen werden

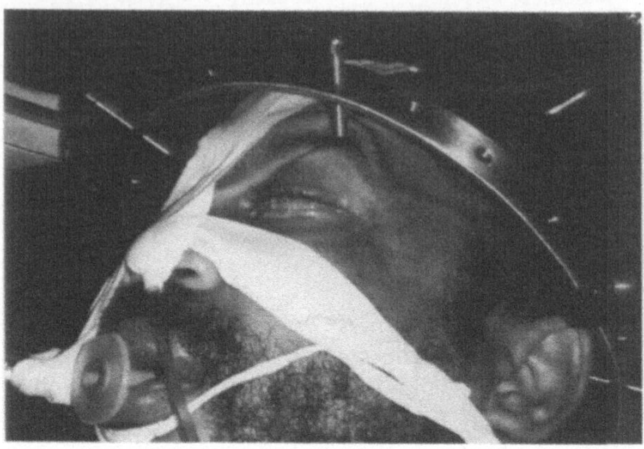

Abb. 6. Halofixateurring, dessen 4 Verankerungsschrauben an Orbitapfeiler und Mastoid befestigt sind (Montage erfolgt in Lokalanästhesie)

(Abb. 6) gewährleistet, der in Lokalanästhesie montiert werden kann. Wenn kein Haloring zur Verfügung steht, kann auch mit Glissonschlinge reponiert werden. Diese ermöglicht jedoch keine exakte Feinabstimmung der geführten Repositionsbewegung.

Im Notfall kann die Reposition unter manuellem Zug erfolgen. Hierbei legt der Helfer seine Hände beidseits an den Unterkiefer des Verletzten, die Daumen stützen sich dabei am Mastoid ab und führt die oben beschriebene Reposition durch.

Definitive Therapie

Unter den Bedingungen eines tropischen Distriktkrankenhauses sind in aller Regel keine aufwendigen operativen Behandlungsmaßnahmen möglich. Bei unumgänglichen Indikationen können allenfalls einfache operative Entlastungen (Laminektomie) vorgenommen werden.

Standardtherapie sind konservative Maßnahmen. Hier gilt das gleiche wie bei der Behandlung der Extremitätenfrakturen, die in aller Regel mit nicht operativen Verfahren beherrscht werden müssen. Mit einfachen Methoden können dabei durchaus gute Ergebnisse erzielt werden, sofern mit der entsprechenden Erfahrung und Sorgfalt gearbeitet wird [1]. Im folgenden sollen für die einzelnen Verletzungstypen und Höhenlokalisationen die im Distriktkrankenhaus geeigneten Methoden besprochen werden:

Halswirbelsäule

Verletzungen der oberen HWS

Atlasfraktur: Unter den sog. Jefferson-Frakturen versteht man Sprengungen des Atlasringe; durch axiale Kompression, die ein seitliches Auseinanderweichen der Ringhälften bewirkt (Abb. 7).

Bei massiveren Dislokationen nach lateral (erkennbar auf den transoralen Densaufnahmen) muß eine Reposition durch Kopfextension (3–4 kg Dauerzug für ca.

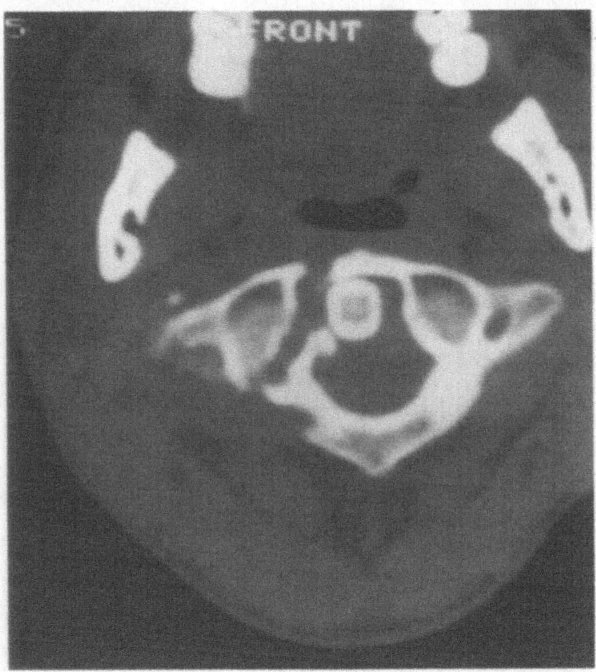

Abb. 7. Jefferson-Fraktur: Dislokation der Gelenkmassive nach lateral, erkennbar an der Gelenkasymmetrie (CT)

5 Tage) erfolgen. Danach bzw. bei nicht dislozierten Frakturen erfolgt die Ruhigstellung durch Zervikalstütze.

Densfraktur: Drei Typen können bei Densfrakturen unterschieden werden.: Typ 1 (Bruch der Spitze), Typ 2 (Bruch an der Schaftbasis) (Abb. 8), Typ 3 (Bruchverlauf bis in den Wirbelkörper). Typ 1 bedarf keiner spezifischen Therapie. Die Standardtherapie unter „regulären" Bedingungen von Typ 2 wäre die Operation, d. h. die ventrale Schraubenosteosynthese nach Böhler (1982), die jedoch, mangels Bildwandler, im Distriktkrankenhaus nicht durchführbar ist. Als alternatives operatives Verfahren, auch ohne Bildwandler, kann eine dorsale Zuggurtungsspondylodese angewendet werden, allerdings auch nur dort, wo die Voraussetzungen einer Narkose in Bauchlage (Intubation) gegeben sind. Typ 3 wird konservativ behandelt und 8 – 12 Wochen im Minervagips ruhiggestellt.

Die konservative Behandlung der Densfraktur besteht in der Reposition in Narkose, soweit dies von der Frakturstellung her notwendig ist, und der anschließenden Ruhigstellung im Thorax- Kopf-Gips (Minervagips) für 12 Wochen (Abb. 9).

Isthmus-Fraktur C2 ("Hangman-Fracture"): Die sog. Hangman-Fraktur ist eine Läsion mit stufenförmigem Verlauf der Verletzungslinie, und zwar eine ligamentäre Zerreißung zwischen den Bögen von HWK1 und HWK2, eine Fraktur beider Isthmi von HWK2 und einer diskoligamentären Lockerung/Zerreißung zwischen HWK2 und HWK3.

Bei Verschiebungen (über 1/3 Wirbelkörperbreite) muß der Versuch einer Reposi-

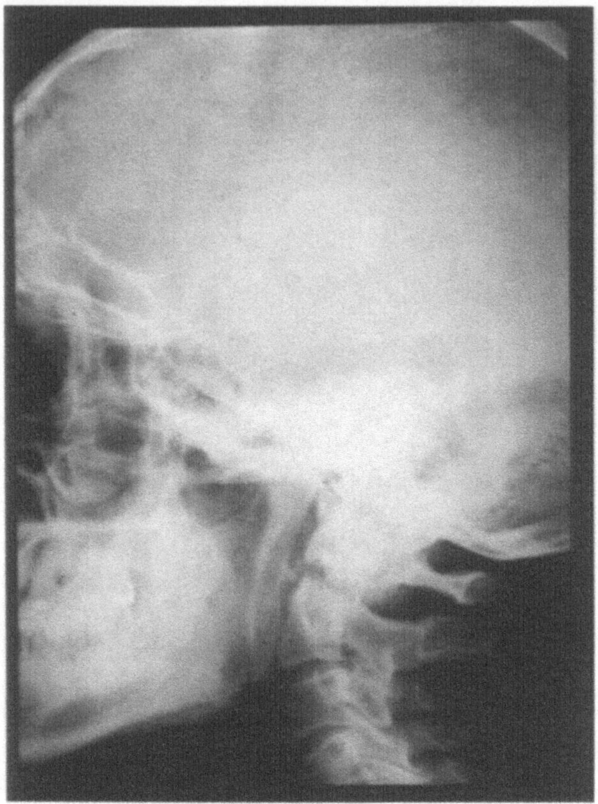

Abb. 8. Densfraktur Typ 2

tion erfolgen. Die Ruhigstellung geschieht dann ebenfalls im Rumpf-Kopf-Gips (vgl. Abb. 9) für 12 Wochen. (Falls verfügbar, bietet der Halofixateur eine komfortablere Ruhigstellung der HWS, ist jedoch unvergleichlich viel teurer.)

Verletzungen der unteren HWS

Wirbelkörperfrakturen: Stabile vordere Kompressionsfrakturen heilen unter Anwendung einer stabverstärkten Zervikalstütze (Philadelphia-Kragen) für mindestens 12 Wochen problemlos aus. Dies gilt auch für komplette Berstungen ohne Einengung des Spinalkanales und ohne neurologische Ausfälle.

Komplette Berstungen mit Spinalstenosen und neurologischen Ausfällen: Eine operative Ausräumung und Stabilisierung wäre in solchen Fällen sinnvoll, ist jedoch unter peripheren Bedingungen nicht möglich. Als Alternative muß die Dauerextension mit Glisson-Schlinge, Haloring oder Crutchfield-Zange erfolgen, bis die Wiederaufrichtung durch Ligamentotaxis erreicht ist. Anschließend Ruhigstellung im Rumpf-Kopf-Gips oder Halofixateur für 12 Wochen.

HWS-Luxation: Im Rahmen von starken Flexionsbewegungen (Whiplash, Kopfsprung, Sturz mit Kopflast) kommt es zum „Ausklinken" der dachziegelartig über-

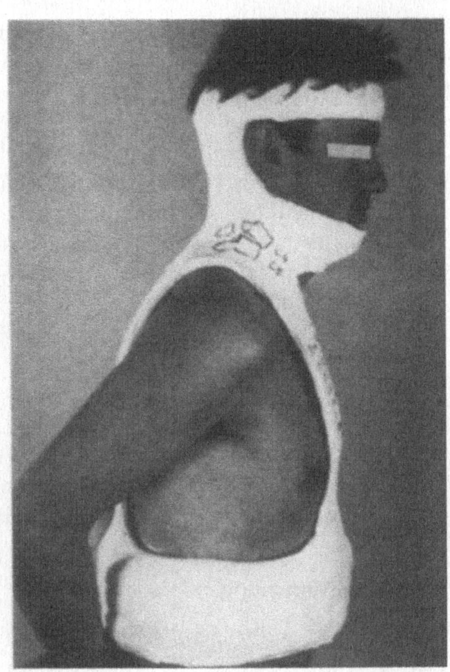

Abb. 9. Thorax-Kopf-Gips zur konservativen
Behandlung der Verletzungen der oberen HWS

einanderstehenden Halswirbelgelenkfortsätze der unteren HWS. Dies kann ein- oder
beidseitig geschehen (vgl. Abb. 2). Begleitend kann eine Fraktur eines oder beider
unterer Gelenkfortsätze mit Kompression der darunterliegenden Wurzel, oder eine
Wirbelkörperfraktur vorliegen. Wegen der Gefährdung des Rückenmarkes und/oder
der Wurzel, aber auch der A. vertebralis (luxationsbedingtes Kinking!), muß eine
rasche Reposition (wie oben beschrieben) angestrebt werden. Kann dies nicht
erreicht werden, muß ebenfalls eine Dauerextension (Haloring, Crutchfield, ca. 4 kg)
erfolgen, bis die Verhakung gelöst ist.

Die anschließende Ruhigstellung muß dann ebenfalls im Rumpf-Kopf-Gips erfolgen. Dieser kann nach Reposition von reinen Luxationen im Sitzen angelegt werden.
Bei Kombinationsverletzungen (Luxation und instabile Fraktur) muß im Liegen
unter noch angelegter Extension gegipst werden.

BWS-Frakturen

Stabile vordere Kompressionen können unter lordosierender Übungsbehandlung
sofort mobilisiert werden.

Berstungen mit Hinterkantenbeteiligung und Spinalstenose müssen unter den
Bedingungen eines Distriktkrankenhauses wie oben beschrieben reponiert und für
4 Wochen lordosierend gelagert werden. Danach erfolgt die funktionelle Mobilisierung der Patienten, wie sie bereits von Magnus beschrieben wurde (1938). Das heißt,
schrittweise Mobilisierung mit Bauchlage, Vierfüßlerstand, diagonale Streckübun-
gen und schließlich Zweibeinstand.

Frakturen des thorakolumbalen Überganges (BWK 12 – LWK 2): Auch hier gilt für stabile Kompressionen die sofortige Mobilisierung nach Abklingen der akuten Frakturschmerzen, also nach wenigen Tagen.

Komplette, instabile Berstungen mit Spinalstenose und evtl. mit neurologischen Ausfällen müssen ebenfalls wie oben beschrieben im dorsalen Durchhang reponiert werden. Eine operative Entlastungsmaßnahme bzw. operative Stabilisierung ist im Distriktkrankenhaus nicht möglich.

Bei massiven Kyphosierungen (über 30°) kann die Retention einer reponierten Fraktur im Rumpfgips sinnvoll sein, so wie sie bereits von Böhler beschrieben wurde (1932). Vorteil der Rumpfgipsbehandlung ist die Möglichkeit der sofortigen Mobilisierung der Patienten trotz konservativer Behandlung.

Frakturen der unteren LWS

Stabile Frakturen werden sofort unter Lordosierung mobilisiert.

Instabile, komplette Berstungen werden, wie oben beschrieben, reponiert und lordosierend gelagert. Die funktionelle Mobilisierung erfolgt nach 6 Wochen.

Querschnittlähmung

Ein besonderes Problem stellen im peripheren Krankenhaus die Patienten mit Querschnittlähmungen dar, da weder die speziellen klinischen Einrichtungen zur Verfügung stehen, die uns in Europa selbstverständlich geworden sind, noch die notwendigen Hilfsmittel (Rollstuhl, Einmalkatheter, Dekubitusprophylaxe etc.) vorhanden sind. Zudem ist die pflegerische Kapazität generell und die personelle Besetzung mit erfahrenen Fachkräften insbesondere beschränkt. Die einzige Chance für solche Patienten stellt die frühzeitige Einbeziehung der Familienangehörigen in die Betreuung dar. Sie sind meist äußerst bereitwillig, die notwendigen Maßnahmen der sauberen Einmalkatheterisierung, der Wendelagerung und der Körperpflege zu erlernen. Nach dieser Einarbeitung der Familie ist die Rückführung des Patienten in seine häusliche Umgebung des Heimatdorfes eine sozial und menschlich vertretbare Lösung.

Zusammenfassung

Unfallverletzungen, insbesondere Wirbelsäulenverletzungen, haben in Entwicklungsländern eine zunehmende zahlenmäßige, soziale, menschliche und wirtschaftliche Bedeutung. Die in Europa in den letzten 20 Jahren entwickelten operativen Behandlungsmethoden kommen in einem peripheren Krankenhaus im Entwicklungsland nicht in Frage. In aller Regel können nur konservative Maßnahmen durchgeführt werden. Je nach dem Verletzungsmuster erfolgt so früh wie möglich eine Reposition und Extension mit anschließender Fortführung der konservativen Übungs- bzw. Retentionsbehandlung. Die speziellen Behandlungsverfahren werden für die einzelnen Frakturtypen an der Wirbelsäule beschrieben.

Summary

Injuries especially of the spine, have a growing epidemiologic, social, economic and human importance in developing countries. In peripheric district hospitals there are generally no possibilities of an operative treatment. The "golden" standard of therapy is therefore the conservative treatment. After reduction of dislocated fractures or luxations the immobilisation in plastercorsetts is applied followed by physical therapy. The different treatments of specific types of fractures and luxations are described.

Literatur

1. Bewes PC (1994) Unfallchirurg 242: 75–86
2. Böhler L (1932) Die Behandlung der Wirbelbrüche. Arch Klin Chir 173: 842–847
3. Böhler J (1982) Anterior stabilization for acute fractures and non-unions of the dens. J Bone Joint Surg Am 64(1: 18–26
4. Exner G, Meinecke F (1994) Verlaufskontrollen von Wirbelsäulenverletzten mit Querschnittläsion. Unfallchirurg 97: 217–222
5. Magerl F, Aebi M, Gertzbein SD, Harms J, Nazarian S (1994) A comprehensive classification of thoracic and lumbar injuries. European Spine Journal 3: 1–8
6. Magnus G (1931) Die Behandlung und Begutachtung des Wirbelbruches. Arch Orthop Unf Chir 29: 277–283
7. Magnus G (1938) Zur Behandlung der Wirbelbrüche. Arch Klin Chir 191: 547–556
8. Richter-Turtur M (1984) Probleme der Traumatologie in einem Land der Dritten Welt. Unfallheilkunde 87: 344–350
9. Seye SIL, Sow CM, Bassene N, Gueye M, Pouye I (1993) Traumatismes récents du rachis. A propos de 496 cas et 30 nécropsies. Méd Trop 53/4: 471–477
10. Wolter D (1985) Vorschlag für die Einteilung von Wirbelsäulenverletzungen. Unfallchirurg 88: 481–484

Sachverzeichnis